Kohlhammer

Die Herausgeberinnen

Prof. Dr. Karin Tiesmeyer, Professorin für Angewandte Pflegewissenschaft, Fachbereich Heilpädagogik und Pflege an der Evangelischen Hochschule Rheinland-Westfalen-Lippe.

Dr. Friederike Koch, Referentin für Unternehmensentwicklung im Stiftungsbereich Bethel.regional, v. Bodelschwinghsche Stiftungen Bethel.

Karin Tiesmeyer/Friederike Koch (Hrsg.)

Wohnwunschermittlung bei Menschen mit Komplexer Behinderung

Wahlmöglichkeiten sichern

Verlag W. Kohlhammer

Dieses Werk einschließlich aller seiner Teile ist urheberrechtlich geschützt. Jede Verwendung außerhalb der engen Grenzen des Urheberrechts ist ohne Zustimmung des Verlags unzulässig und strafbar. Das gilt insbesondere für Vervielfältigungen, Übersetzungen, Mikroverfilmungen und für die Einspeicherung und Verarbeitung in elektronischen Systemen.

Die Wiedergabe von Warenbezeichnungen, Handelsnamen und sonstigen Kennzeichen in diesem Buch berechtigt nicht zu der Annahme, dass diese von jedermann frei benutzt werden dürfen. Vielmehr kann es sich auch dann um eingetragene Warenzeichen oder sonstige geschützte Kennzeichen handeln, wenn sie nicht eigens als solche gekennzeichnet sind.

Es konnten nicht alle Rechtsinhaber von Abbildungen ermittelt werden. Sollte dem Verlag gegenüber der Nachweis der Rechtsinhaberschaft geführt werden, wird das branchenübliche Honorar nachträglich gezahlt.

Dieses Werk enthält Hinweise/Links zu externen Websites Dritter, auf deren Inhalt der Verlag keinen Einfluss hat und die der Haftung der jeweiligen Seitenanbieter oder -betreiber unterliegen. Zum Zeitpunkt der Verlinkung wurden die externen Websites auf mögliche Rechtsverstöße überprüft und dabei keine Rechtsverletzung festgestellt. Ohne konkrete Hinweise auf eine solche Rechtsverletzung ist eine permanente inhaltliche Kontrolle der verlinkten Seiten nicht zumutbar. Sollten jedoch Rechtsverletzungen bekannt werden, werden die betroffenen externen Links soweit möglich unverzüglich entfernt.

Piktogramme

 Definition

 Auszüge aus Interviews, Beobachtungsprotokollen und Filmsequenzen

 Internet

 Merke

1. Auflage 2022

Alle Rechte vorbehalten
© W. Kohlhammer GmbH, Stuttgart
Gesamtherstellung: W. Kohlhammer GmbH, Stuttgart

Print:
ISBN 978-3-17-039592-3

E-Book-Formate:
pdf: ISBN 978-3-17-039593-0
epub: ISBN 978-3-17-039594-7

Geleitwort

Das zusammen mit Bethel.regional durchgeführte Forschungsprojekt »Wahlmöglichkeiten sichern!« war eines der ersten Projekte des Bochumer Zentrums für Disability Studies (BODYS). BODYS wurde im Juni 2015 als Forschungseinrichtung der Evangelischen Hochschule Rheinland-Westfalen-Lippe gegründet. BODYS versteht Disability Studies als theoretische Grundlage für die UN-Behindertenrechtskonvention (UN-BRK). Deren Implikationen für Theorie und Praxis der Behindertenpolitik und -arbeit sowie für die Gesellschaft insgesamt sind zentraler Forschungsgegenstand. BODYS möchte den Rahmen für menschenrechtsorientierte, partizipative und intersektionale Forschung und Lehre bieten.

Das Forschungsprojekt »Wahlmöglichkeiten sichern!« publiziert seine Ergebnisse just in dem Jahr, in dem BODYS auch seine neue Strategie aufgelegt hat, und verleiht deren Vision und Mission unmittelbar Gestalt: »Eine Welt, in der behinderte Menschen selbstbestimmte Entscheidungen in allen Lebenslagen treffen können« – dazu möchte BODYS »mit bahnbrechender partizipativer Forschung und Bildung [...] beitragen, [um] soziale Gerechtigkeit für behinderte Menschen herzustellen und Menschenrechte für behinderte Menschen in Deutschland und weltweit zu verwirklichen«[1] (Mission). Die vorliegende Publikation belegt, dass derartige Forschung weder illusionär noch ideologisch ist.

Bisher werden Menschen mit komplexen Beeinträchtigungen herkömmlich von Forschungsprojekten aufgrund mangelnder Erhebungsinstrumente und weiterer Barrieren ausgeschlossen. Die Datenlage zu ihrer Lebenssituation ist folglich mehr als dürftig. Auch partizipative Forschungsansätze sind im Hinblick auf diese Personengruppe kaum entwickelt. Hier leistete das Projekt »Wahlmöglichkeiten sichern!« echte Pionierarbeit und konnte zeigen, dass partizipative Forschung bei diesem Personenkreis keineswegs an ihre Grenzen kommt – wenn Barrierefreiheit umfassend und innovativ von Anfang an mitgedacht wird.

Mit der UN-BRK und ihrem Paradigmenwechsel vom medizinischen zum menschenrechtlichen Modell von Behinderung wurden neue Konzepte in Theorie und Praxis erforderlich. Menschenrechtsbasierte partizipative Forschung zu Fragen des selbstbestimmten Lebens von Menschen mit komplexen Beeinträchtigungen gehört zu den größten Herausforderungen, denen sich das Forschungsprojekt »Wahlmöglichkeiten sichern!« gestellt hat. Neuere Forschung belegt, dass behinderte Menschen

---

1 BODYS (Hrsg.) (2021) BODYS-Strategie 2021-2024. Übersicht. Stand Juni 2021, S. 2 (https://www.bodys-wissen.de/files/bodys_wissen/Downloads/BODYS-Strategie%20%C3%9Cbersicht_final.pdf, Zugriff am: 15.09.2021)

mit komplexen Unterstützungsbedarfen zunehmend von Inklusionsentwicklungen abgekoppelt werden und sich ihre Lebens- und Betreuungsqualität parallel verschlechtern. Die Orientierung an den Menschenrechten, insbesondere Art. 19 UN-BRK (Recht auf selbstbestimmtes Leben), an den Prinzipien partizipativer Forschung und an dem Menschenrechtsmodell von Behinderung führte zu ertragreichen Erkenntnissen für Theorie und Praxis. Sie könnten dazu beitragen, dem Zurücklassen dieser behinderten Personen, d. h. ihrem Ausschluss aus Inklusions- und Teilhabeprozessen, entgegenzuwirken.

Das Universalitätsversprechen der Menschenrechte kann nur eingelöst werden, wenn wir neue Formen der unterstützten Entscheidungsfindung und Assistenz in der fachlichen Behindertenarbeit entwickeln. Die Abwendung vom medizinischen Modell von Behinderung erfordert zudem die Überwindung einer Versorgungsmentalität, die eindimensional darauf ausgerichtet ist, Unterstützungsbedarfe sicherzustellen. Erst dann wird der Blick frei für die Erkenntnis der sozialen Konstruktion von Behinderung in diesen besonderen Settings. Aus den Disability Studies wissen wir, dass Erkenntnisse über die soziale Konstruktion von Behinderung nicht nur Wissen über das Phänomen Behinderung, sondern insbesondere Rückschlüsse auf die Konstruktion von Normalität generieren. Es ist daher nicht verwunderlich, wenn auch in diesem Forschungsprojekt Erkenntnisse über menschliche Entscheidungen als Prozesse gewonnen wurden. Die Vorstellung von der menschlichen Willensbildung als ein rationaler einmaliger Akt wird auch für die Mehrheitsgesellschaft zunehmend infrage gestellt. Neurowissenschaft, Philosophie oder Entscheidungsforschung warten seit geraumer Zeit mit Erkenntnissen auf, die die Vorstellung von der freien rationalen Willensbildung als bewussten autonomen Akt zunehmend ins Wanken geraten lassen.

Diese Erkenntnis ist auch in die UN-BRK und in das Bundesteilhabegesetz (BTHG) eingegangen. Art. 12 UN-BRK geht von der Prämisse der (rechtlichen) Entscheidungsfreiheit für alle behinderten Menschen aus, das Konzept der unterstützten Entscheidungsfindung ist eines der wichtigsten Innovationen in diesem Zusammenhang. Das BTHG ist darauf mit der Personenzentrierung der Eingliederungshilfeleistung und der Stärkung des Wunsch- und Wahlrechts der Leistungsberechtigten die legislative Antwort. Die vorliegende Publikation liefert nun für den Kreis der behinderten Personen mit komplexen Unterstützungsbedarfen wichtige Forschungsergebnisse für die Praxis. Wir hoffen, dass sich viele Leistungserbringer*innen der Eingliederungshilfe davon inspirieren lassen.

Theresia Degener und Kathrin Römisch   Bochum, im Dezember 2021

Inhalt

Geleitwort 5

Abkürzungsverzeichnis 14

Vorwort der Herausgeberinnen 15

Teil I   Projektanlage und Ausgangsanalyse

1   **Projekthintergrund** 21
    Friederike Koch und Karin Tiesmeyer

    1.1   Ursachen für Segregationstendenzen 22
    1.2   Handlungserfordernisse 23
          Literatur 25

2   **Wahlmöglichkeiten sichern! – Anlage des Projekts** 27
    Karin Tiesmeyer, Friederike Koch und Peter Franke

    2.1   Projektpartner*innen 27
    2.2   Fragestellung und Zielsetzung des Projekts 28
    2.3   Projektphasen 29
    2.4   Partizipative Ausgestaltung 31
    2.5   Anlage der wissenschaftlichen Begleitung 35
    2.6   Ethische Überlegungen 36
          2.6.1   Recht auf Unversehrtheit und Prinzip des Nutzens .. 37
          2.6.2   Recht auf Selbstbestimmung und informierte
                  Zustimmung/Achtung vor der Würde des Menschen 38
          2.6.3   Recht auf Vertraulichkeit 40
          Literatur 42

3   **Ermittlung und Umsetzung von Wohnwünschen von Menschen
    mit Behinderung und hohem Unterstützungsbedarf – Einblicke
    in die Praxis** 43
    Eva Weishaupt, Carina Bössing und Karin Tiesmeyer

    3.1   Methodisches Vorgehen 43
    3.2   Ergebnisdarstellung 45
          3.2.1   Äußerungen und Ermittlungen von Wohnwünschen 45

		3.2.2	Gründe für eine Wohnveränderung	46
		3.2.3	Realisierung der Wohnveränderung	48
		3.2.4	Reflexion des Wohnveränderungsprozesses	53
	3.3		Diskussion	54
			Literatur	56

Teil II Theoretische Hintergründe

4 Anmerkungen zur Kontextualisierung von Komplexer Behinderung ... 59
Tobias Bernasconi und Ursula Böing

	Literatur	63

5 Bedürfnisse im Leben von Menschen mit Komplexer Behinderung ... 66
Timo Dins, Stefanie Smeets und Caren Keeley

5.1	Einleitung	66
5.2	Bedürftigkeit, Bedarfe, Bedürfnisse	66
5.3	Menschen mit Komplexer Behinderung: gewöhnliche Bedürfnisse, außergewöhnliche Bedarfe	69
5.4	Annäherung an Bedürfnisse: Forschungsmethodische Zugangsmöglichkeiten	71
5.5	Fazit: Implikationen für die professionelle Unterstützung	74
	Literatur	74

6 Zugänge zur Lebenswelt von Menschen mit komplexem Unterstützungsbedarf jenseits von Verbalsprache ... 76
Imke Niediek

6.1	Beeinträchtigung der Kommunikation – ein komplexer Unterstützungsbedarf	76
6.2	Wohnwünsche-Ermittlung an ihren Grenzen?	77
6.3	Kommunikative Kompetenz – individuelles Merkmal oder Gemeinschaftsprodukt?	78
6.4	Alternative Zugänge zu Lebenswelt und Wohnwünschen	79
	6.4.1 Gruppe 1: Personen mit prä-intentionalen kommunikativen Kompetenzen	80
	6.4.2 Gruppe 2: Personen mit vorsymbolischen kommunikativen Kompetenzen	81
	6.4.3 Gruppe 3: Personen mit symbolischen kommunkativen Kompetenzen	83
	6.4.4 Gruppe 4: Personen mit kommunikativen Kompetenzen der Peergroup	85

	6.5	Konsequenzen für professionelles Handeln in der Wohnwünsche-Ermittlung	86
		Literatur	87

7 Ein mehrdimensionales Modell von Partizipation 90
Gudrun Dobslaw

	7.1	Partizipation – Konjunktur und Konfusion eines gesellschaftlichen Leitbegriffs	90
	7.2	Semantiken des Partizipationsbegriffs	92
		7.2.1 Demokratietheoretische Semantik	92
		7.2.2 Die machtreflexive Semantik	94
		7.2.3 Professionale Semantik/Semantik professionellen Handelns	97
		7.2.4 Interaktionale Semantik	101
		7.2.5 Wechselwirkungen und Spannungsfelder der vorgestellten Semantiken	104
	7.3	Schlussüberlegungen	106
		Literatur	108

8 Eine anerkennungstheoretische Grundlegung für die Forschung mit Menschen mit vielfältigen Beeinträchtigungen 111
Sigrid Graumann

	8.1	Wie lassen sich Wünsche von Menschen mit komplexen Beeinträchtigungen empirisch erheben?	111
	8.2	»Anerkennung« als Grundlage für eine Beobachtungstheorie	113
		8.2.1 Fundierende Anerkennung (Emmanuel Lévinas)	114
		8.2.2 Qualifizierende Anerkennung (Axel Honneth)	115
	8.3	Eckpunkte einer Beobachtungstheorie als formale sozialtheoretische Konzeption von Anerkennung	116
		Literatur	119

9 Wohnen für Menschen mit Komplexer Behinderung 120
Katrin Schrooten und Karin Tiesmeyer

	9.1	Wohnen und seine rechtlichen Grundlagen	120
		9.1.1 Baurechtliche Bestimmungen	120
		9.1.2 Leistungsrechtliche Bestimmungen	121
		9.1.3 Wunsch- und Wahlrecht in Bezug auf das Wohnen	122
		9.1.4 Kennzeichen besonderer Wohnformen	123
	9.2	Wohnen in seiner multiperspektivischen Bedeutung – theoretische Annäherung	124
	9.3	Wohnen in empirischen Studien	130
		Literatur	135

Teil III Praktische Umsetzung des Projekts

10 Methodische Ansätze der Wohnwunscherhebung im Projekt ... 141
Friederike Koch und Detlef Thiel-Rohwetter

    10.1 Personenzentrierte Planung 142
        10.1.1 Verbreitung 142
        10.1.2 Theoretischer Hintergrund 142
    10.2 Unterstützte Kommunikation 143
        10.2.1 Die Entwicklung eines internationalen Netzwerks ... 144
        10.2.2 Einsatzfelder der Unterstützten Kommunikation 144
        10.2.3 Zielgruppe der Unterstützten Kommunikation 145
        10.2.4 Kommunikationsmethoden 145
    10.3 Die angewandten Methoden und Ansätze im Überblick 146
        10.3.1 Methoden aus der Personenzentrierten Planung 147
        10.3.2 Methoden aus der Unterstützten Kommunikation ... 150
        10.3.3 Methoden aus der Biografiearbeit 154
    Literatur 157

11 Erhebung und Umsetzung von Wohnwünschen – Fallstudien .. 158
Friederike Koch, Detlef Thiel-Rohwetter und Christiane Wilking

    11.1 Zugang zum Personenkreis 158
    11.2 Durchführung der Wohnwunscherhebungen – Fallstudien ... 159
        11.2.1 Wohnwunscherhebung mit Frau C. (aus Sicht der Prozessbegleiterin Christiane Wilking) 162
        11.2.2 Wohnwunscherhebung mit Frau D. (aus Sicht des Prozessbegleiters Detlef Thiel-Rohwetter) 172
        11.2.3 Fallübergreifende Erkenntnisse 183
        11.2.4 Nachtrag 185
    11.3 (Wohn-)Wunschermittlung als phasenorientierter Prozess 187
        11.3.1 Grundsätzliches 187
        11.3.2 Phase 1: »in Kontakt kommen« 188
        11.3.3 Phase 2: »Informationen über die Person« 188
        11.3.4 Phase 3: »Kennenlernen« 189
        11.3.5 Phase 4: »Lebenswelten und Rollen kennenlernen« .. 190
        11.3.6 Phase 5: »für Wohnwünsche sensibilisieren« 190
        11.3.7 Phase 6: »Zusammenführen der Erkenntnisse« und »Sicherstellung der Umsetzung« 191
    Literatur 191

12 Beispiele zum Transfer der Projekterkenntnisse 192
Friederike Koch

    12.1 Transferprozess 1: Begleitung und Anleitung einer Bezugsmitarbeiterin 193

	12.2	Transferprozess 2: »So will ich leben!«/Fortbildungsreihe für Menschen mit kognitiven Beeinträchtigungen	193
	12.3	Transferprozess 3: Begleitung und Anleitung eines Teams....	196
	12.4	Reflexion der Transferprozesse	197

Teil IV Projektevaluation (aus wissenschaftlicher Perspektive)

13 Methodische Anlage der wissenschaftlichen Evaluation **201**
Dieter Heitmann und Karin Tiesmeyer

	13.1	Ethnografie und teilnehmende Beobachtung	201
	13.2	Grounded Theory...	202
	13.3	Verschränkung Grounded Theory und Ethnografie: Grounded-Theory-Ethnografie	203
	13.4	Sensibilisierendes Konzept der Grounded-Theory-Ethnografie	204
	13.5	Datenerhebung und Auswertung im Projekt	205
		Literatur	208

14 Partizipative Zusammenarbeit als (fortlaufender) reflexiver Prozess **210**
Gudrun Dobslaw und Karin Tiesmeyer

	14.1	Das Gelingen von Partizipation vollzieht sich in der Interaktion..	212
		14.1.1 Studie 1: Fokussierte Interaktion als Strukturierungshilfe	213
		14.1.2 Studie 2: Grounding als konstitutives Element partizipativer Zusammenarbeit	219
	14.2	Diskussion	227
		Literatur	229

15 Wunschäußerung als gemeinsamer Herstellungsprozess – übergreifende Auswertung... **231**
Carina Bössing und Karin Tiesmeyer
(unter Mitwirkung von Annika Kühl)

	15.1	Ausgangssituation	231
	15.2	Beginn des Prozesses der Wohnwunschermittlung und -äußerung	233
	15.3	Den Prozess gestalten	237
	15.4	Zusammenarbeiten: Unterstützungskreis	242
	15.5	(Wahl-)Möglichkeiten denken und erleben können	248
	15.6	Wohnwunschäußerung als gemeinsamer Herstellungsprozess – übergreifende Betrachtung und Einordnung	253
		Literatur	256

Teil V Perspektiven und Herausforderungen

16 Wahlmöglichkeiten für Menschen mit Komplexer Behinderung: eine realistische Perspektive im Kontext des BTHG? 259
Mark Weigand

    16.1 BTHG: Hintergrund und Zielsetzung 259
    16.2 Wunsch- und Wahlrecht: Grundlage für die Leistungserbringung 260
    16.3 Das Gesamtplanverfahren als Grundlage personenorientierter Leistungserbringung 262
    16.4 Zur Umsetzung des BTHG in NRW 264
    16.5 Herausforderungen für die Leistungserbringer 266
    16.6 Sicherung von Wahlmöglichkeiten von Menschen mit Komplexer Behinderung – kritische Reflexion 269
    16.7 Fazit 270
           Literatur 271

17 Statements von Projektbeteiligten/Rückmeldungen und Herausforderungen 273

    17.1 Andrea Smajlovic, Mutter einer Projektbeteiligten 273
    17.2 Andree Weiß, Bereichsleitung in Bethel.regional 273
    17.3 Annika Kühl, Mitarbeiterin in Bethel.regional und Projektmitarbeiterin an der Ev. Hochschule Rheinland-Westfalen-Lippe 274
    17.4 Jeanette Merkel für die Selbstvertretungsgruppe »Krebse« 275
    17.5 Jürgen Kockmann, Landschaftsverband Westfalen-Lippe, Abteilungsleiter Inklusionsamt Soziale Teilhabe 276
    17.6 Dr. Dieter Schartmann, Landschaftsverband Rheinland, Leiter des Fachbereichs Eingliederungshilfe 276
    17.7 Dr. Monika Seifert, Sozialwissenschaftlerin, Fachreferentin und Autorin 277
           Literatur 279

18 Entwicklungsperspektiven für Praxis und Wissenschaft 280
Friederike Koch und Karin Tiesmeyer

    18.1 Herausforderungen für Leistungserbringer und Leistungsträger 280
    18.2 Herausforderung für Wissenschaft 282

Die Autorinnen und Autoren 285

Anhang

**Anlage 1: Transkriptionsregeln (Kuckartz 2014, S. 136 f.) (▶ Kap. 3,
▶ Kap. 13, ▶ Kap. 15)** 289

Anlage 2: GAT 2 – Basistranskript (Selting et al. 2009) (▶ Kap. 14) 290

Abkürzungsverzeichnis

AAC	Augmentative (ergänzende) and Alternative (ersetzende) Communication
Ang.	Angehörige
ASS	Asperger-Syndrom
BK	Beobachtungsprotokoll
BMAS	Bundesministerium für Arbeit und Soziales
BODYS	Bochumer Zentrum für Disability Studies
BTHG	Bundesteilhabegesetz
BZMA	Bezugsmitarbeiter*in
DGP	Deutsche Gesellschaft für Pflegewissenschaft
DHG	Deutsche Gesellschaft für Heilpädagogik
EVH/Ev. Hochschule RWL	Evangelische Hochschule Rheinland-Westfalen-Lippe
ex.	exemplarisch
ExpPrax	Experte/Expertin aus der Praxis
ExpWiss	Experte/Expertin Wissenschaft
HEP	Heilerziehungspflegende
ICF(-CY)	International Classification of Functioning, Disability and Health. Children and Youth Version
IGL	In der Gemeinde Leben gGmbH
IHP-3	Individueller Hilfeplan-3
Int.	Interview
ISAAC	International Society for Augmentative and Alternative Communication
IP	Interviewpartner*in
LVR	Landschaftsverband Rheinland
MA	Mitarbeitende
MAPS	Making Action Plans
PATH	Planning Alternatives Tomorrows with Hope
PEG-Sonde	Percutane Endoskopische Gastrostomie-Sonde (Sonde durch die Bauchdecke in den Magen zur Ernährung)
SGB	Sozialgesetzbuch
UN-BRK	UN-Behindertenrechtskonvention, Behindertenrechtskonvention der Vereinten Nationen
UK	Unterstützte Kommunikation
WTG	Wohn- und Teilhabegesetz
WfbM	Werkstätten für behinderte Menschen

Vorwort der Herausgeberinnen

Nach Artikel 19 der UN-Behindertenrechtskonvention müssen Menschen mit Behinderung die gleichen Möglichkeiten wie alle Menschen haben, um in der Gemeinschaft zu leben und am gesellschaftlichen Leben teilzuhaben. Dies soll u. a. durch die Gewährleistung der gleichberechtigten Möglichkeit der Wahl und der selbstbestimmten Entscheidung, wo, wie und mit wem sie leben wollen, erreicht werden. Dieses mit der UN-BRK formulierte Recht findet sich auch im Gesetz zur Stärkung der Teilhabe und Selbstbestimmung von Menschen mit Behinderungen (BTHG), das 2016 in Deutschland verabschiedet wurde.

Doch obgleich sich in den letzten Jahrzehnten in der Begleitung von Menschen mit Beeinträchtigungen ein Wandel hin zu mehr Selbstbestimmung, Teilhabe, Sozialraumorientierung und inklusivem Wohnen vollzogen hat, belegen neuere Untersuchungen, dass Menschen mit einem hohen Unterstützungsbedarf hiervon wenig profitieren. Sie leben nach wie vor überwiegend in gemeinschaftlichen Wohnformen, selten in kleinen Wohngruppen und kaum allein in der eigenen Wohnung. Wahlmöglichkeiten für diesen Personenkreis im Sinne eines Wohnens außerhalb spezialisierter Einrichtungen sind durch die bisher vorwiegend entlang der Höhe des Hilfebedarfs – und nicht an den individuellen Wünschen und Bedarfen der Betroffenen – ausdifferenzierten Wohnangebote deutlich eingeschränkt.[2]

Für Menschen mit Komplexer Behinderung und umfassendem Assistenzbedarf stellt sich diese Situation noch verschärfter dar, weil sie eigene Wohnwünsche oft nicht verbalsprachlich artikulieren (können) und deren Erfassung für andere Personen daher erschwert ist. Zwar zeigt sich in Studien zur Lebenssituation von Menschen mit Behinderung, dass Wünsche zur Veränderung im Sinne eines Wohnortwechsels bestehen[3], jedoch wird auch deutlich, dass die sichere Erforschung des Wunsches hohe Anforderungen an die Qualität der Instrumente stellt.[4] Die hierzu erforderlichen aufwendigeren Forschungsmethoden führen vielfach zudem zu einem Ausschluss dieser Personengruppen aus Studien, so dass ihre Sichtweisen

---

2 Franz D, Beck I (2015) Evaluation des Ambulantisierungsprogramms in Hamburg. Hamburg: Arbeitsgemeinschaft der Freien Wohlfahrtspflege (AGFW) Hamburg e. V., S. 164 f.
3 Schäfers M (2008) Lebensqualität aus Nutzersicht. Wie Menschen mit geistiger Behinderung ihre Lebenssituation beurteilen. Wiesbaden: VS Verlag für Sozialwissenschaften, S. 329
4 Schäfers M (2008) Lebensqualität aus Nutzersicht. Wie Menschen mit geistiger Behinderung ihre Lebenssituation beurteilen. Wiesbaden: VS Verlag für Sozialwissenschaften, S. 158 ff.

und Bedarfe wenig erforscht und damit auch in der Wissenschaft wenig in den Blick genommen werden.

Diesem hier skizzierten Themenfeld der »Wohnwünsche von Menschen mit Komplexer Behinderung« und den bestehenden Herausforderungen widmet sich das vorliegende Buch »Wohnwunschermittlung bei Menschen mit Komplexer Behinderung. Wahlmöglichkeiten sichern«. Dessen Veröffentlichung markiert das Ende eines langjährigen kooperativen Arbeitsprozesses und soll gleichzeitig als Impulsgeber für weitere gemeinsame Prozesse von Wissenschaft und Praxis dienen.

Den ersten Anstoß, sich mit dem Thema »Wohnen für Menschen mit Behinderung und hohem Unterstützungsbedarf« auseinanderzusetzen, setzte die Förderreihe »Pflege inklusiv« der Stiftung Wohlfahrtspflege. In einem gemeinsamen Gespräch zwischen Bethel.regional und der Evangelischen Hochschule Rheinland-Westfalen-Lippe ging es zunächst um die Frage, inwiefern ein neues innovatives Wohnangebot für Menschen mit Behinderung und Pflegebedarf entwickelt und evaluiert werden kann. In der weiteren gemeinsamen Auseinandersetzung wurde jedoch schnell deutlich, dass es bereits viele innovative Wohnangebote gibt, aber Menschen mit Komplexer Behinderung hiervon weniger zu profitieren scheinen. Dies führte zu der zentralen Frage, wie Menschen mit Komplexer Behinderung wohnen möchten und inwiefern die Umsetzung dieser Wünsche ermöglicht werden kann. Schließlich entwickelte sich daraus die Themenstellung des Kooperationsprojekts »Wahlmöglichkeiten sichern – Wohnen für Menschen mit Komplexer Behinderung und pflegerischem Unterstützungsbedarf«.

Seit dem ersten Gespräch sind inzwischen sechs Jahre vergangen, in denen eine gemeinsame Antragsstellung bei der Stiftung Wohlfahrtspflege auf den Weg gebracht wurde, die Umsetzung des Projektes erfolgte und die Auswertung der Ergebnisse nun mit diesem Buch vorgestellt werden. Es waren herausfordernde, vor allem aber spannende Jahre, die uns einen tieferen Einblick in die Wohn- und Lebenswelt von Menschen mit Komplexer Behinderung ermöglicht haben.

Mit diesem Buch möchten wir nun nicht nur die Ergebnisse vorstellen, sondern zugleich einen Einblick in die Anlage und Umsetzung des Projektes in seiner Vielschichtigkeit und Komplexität ermöglichen. Dabei führen wir mit diesem Buch die im Projekt umgesetzte enge Verschränkung von Praxis und Theorie mit der Erfahrung und Überzeugung fort, dass diese Verschränkung eine wechselseitige Bereicherung ermöglicht.

Da die Bearbeitung des Projektes und die Veröffentlichung dieses Buches nie ohne die Mitwirkung sehr vieler Personen möglich gewesen wäre, ist es uns an dieser Stelle wichtig, vielen Menschen Dank zu sagen. Bedanken möchten wir uns zunächst bei unserem Projektteam, das auch über die Projektzeit hinaus mit viel Engagement an dem Thema gearbeitet und dadurch auch dieses Buch ermöglicht hat: In der Ev. Hochschule RWL sind das Carina Bössing, Annika Kühl, Katrin Schrooten, Eva Weishaupt und Prof. Dr. Dieter Heitmann. In Bethel.regional haben Detlef Thiel-Rohwetter, Christiane Wilking und Peter Franke mitgearbeitet.

In der Anlage des Projekts wie auch in der Durchführung hat uns der Grundgedanke einer engen Verknüpfung von Theorie und Praxis, von Wissenschaft und

Arbeitsfeld geleitet. Die Zusammenarbeit zwischen den Kolleg*innen[5] aus Wissenschaft und Praxis war eine sehr gelungene und hat manche Stolpersteine, die bei Kooperationsprojekten zwangsläufig entstehen, mit gegenseitiger Wertschätzung, Kreativität und Humor aus dem Weg geräumt. Danke an euch – ihr wart ein tolles Team!

Das Projekt »Wahlmöglichkeiten sichern!« wäre nicht realisierbar gewesen ohne die Bereitschaft der Menschen, mit denen wir Wohnwünsche erhoben und die es uns dabei erlaubt haben, Einblicke in ihre Lebenswelt und ihre Wünsche zu erhalten. Ihnen sowie ihren Angehörigen und den unterstützenden Fachkräften in Bethel.regional gilt unser besonderer Dank!

Im Projektverlauf haben wir viele wertvolle Hinweise von unterschiedlichen Personen(-gruppen) erhalten, die uns ihre Zeit und ihre Expertise zur Verfügung gestellt haben.[6] Besonders erwähnen möchten wir hier die Selbsthilfegruppe »Krebse«, mit denen wir uns über drei Jahre regelmäßig zu einem intensiven und konstruktiven Austausch über partizipative Forschung getroffen haben, unsere Kooperationspartner IGL und Prof. Dr. Gudrun Dobslaw sowie BODYS für die beratende und begleitende Unterstützung. Unser Dank gilt auch all denjenigen, die sich mit einem eigenen Beitrag an dieser Publikation beteiligt haben und sich nicht von unseren Rückfragen oder Hinweisen zur Überarbeitung in ihrem Engagement haben bremsen lassen. Und schließlich bedanken wir uns bei der Stiftung Wohlfahrtspflege für die Finanzierung des Projekts und beim Kohlhammer Verlag für die gute und kooperative Zusammenarbeit!

Zur Anlage dieses Buches: Das Buch ist in fünf Teile gegliedert und beschreibt den Prozess der Umsetzung sowie den Erkenntnisgewinn. In *Teil I* führen Karin Tiesmeyer, Friederike Koch und Peter Franke in die Anlage des Projekts »Wahlmöglichkeiten sichern!« ein: Welche Fragestellungen wurden bearbeitet, wer war beteiligt und wie war die Vorgehensweise im Projekt? Auch zu Fragen von Partizipation und ethischen Überlegungen wird Stellung genommen. Ergänzt wird dieser Teil durch die Darstellung einer Interviewstudie zu Erfahrungen mit Wohnveränderungen, beschrieben von Eva Weishaupt, Carina Bössing und Karin Tiesmeyer.

Teil II enthält sechs wissenschaftliche Beiträge zu verschiedenen mit dem Personenkreis der Menschen mit Komplexer Behinderung verknüpften Themen, die den theoretischen Hintergrund des Projektes bilden: Tobias Bernasconi und Ursula Böing setzen sich mit dem Begriff »Komplexe Behinderung« auseinander. Timo Dins, Stefanie Smeets und Caren Keeley diskutieren Bedürfnisse und Bedarfe von Menschen mit Komplexer Behinderung und stellen Ergebnisse des Forschungsprojekts »Teil ¬ sein & Teil ¬ haben®« vor. Imke Niediek beschreibt methodische Zugänge zur Kommunikation mit Menschen mit Komplexer Behinderung jenseits von Verbal-

---

5 In diesem Herausgeberband wird hinsichtlich der Pluralformen der »Gender-Stern« oder die neutrale Form genutzt, um alle Geschlechter anzusprechen. Wenn bei bestimmten Begriffen, die sich auf Personengruppen beziehen, nur die männliche Form gewählt wurde, so ist dies nicht geschlechtsspezifisch gemeint, sondern geschah ausschließlich aus Gründen der besseren Lesbarkeit.
6 Die Kooperationspartner sowie die Netzwerke, die das Projekt unterstützt haben, werden in Kap. 2 vorgestellt.

sprache. Eine Diskussion des Begriffs »Partizipation« aus verschiedenen Blickwinkeln im Kontext der Sozialen Arbeit und ihrer Bezugswissenschaften findet sich im Beitrag von Gudrun Dobslaw. Sigrid Graumann setzt sich mit der Bedeutung von Anerkennung als soziale Person im Zusammenhang mit Wünschen und Bedürfnissen auseinander. Schließlich beschreiben Katrin Schrooten und Karin Tiesmeyer sowohl rechtliche Grundlagen als auch vielfältige Dimensionen des Wohnens für Menschen mit Komplexer Behinderung.

Teil III veranschaulicht den konkreten Prozess der Wohnwunschermittlung im Praxisfeld. Friederike Koch, Detlef Thiel-Rohwetter und Christiane Wilking stellen sowohl die methodischen Ansätze als auch exemplarisch zwei Fallstudien differenziert vor. Die angewandten Methoden werden ebenso beschrieben wie erste Erkenntnisse für den Prozess der Wohnwunschermittlung mit Menschen mit Komplexer Behinderung.

In *Teil IV* wird die Projektevaluation von Karin Tiesmeyer, Carina Bössing, Gudrun Dobslaw und Dieter Heitmann dargelegt. Dabei wird zunächst das methodische Vorgehen mit Blick auf die Projektevaluation beschrieben. Teil der Evaluation war auch die Frage, inwieweit die partizipative Forschung hinsichtlich der gemeinsamen Arbeit von Menschen mit Komplexer Behinderung gelingt. Schließlich werden die Projektergebnisse aus wissenschaftlicher Sicht in einer übergreifenden Auswertung dargelegt, in der die Wohnwunschäußerung als gemeinsamer Herstellungsprozess beschrieben wird.

Teil V beschäftigt sich mit den Herausforderungen, die sich aus der Umsetzung der Projekterkenntnisse ergeben. Mark Weigand analysiert dazu am Beispiel von Nordrhein-Westfalen die Chancen und Herausforderungen, die aus der Umsetzung des BTHG resultieren. In einem weiteren Kapitel kommen Projektbeteiligte mit ihren Statements zum Projekt zu Wort. Die Herausgeberinnen schließen den Band mit einem resümierenden Beitrag zu den übergreifenden Handlungserfordernissen.

Mit dieser Publikation verbinden wir das Anliegen, Einblicke in die (Wohn-)Wünsche von Menschen mit Komplexer Behinderung zu geben, deren Gestaltungsspielraum weitaus stärker noch als bei anderen Personen von dem Spannungsfeld zwischen Selbstbestimmung und Abhängigkeit bestimmt ist. Wahlmöglichkeiten in der individuellen Lebensführung und erst recht in der Wahl der Wohnform sind für Menschen mit Komplexer Behinderung nach wie vor abhängig von den jeweils geltenden sozialrechtlichen Rahmenbedingungen und weniger von ihren individuellen Wünschen.

Wir hoffen, dass wir mit diesem Band interessante Erkenntnisse zu Wohnwünschen von Menschen mit Komplexer Behinderung zusammengestellt haben, die für Wissenschaft wie für Praxis anregende Impulse geben.

Bielefeld, im Dezember 2021

Prof. Dr. Karin Tiesmeyer	Dr. Friederike Koch
Evangelische Hochschule	v. Bodelschwinghsche Stiftungen Bethel
Rheinland-Westfalen-Lippe	Bethel.regional

Teil I Projektanlage und Ausgangsanalyse

1 Projekthintergrund

Friederike Koch und Karin Tiesmeyer

Das Bundesteilhabegesetz (BTHG) verweist auf die rechtliche Verpflichtung, soziale Teilhabe für Menschen mit Beeinträchtigungen in Richtung einer »möglichst selbständige[n] und selbstbestimmte[n] Lebensführung zu ermöglichen oder zu erleichtern« (§ 4 Abs. 1, 4 SGB IX; § 2 Abs. 1, SGB XI) und die Ausübung des Wunsch- und Wahlrechts zu befördern (§ 9 Abs. 3 SGB IX; § 2 Abs. 2, SGB XI).

In den letzten Jahrzehnten hat sich in der Begleitung und Unterstützung von Menschen mit Behinderungen ein Wandel vollzogen. So hat die Ausrichtung auf Selbstbestimmung und soziale Teilhabe zu vielfältigen ambulanten Unterstützungsangeboten geführt, bei denen gemeindeintegriertes Wohnen sowie Sozialraumorientierung einen hohen Stellenwert einnehmen. Hierdurch wurden die Wahlmöglichkeiten in Bezug auf das Wohnen für Menschen mit Assistenzbedarf deutlich verbessert.

Neuere Untersuchungen belegen jedoch, dass nicht alle Menschen gleichermaßen von diesen Veränderungen der Angebotslandschaft profitieren. So zeigt sich in Erhebungen, dass Menschen mit einem hohen Unterstützungsbedarf in ambulanten Settings deutlich unterrepräsentiert sind (Seifert 2010, S. 377 f.; Franz & Beck 2015; Schädler et al. 2008). Hinzu kommt, dass mit Einführung der Pflegeversicherung (1995) die Gefahr gesehen wird, Menschen mit hohem Unterstützungs- und Pflegebedarf auf Pflegeheime zu verweisen (ex. Seifert et al. 2001; Thimm et al. 2018). Wohnangebote sind nach wie vor überwiegend entlang der Höhe des Hilfebedarfs ausdifferenziert und Wahlmöglichkeiten damit für Menschen mit Komplexer Behinderung deutlich eingeschränkt (Franz & Beck 2015, S. 164 f.). In der Folge verbleiben vor allem Menschen mit hohem Unterstützungs- und Pflegebedarf[7] in besonderen Wohnformen (vor Einführung des BTHG: »stationären Wohnangeboten«), wodurch die Segregation dieses Personenkreises befördert wird.

Diese Studienergebnisse werden im aktuellen Teilhabebericht der Bundesregierung über die Lebenslagen von Menschen mit Behinderungen (BMAS 2021) erneut untermauert:

> »So zeigen die Statistiken zu den betreuten Wohnformen, dass Menschen mit einer geistigen Beeinträchtigung besonders häufig in besonderen Wohnformen leben, obwohl Studienergebnissen zufolge dies oft nicht ihre bevorzugte Wohnform ist. Hinsichtlich der Ver-

---

7 Personen der sogenannten Hilfebedarfsgruppen IV und V nach dem H.M.K.-W.-Verfahren. Zwischen der Höhe des Hilfebedarfs nach dem H.M.K.-W.-Verfahren und dem Vorhandensein einer Pflegestufe bestehen eindeutige Korrelationen, auch wenn – nach Franz & Beck (2015) – der körperliche Pflegebedarf nicht alleiniger Indikator für die Höhe des gesamten Hilfebedarfs ist (Franz & Beck 2015, S. 178 f.).

wirklichung der eigenen Wünsche und bezüglich der freien Wahl des Wohnortes ist dieser Befund als problematisch einzuschätzen« (BMAS 2021, S. 380).

Und weiter heißt es dort: »Die Ermöglichung einer selbstbestimmten Lebensführung erfolgt neben der Bereitstellung geeigneten barrierefreien Wohnraums wesentlich über Wahlmöglichkeiten im Hinblick auf Unterstützungsformen« (BMAS 2021, S. 384). Damit ist die Umsetzung des Artikels 19a der UN-Behindertenrechtskonvention (UN-BRK) und die Frage, inwiefern Menschen mit Beeinträchtigung das Recht haben, »ihren Aufenthaltsort zu wählen und zu entscheiden, wo und mit wem sie leben« (Beauftragter der Bundesregierung für die Belange von Menschen mit Behinderungen, S. 17 f.), »wesentlich von Art und Umfang vorhandener Beeinträchtigungen beziehungsweise der erforderlichen Unterstützung« beeinflusst (BMAS 2021, S. 384). Die Wohnqualität, die Verfügbarkeit und Qualität sozialer Dienste sowie die Rahmenbedingungen der Finanzierung von wohnbezogenen Hilfen sind für viele Menschen mit Beeinträchtigungen eng miteinander verknüpft. »Dies gilt insbesondere für Personen mit kognitiven und/oder erheblichen körperlichen und Sinnesbeeinträchtigungen, die auf umfassende und häufig dauerhafte personelle Unterstützung zur Bewältigung ihres Alltags (z. B. Haushaltsführung, Gesundheitsförderung und Pflege, psychosoziale Unterstützung) angewiesen sind.« (BMAS 2021, S. 384).

1.1 Ursachen für Segregationstendenzen

Die erneut im Teilhabebericht aufgezeigten Segregationstendenzen in Bezug auf Menschen mit hohem Unterstützungsbedarf haben verschiedene Ursachen, die sich zum Teil wechselseitig beeinflussen und verstärken:

- Leistungsangebote, die die Notwendigkeit erhöhter Präsenz von Mitarbeitenden mit sich bringen, werden aktuell in ambulanter Form nicht ausreichend finanziert bzw. in Form von Kombinationsleistungen an den Schnittstellen der sozialrechtlichen Finanzierungssysteme nicht hinreichend ausgestaltet. Zudem fehlt angemessener bzw. geeigneter Wohnraum (Franz & Beck 2015, S. 117 ff.).
- Das Leben in gemeinschaftlichen Wohneinrichtungen wird von Angehörigen der Menschen mit hohen Hilfebedarfen und Mitarbeitenden von Einrichtungen und Diensten oft als alternativlos angesehen, da eine hohe Intensität pädagogischer und pflegerischer Unterstützungsleistungen im Rahmen der bestehenden Hilfelandschaft oftmals nur in vollstationären Zusammenhängen »gedacht wird« (Seifert 2010, S. 179 f., 203; Schädler et al. 2008). Dies wird dadurch verstärkt, dass die hohe erforderliche Präsenzzeit aus Sicht von Trägerverantwortlichen und Mitarbeitenden die Differenzierungslinie von ambulanten und stationären/besonderen Wohn- und Unterstützungssettings verwischt und aus dieser Warte Vorzüge ambulanter Wohnformen kaum noch gesehen werden (Franz & Beck 2015, S. 130 ff.).

- Menschen mit umfassenden Beeinträchtigungen können eigene Wohnwünsche häufig nicht direkt artikulieren und für diejenigen, die sie im Alltag begleiten, ist die Erfassung dadurch erschwert. Zwar zeigt sich in Studien zur Lebenssituation von Menschen mit Behinderung, dass Wünsche zur Veränderung im Sinne eines Wohnortwechsels bestehen (Schäfers 2008, S. 329), jedoch wird auch deutlich, dass die sichere Erforschung des Wunsches hohe Anforderungen an die Qualität der Instrumente stellt (Schäfers 2008, S. 158 ff.). Die dadurch notwendigen aufwendigen Forschungsmethoden führen vielfach zu einem Ausschluss dieser Personengruppen aus Studien, so dass ihre Sichtweise wenig berücksichtigt wird. Zudem können Unsicherheiten hinsichtlich der stellvertretenden Deutung von Wohnwünschen bei Angehörigen und Professionellen mitunter Hemmungen auslösen, Entscheidungen von großer Tragweite (Änderung der Wohn-/Betreuungsform) voranzutreiben. Und selbst Befragungsergebnisse mit geringen Ausprägungen von Veränderungswünschen der Wohnform bedürfen einer kritischen Reflexion. So wirken langjährige Sozialisationserfahrungen in stationären Einrichtungen im Sinne eines »Zufriedenheitsparadoxon«, bei dem auch objektiv schlechte Lebensbedingungen von den betroffenen Menschen mit Behinderung positiv gedeutet werden, weil Erfahrungen und Wissen über denkbare Wahlmöglichkeiten fehlen (Hagen 2002, S. 295).

Vor diesem Hintergrund werden Wohn- und Lebenswünsche in der Regel nur im Rahmen dieser »gesetzten« Grenzen erhoben und befördert. Wahlmöglichkeiten im Sinne einer realisierbaren Option einer Wohnalternative außerhalb spezialisierter Einrichtungen sind kaum möglich (vgl. auch Franz & Beck 2015, S. 16). In der Folge führen diese Aspekte dazu, dass Menschen mit höheren Hilfe- und Pflegebedarfen in besonderen Wohnformen verbleiben.

Das wiederum führt zu der Gefahr einer Teilung der Gruppe bislang stationär betreuter Menschen mit Behinderung im Sinne einer Segregationsbewegung in »ambulantisierbare« und »nicht ambulantisierbare« Menschen, die einer Zuordnung der Menschen nach Höhe des Hilfebedarfs folgt (vgl. auch Franz & Beck 2015, S. 164 f., 172 f.). Um diesem Risiko entgegenzuwirken, müssen Menschen mit Behinderung und umfassenden Unterstützungsbedarfen in den Bereichen soziale Teilhabe, selbstbestimmte Lebensführung und Pflege bei der Umsetzung des Anspruchs auf freie Wahl des Wohnortes deutlich stärker berücksichtigt werden (Rohrmann & Weber 2015, S. 231).

1.2 Handlungserfordernisse

Die Erhebung von Wohnwünschen und eine nachfolgende Realisierung von Wahlmöglichkeiten erfordert ein Umdenken in der bisherigen Vorgehensweise, um den Bedarfslagen der Betroffenen Rechnung zu tragen. Für beide Aspekte – 1) die Erhebung des Wohnwunsches und 2) die Umsetzung dieser Wünsche in Bezug auf

Wohnen – gibt es für Menschen mit Komplexer Behinderung aufgrund struktureller wie auch personengebundener Gründe bislang noch keine erprobten Modelle und Konzepte. Es fehlen Kenntnisse darüber, wie die Wünsche, insbesondere von Menschen, die sich nicht oder nur eingeschränkt verbalsprachlich äußern, ermittelt werden können und wie deren Umsetzung unterstützt werden kann.

Zentrale Herausforderungen sind damit:

1. die Entwicklung und Erprobung von Methoden und Instrumenten zur Erfassung individueller Wünsche und Zukunftsperspektiven von Menschen mit Komplexer Behinderung in besonderen Wohnformen (unter Berücksichtigung von Aspekten »›konditionierter‹ Nichtselbständigkeit« (Gerspach & Mattner 2004, S. 76) sowie
2. eine daran anschließende Entwicklung und Bereitstellung von Wohnangeboten (jenseits der Orientierung und Zuweisung an der Höhe des Hilfebedarfs).

Hinweise zur Ermittlung von Wohn- und Lebensperspektiven finden sich in der Methode der Zukunftsplanung. Sie ermöglicht es, durch die Verknüpfung unterschiedlicher methodischer Zugänge, Wünsche und Bedürfnisse systematisch zuzulassen und zu erfassen und durch eine darauf aufbauende kreative Planung zu realisieren (Doose 2013). Die Methode wird durch Netzwerke und internationale Forschungsprojekte weiterbefördert (ex. New paths to Inclusion 2013–2015).

Eine zentrale Erkenntnis daraus ist, dass die Entwicklung von Zukunftsperspektiven mit Organisations- und Sozialraumentwicklung einhergehen muss. Echte Wahlmöglichkeiten erfordern die Bereitstellung oder Entwicklung alternativer Wohn- und Unterstützungsangebote, die den Wünschen, Bedürfnissen und Bedarfen entsprechen (ex. New paths to Inclusion 2013–2015).

Für den Personenkreis von Menschen mit Komplexer Behinderung und hohem Unterstützungs- und Pflegebedarf ist die o. g. Methode jedoch bisher noch nicht konsequent weiterentwickelt. Es fehlt an evaluierten Konzepten, die eine systematische Erfassung und Entwicklung von Wohnwünschen und Zukunftsperspektiven von Menschen mit Komplexer Behinderung ermöglichen.

Mit der Umsetzung von Wohnwünschen muss auch die Bereitstellung gewünschter, bedürfnis- und bedarfsgerechter Unterstützungsangebote einhergehen. Studien zeigen, dass insbesondere im Hinblick auf ambulante Unterstützungsangebote diese Voraussetzungen als nicht hinreichend erfüllt erlebt werden (Hellmann et al. 2007; Hofmeister et al. 2010). Die Ausgestaltung von Unterstützungsarrangements ist derzeit geprägt vom Spannungsfeld zwischen:

- sozialrechtlich unterschiedlichen Anforderungen der Eingliederungshilfe und Pflegeversicherung,
- unterschiedlichen disziplinären Perspektiven und
- Aushandlungsprozessen unterschiedlicher professioneller Akteur*innen, die insbesondere zwischen pflegerisch und (heil-)pädagogisch qualifizierten Professionellen nicht immer konfliktfrei verlaufen (Seifert et al. 2001; Tiesmeyer 2003).

Wie genau diese Ausgestaltung in den unterschiedlichen Unterstützungsarrangements erfolgen kann und welche gemeinsam geteilte Wissensbasis und Kompetenzerweiterungen (insbesondere im Bereich der Pflege) dazu ggf. notwendig sind, ist bisher nicht hinreichend untersucht (Tiesmeyer 2015).

Literatur

Beauftragter der Bundesregierung für die Belange von Menschen mit Behinderungen (Hrsg.) (2018) Die UN-Behindertenrechtskonvention. Übereinkommen über die Rechte von Menschen mit Behinderungen. Die amtliche, gemeinsame Übersetzung von Deutschland, Österreich, Schweiz und Lichtenstein. Bonn, Stand November 2018 (https://www.institut-fuer-menschenrechte.de/fileadmin/Redaktion/PDF/DB_Menschenrechtsschutz/CRPD/CRPD_Konvention_und_Fakultativprotokoll.pdf, Zugriff am: 25.10.2021)

BMAS (Hrsg.) (2021) Teilhabebericht der Bundesregierung über die Lebenslagen von Menschen mit Behinderungen 2021 (https://www.bmas.de/DE/Service/Publikationen/a125-21-teilhabebericht.html, Zugriff am: 31.05.2021)

Doose S (2013) I want my dream. Persönliche Zukunftsplanung. Neue Perspektiven und Methoden einer personenzentrierten Planung mit Menschen mit und ohne Beeinträchtigungen. 10. aktualisierte Auflage. Neu-Ulm: AG SPAK Bücher (Materialien der AG SPAK, M 274)

Franz D, Beck I (2015) Evaluation des Ambulantisierungsprogramms in Hamburg. Hamburg: Arbeitsgemeinschaft der Freien Wohlfahrtspflege (AGFW) Hamburg e. V.

Gerspach M, Mattner D (2004) Institutionelle Förderprozesse von Menschen mit geistiger Behinderung. Stuttgart: Kohlhammer

Hagen J (2002) Zur Befragung von Menschen mit einer geistigen oder mehrfachen Behinderung, Geistige Behinderung, 41(4), S. 293–306

Hellmann M, Borchers A, Olejniczak C (2007) Perspektiven alternder Menschen mit schwerster Behinderung in der Familie – Abschlussbericht. Hannover: Institut für Entwicklungsplanung und Strukturforschung GmbH an der Universität Hannover (https://www.bmfsfj.de/resource/blob/79206/8e6fe8701056e070f5741b9ea8cc9832/perspektiven-alternder-menschen-data.pdf, Zugriff am: 31.05.2021)

Hofmeister G, Barth C, Fuhr D (2010) Selbstbestimmt Wohnen im Alter – Gestaltung sozialer Infrastruktur für Menschen mit Behinderung angesichts demografischer Herausforderungen. Abschlussbericht. Modellprojekt gefördert über das Bundesministerium für Arbeit und Soziales (https://www.rehadat-forschung.de/export/sites/forschung-2021/lokale-downloads/BMAS/FO125137_Abschlussbericht.pdf, Zugriff am: 31.05.2021)

New paths to Inclusion (2013–2015) Das europäische Netzwerk »Neue Wege zur InklUsion«. Veränderung durch personenzentrierte und sozialräumliche Unterstützung (http://www.lmbhh.de/fileadmin/user_upload/Wunschwege/2656-NewPaths-leaflet-DE-05.pdf; Zugriff am: 12.05.2021)

Rohrmann A, Weber E (2015) Selbstbestimmt leben. In: Degener T, Diehl E (Hrsg.) Handbuch Behindertenrechtskonvention. Teilhabe als Menschenrecht – Inklusion als gesellschaftliche Aufgabe. Bonn: Bundeszentrale für politische Bildung (Schriftenreihe, Band 1506), S. 226–239

Schädler J, Rohrmann A, Schwarte N (2008) Forschungsprojekt »Selbständiges Wohnen behinderter Menschen – Individuelle Hilfen aus einer Hand«. Forschungsgruppe IH-NRW. Unter Mitarbeit von Laurenz Aselmeier, Katharina Grebe, Christof Stamm, Hanna Weinbach und Timo Wissel. Siegen: Zentrum für Planung und Evaluation Sozialer Dienste (ZPE) der Universität Siegen

Schäfers M (2008) Lebensqualität aus Nutzersicht. Wie Menschen mit geistiger Behinderung ihre Lebenssituation beurteilen. Wiesbaden: VS Verlag für Sozialwissenschaften

Seifert M (2010) Kundenstudie. Bedarf an Dienstleistungen zur Unterstützung des Wohnens von Menschen mit Behinderung. Berlin: Rhombos-Verlag

Seifert M, Fornefeld B, Koenig P (Hrsg.) (2001) Zielperspektive Lebensqualität. Eine Studie zur Lebenssituation von Menschen mit schwerer Behinderung im Heim. Bielefeld: Bethel-Verlag

Thimm A, Rodekohr B, Dieckmann F, Haßler T (2018) Forschungsprojekt »Modelle für die Unterstützung der Teilhabe von Menschen mit geistiger Behinderung im Alter innovativ gestalten (MUTIG)«. Erster Zwischenbericht: Wohnsituation Erwachsener mit geistiger Behinderung in Westfalen-Lippe und Umzüge im Alter. Münster: KathHO NRW

Tiesmeyer K (2003) Selbstverständnis und Stellenwert der Pflege in der Begleitung von Menschen mit schwerer Behinderung. Veröffentlichungsreihe des Instituts für Pflegewissenschaft an der Universität Bielefeld (IPW). Bielefeld: IPW (http://www.uni-bielefeld.de/gesundhw/ag6/downloads/ipw-123.pdf, Zugriff am: 20.01.2016)

Tiesmeyer K (2015) Unterstützung von älteren Menschen mit Behinderung und erhöhtem Pflegebedarf – Wissenschaftliche Herausforderungen, Pflege & Gesellschaft, 20(3), S. 241–262

2 Wahlmöglichkeiten sichern! – Anlage des Projekts

Karin Tiesmeyer, Friederike Koch und Peter Franke

Das im Zeitraum von Oktober 2016 bis Dezember 2019 durchgeführte Kooperationsprojekt »Wahlmöglichkeiten sichern!« hat die im Projekthintergrund beschriebenen Herausforderungen aufgegriffen und weiterbearbeitet. So wurden Methoden und Instrumente zur Erfassung individueller Wünsche und Zukunftsperspektiven von Menschen mit Komplexer Behinderung, die überwiegend nicht sprachlich kommunizieren, entwickelt und erprobt sowie die Umsetzung der erhobenen Wohnwünsche vorbereitet und – soweit möglich – begleitet.

Projektbeteiligte waren Mitarbeiter*innen des Stiftungsbereichs Bethel.regional der Stiftung Bethel unter der Leitung von Dr. Friederike Koch sowie der Ev. Hochschule Rheinland-Westfalen-Lippe unter der Leitung von Prof. Dr. Karin Tiesmeyer.

2.1 Projektpartner*innen

- *Stiftung Bethel/Bethel.regional*
  Der Stiftungsbereich Bethel.regional ist Teil der Stiftung Bethel, die als Träger diakonischer Dienste zum Verbund der v. Bodelschwinghschen Stiftungen Bethel gehört. Bethel.regional ist in 28 Kommunen und Kreisen in Westfalen und im Rheinland vertreten, so z. B. in Bielefeld und Ostwestfalen, in Dortmund, Hagen, Oberhausen, Siegen, Hamm, Höxter, Paderborn oder Unna. Ca. 4.500 Mitarbeitende verschiedener Professionen unterstützen mit vielfältigen Assistenzangeboten ca. 7.000 Menschen mit Behinderungen bei der Wahrnehmung ihres Rechts auf Teilhabe am gesellschaftlichen, kulturellen und politischen Leben und bei der Integration in den gesellschaftlichen Alltag. Die personenorientierte Ausrichtung der Assistenzleistungen am Willen der Person unter Einbeziehung lebensweltlicher und sozialräumlicher Aspekte bilden dabei die Grundlage des professionellen Handelns. Standards und Verfahren für die Teilhabeplanung sowie deren Umsetzung sind in Rahmenkonzepten beschrieben und werden regelmäßig in Qualitätsprozessen überprüft.
- *Evangelische Hochschule Rheinland-Westfalen-Lippe, Protestant University of Applied Sciences (EvH RWL)*
  Die Evangelische Hochschule Rheinland-Westfalen-Lippe ist mit rund 2.500 Studierenden die größte evangelische Hochschule in Deutschland. Getragen von den evangelischen Landeskirchen im Rheinland, in Westfalen und Lippe sowie

staatlich anerkannt, qualifiziert die Hochschule für soziale, pädagogische, pflege- und gesundheitsbezogene sowie kirchliche Berufe. Das Studienangebot umfasst sechs Bachelorstudiengänge sowie zwei Masterstudiengänge. Lehre, Forschung und Transfer der Hochschule sind ausgerichtet auf Aufgaben und Problemstellungen des Sozial- und Gesundheitswesens, der Diakonie und der kirchlichen wie außerkirchlichen Bildungsarbeit. Forschung und Transfer fokussieren die partizipative und inklusive Entwicklung und Realisierung von sozialen Innovationen. Ausgewiesene Forschungsschwerpunkte sind Disability Studies, Teilhabe und soziale Innovation sowie Diversity Studies.

- *Krefelder Behinderten-Selbsthilfe-Gruppe »Krebse«*
  Die Selbsthilfe-Organisation besteht aus einer Gruppe von Menschen mit unterschiedlichen Beeinträchtigungen, die sich in ihren monatlichen Treffen zu aktuellen Themen, z. B. aus den Bereichen Wohnen, Freizeitgestaltung, Arbeit etc., austauscht und berät. Sie setzt sich für mehr Mitsprache und Mitgestaltung in diesen wesentlichen Lebensbereichen ein und ist insbesondere in der Stadt Krefeld und Umgebung aktiv.
- *Prof. Dr. Gudrun Doblsaw (Fachhochschule Bielefeld)*
  Frau Prof. Dr. Gudrun Doblsaw lehrt und forscht an der FH Bielefeld im Fachbereich Sozialwesen, insbesondere im Lehrgebiet psychosoziale Intervention und Beratung. Sie setzt sich dabei sowohl mit Konzepten von Teilhabe auseinander als auch mit der Kommunikation und Interaktion zwischen Menschen mit Beeinträchtigungen und Fachkräften in professionellen Kontexten. Ein weiterer Schwerpunkt ihrer Forschung ist eine partizipativ angelegte wissenschaftliche Forschung im Sinne der Gestaltung partizipativer Entwicklungs- und Entscheidungsprozesse.
- *»In der Gemeinde leben gGmbH (IGL)«, Stiftung Bethel*
  Die IGL wurde 2001 in Düsseldorf als Kooperation der gleichberechtigten Gesellschafter der Diakonie Düsseldorf und Stiftung Bethel gegründet. Als eine gemeinnützige Gesellschaft begleitet die IGL Menschen mit kognitiven und mehrfachen Beeinträchtigungen dort, wo sie leben und ausgerichtet auf ihre individuellen Wünsche und Bedürfnisse. Sie bietet sowohl Assistenzleistungen in der eigenen Wohnung als auch in besonderen Wohnformen an und betreibt darüber hinaus das PIKSL-Labor Düsseldorf, ein Angebot, das sich die Umsetzung der digitalen Teilhabe von Menschen mit und ohne Behinderung zum Ziel gesetzt hat.

2.2 Fragestellung und Zielsetzung des Projekts

Im Fokus des Projektvorhabens stand die Zielgruppe der Menschen mit Komplexer Behinderung und umfassendem Unterstützungsbedarf in den Bereichen Teilhabe, selbstbestimmte Lebensführung und Pflege. In den Mittelpunkt sollten insbesondere Personen gerückt werden, die bereits langjährig in besonderen (»stationären«) Wohnformen lebten. Die leitende Forschungsfrage für das Projekt lautete:

> **Forschungsfrage**
>
> Welche Methoden und Verfahrensweisen ermöglichen eine systematische Erhebung von Wohnwünschen und eine sich daran anschließende Realisierung von Wohnperspektiven für Menschen mit Komplexer Behinderung und Pflegebedarf, die langjährig in stationären Wohneinrichtungen betreut werden?

Die sich daraus ableitenden Projektziele waren:

- Für den genannten Personenkreis ein Verfahren zur systematischen Analyse, Entwicklung und Umsetzung von Wahlmöglichkeiten des Wohnens partizipativ zu entwickeln, zu erproben und zu evaluieren
- Methoden, Ansätze und Instrumente zusammenzustellen, die darauf ausgerichtet sind, Wahlmöglichkeiten (Ermittlung des Wohnwunsches und dessen Realisierung unter Berücksichtigung individueller Kompetenzen und Unterstützungsbedarfe) für Menschen mit Komplexer Behinderung und Pflegebedarf zu sichern
- Die im Projektverlauf gewonnenen Erkenntnisse inhaltlich mit Selbstvertretungsorganisationen, Sozialleistungsträgern, Leistungsanbietern und Vertreter*innen unterschiedlicher Fachdisziplinen zu diskutieren und zu konsentieren

2.3   Projektphasen

Die Bearbeitung des Projektvorhabens erfolgte in vier Phasen, die sich zum Teil überlappten (▶ Abb. 2.1).

Da Menschen mit Komplexer Behinderung ihre Wohnwünsche überwiegend nicht aufgrund von abstrakten Zukunftsvorstellungen entwickeln und verbalisieren können, waren angepasste Erhebungsmethoden und Vorgehensweisen notwendig. Nach einer Anfangsphase der systematischen (internationalen) Literatur- und Methodenrecherche *(Phase I)* wurde daher zunächst ein Pilotprozess in Bethel.regional durchgeführt, der durch das Entwickeln und modellhafte Erproben verschiedener Zugänge, Ansätze und Methoden gekennzeichnet war *(Phase II)*.

Die Evaluation des Pilotprozesses sowie die Hinweise aus Expert*innenworkshops fanden dann Berücksichtigung in der Planung und Durchführung weiterer zehn Einzelprozesse (individuelle Wohnwunschermittlung mit einzelnen Klient*innen) und drei sehr unterschiedlich angelegter Transferprozesse (Übertragung der Erfahrungen in verschiedene Settings) *(Phase III)*. Die Auswertung und Zusammenstellung der gewonnenen Erkenntnisse sowie die Vorbereitungen zu Veröffentlichungen bildeten – neben dem Abschluss der Einzel- und Transferprozesse – den Schwerpunkt in *Phase IV*.

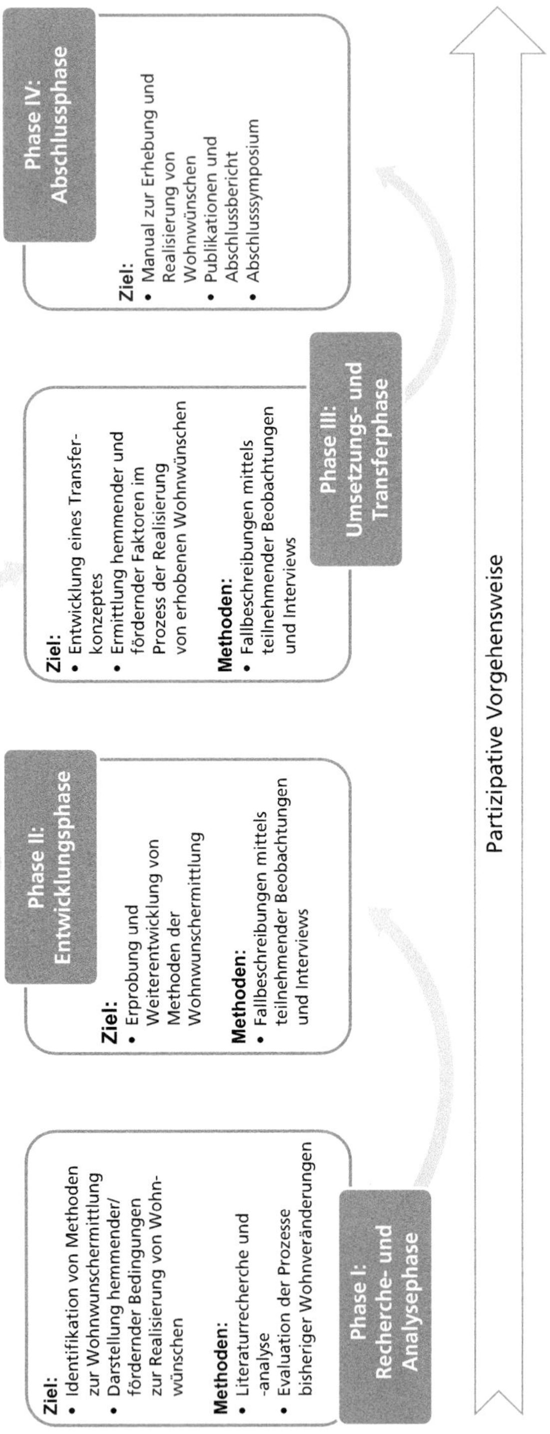

Teil I Projektanlage und Ausgangsanalyse

Phase I: Recherche- und Analysephase

Ziel:
- Identifikation von Methoden zur Wohnwunschermittlung
- Darstellung hemmender/ fördernder Bedingungen zur Realisierung von Wohnwünschen

Methoden:
- Literaturrecherche und -analyse
- Evaluation der Prozesse bisheriger Wohnveränderungen

Phase II: Entwicklungsphase

Ziel:
- Erprobung und Weiterentwicklung von Methoden der Wohnwunschermittlung

Methoden:
- Fallbeschreibungen mittels teilnehmender Beobachtungen und Interviews

Phase III: Umsetzungs- und Transferphase

Ziel:
- Entwicklung eines Transferkonzeptes
- Ermittlung hemmender und fördernder Faktoren im Prozess der Realisierung von erhobenen Wohnwünschen

Methoden:
- Fallbeschreibungen mittels teilnehmender Beobachtungen und Interviews

Phase IV: Abschlussphase

Ziel:
- Manual zur Erhebung und Realisierung von Wohnwünschen
- Publikationen und Abschlussbericht
- Abschlusssymposium

Partizipative Vorgehensweise

Abb. 2.1: Projektanlage (eigene Darstellung)

2.4 Partizipative Ausgestaltung

Das Projekt war als partizipatives Forschungs- und Entwicklungsprojekt angelegt. Während der Entwicklung und Umsetzung des Projektvorhabens lag daher in allen Projektphasen ein besonderer Fokus auf der partizipativen Ausgestaltung. Diese bezog sich zum einen auf *die enge Zusammenarbeit zwischen Praxis und Wissenschaft:* Sie wurde über eine Projektstruktur sichergestellt, die eine differenzierte Reflexion aller Projektschritte in regelmäßigen Projektsitzungen der beiden Projektpartner Bethel.regional und EvH Rheinland-Westfalen-Lippe beinhaltete. Sowohl Planung und Entwicklung der Projektschritte als auch die Auswertung von Erhebungsdaten sowie die daraus abgeleiteten Schlussfolgerungen wurden miteinander beraten und abgestimmt.

Wesentliches Anliegen war darüber hinaus die Zusammenarbeit und *Einbeziehung von Menschen mit Beeinträchtigungen als Expert*innen in eigener Sache*. Ziel war es, die Forschung nicht *über*, sondern gemeinsam *mit* Menschen mit Beeinträchtigungen durchzuführen und den Leitfaden zu Methoden, Ansätzen und Instrumenten gemeinsam zu entwickeln. Durch den partizipativen Forschungsansatz wurden diese Personen als Partner*innen im Forschungsprozess beteiligt und ihre individuelle und kollektive Selbstbefähigung und Ermächtigung (Empowerment) unterstützt (von Unger 2014).

Die konsequente und umfassende Beteiligung von Menschen mit Beeinträchtigungen stellte eine besondere Herausforderung dar, da es im Projekt als Zielgruppe um Personen ging, die sich vielfach verbalsprachlich nicht oder nur sehr eingeschränkt äußern können. Um das Ziel einer bestmöglichen Beteiligung zu erreichen, wurden verschiedene Ansätze genutzt:

1. Es wurden zwei Selbstvertretungsgruppen – *People First* in Bielefeld und die *Krefelder Behinderten-Selbsthilfe (Krebse)* in Krefeld – angefragt, das Projekt kritisch zu begleiten. *People First* war zu Beginn des Projektes dabei und hat bei der Übersetzung der Informationen zum Projekt in Leichte Sprache mitgewirkt. Im weiteren Verlauf des Projektes lag der Fokus auf dem Austausch mit den *Krebsen* in Form von Expert*innenworkshops, die alle sechs Wochen, zum Ende des Projektes auch alle vier Wochen, durchgeführt wurden.
2. In der Durchführung wurden zur Sicherung der Beteiligung die Wunsch- und Willensbekundungen der einbezogenen Personen sowie ihre Ausdrucksmöglichkeiten für Zustimmung und Ablehnung von Beginn an erhoben und die Zeichen dafür im Prozess konsequent beachtet.
3. Frau Prof. Dr. Gudrun Dobslaw (FH Bielefeld) hat als externe Wissenschaftlerin die partizipative Gestaltung der Entwicklungs- und Entscheidungsprozesse mit den Selbstvertretungsgruppen und den Projektbeteiligten auf Basis von Videoaufzeichnungen ausgewählter Eingangs- und Abstimmungssequenzen aus den Beratungssitzungen kritisch überprüft. Dies wurde in gemeinsamen Sitzungen mit dem Projektteam reflektiert, so dass die daraus gewonnenen Erkenntnisse in die weitere Ausgestaltung einbezogenen werden konnten.

4. Die partizipative Gestaltung der Entwicklungs- und Entscheidungsprozesse wurde zudem in den Projektsitzungen und in halbjährlichen Sitzungen mit dem Bochumer Zentrum für Disability Studies (BODYS) – einer Forschungseinrichtung der Evangelischen Hochschule Rheinland-Westfalen-Lippe für menschenrechtsorientierte, partizipative und intersektionale Forschung und Lehre, in dem das Projekt angesiedelt war – kritisch reflektiert.
5. Zu einigen Fragestellungen wurden ad-hoc-Fokusgruppen mit beteiligten Klient*innen sowie deren Bezugsmitarbeitenden durchgeführt, um gemeinsam wesentliche Elemente eines Prozesses der Wohnwunschermittlung zu identifizieren und Rückschlüsse für weitere Prozesse zu ziehen.
6. Zur Präsentation und Diskussion der Projektergebnisse wurden schließlich alle beteiligten Personengruppen zu einer inklusiven Fachtagung im November 2019 eingeladen: die Klient*innen, Angehörige, Mitarbeitende und Führungskräfte aus der Eingliederungshilfe, Vertreter*innen von Sozialleistungsträgern, Mitarbeitende aus kommunalen Beratungsstellen sowie Wissenschaftler*innen unterschiedlicher Disziplinen. Die Projektergebnisse wurden über verschiedene Formate vorgestellt: klassische Vorträge, Dialoge mit Bildern der Leichten Sprache, Thementische zur gemeinsamen Bearbeitung verschiedener eingesetzter Methoden und Materialien etc. Wenn auch in Bezug auf die wissenschaftlichen Vorträge nicht davon auszugehen war, dass alle Anwesenden allen Inhalten folgen konnten, so sprach doch die fröhliche und zugewandte Atmosphäre für sich: Alle Projektbeteiligten waren dabei und die Bezugspunkte für alle vorgestellten Inhalte bildeten die Personen, deren Wohnwünsche im Projekt erhoben worden waren.

Eine filmische Dokumentation der Abschlusstagung ist auf der Projekthomepage: www.wahlmöglichkeiten-sichern.de/projektabschluss zu sehen.

Neben der konsequenten Beteiligung von Menschen mit Beeinträchtigungen wurde während der gesamten Projektlaufzeit der *fachliche Austausch und Transfer mit verschiedenen Professionen und Personengruppen* sichergestellt. Projekt-(Zwischen-)Ergebnisse wurden daher in verschiedenen Formaten diskutiert, um einerseits Rückmeldungen einzuholen und andererseits einzelne Ergebnisse und daraus resultierende Schlussfolgerungen einer (Teil-)Öffentlichkeit zur Verfügung zu stellen:

1. In zwei ganztägigen Expert*innenworkshops mit Projektbeteiligten und Expert*innen unterschiedlicher Fachdisziplinen aus Hochschulen und Praxisfeldern wurden die Projektergebnisse vorgestellt und diskutiert. Im *ersten Workshop im Juni 2017* wurden die bis dahin im Projekt recherchierten Instrumente zur Erhebung von Wohnwünschen (vgl. Bössing et al. 2020) in Bezug auf ihre Anwendung mit Menschen mit Komplexer Behinderung geprüft. Folgende Ansätze wurden diskutiert:
a) Persönliche Zukunftsplanung
b) »Teilhabekiste«

c) IHP-3 (LVR)
d) Persönliche Lebensstilplanung
e) Unterstützungskreise
f) Sozialraum- und Netzwerkorientierung
g) Peer Counseling

Zusammenfassend wurde festgehalten, dass die zur Verfügung stehenden Methoden zur Wohnwunscherhebung bislang noch nicht hinreichend auf die Situation von Menschen mit Komplexer Behinderung hin angepasst waren. Für die Gestaltung der Prozesse wurde dem Projektteam daher empfohlen, die Ansätze – im Sinne einer echten Personenzentrierung – individuell auf die Person hin auszurichten. Elemente aus der Persönlichen Zukunftsplanung wie auch aus der individuellen Lebensstilplanung wurden dazu als geeignete Grundlagen identifiziert.

Unterstützungskreise, Sozial- und Netzwerkorientierung bzw. -analyse sowie die Einbindung von »Peer-Erfahrung« wurden – ebenfalls jeweils angepasst an die individuelle Situation – als weitere wichtige Aspekte konsentiert. Insbesondere die angemessene und systematische Einbindung von »Peer-Erfahrungen« war bisher noch nicht hinreichend untersucht, so dass diesem Aspekt in der Erprobung und Evaluation besondere Aufmerksamkeit gewidmet werden sollte.

Im *zweiten Workshop im Juni 2018* wurden folgende Projektzwischenergebnisse vorgestellt und diskutiert:
a) die Ergebnisse einer Interviewstudie mit Menschen mit hohem Unterstützungsbedarf sowie Fachkräften, deren Fokus auf den Erfahrungen mit bisherigen Wohnveränderungen lag
b) das methodische Vorgehen sowie die Erkenntnisse aus den ersten Prozessen der Wohnwunscherhebung

Die Diskussion brachte wertvolle Hinweise für die Wohnwunscherhebung mit Menschen mit Komplexer Behinderung, die sich drei Kategorien zuordnen ließen:
a) Hinweise für die praktische Umsetzung des Projekts
b) Hinweise an die Organisation/Bethel.regional
c) Hinweise an die Forschung

Über die Methode der Live-Visualisierung entstand ein anschauliches Protokoll der wesentlichen Erkenntnisse des Workshops.

2. Das ebenfalls von der Stiftung Wohlfahrtspflege geförderte Projekt *»Wohnen selbstbestimmt«* (www.wohnen-selbstbestimmt.de) hatte zum Ziel, Empfehlungen für Politik und Gesellschaft zu formulieren, um für alle Menschen unabhängig vom Grad der Behinderung das in der UN-BRK verbriefte Recht auf die freie Wahl des Wohnorts zu gewährleisten. Ein Austausch zwischen beiden Projekten wurde über die jeweiligen Projektleitungen sichergestellt. Darüber hinaus beteiligten sich Mitarbeitende des Projekts »Wahlmöglichkeiten sichern!« im Mai 2018 an einer Expert*innen-Gruppe aus Politik, Wissenschaft, Praxis, Bau- und Finanzwesen zu den Grundlagen für die Finanzierung von Unterstützungskonzepten in selbstbestimmten Wohnformen.

3. Anlass für den Fachaustausch im Herbst 2018 mit *der Beratungsstelle Unterstützte Kommunikation im Geschäftsbereich Behindertenhilfe der Ev. Stiftung Hephata* waren

deren Erfahrungen a) mit Methoden der Unterstützten Kommunikation b) mit dem Instrument der »Teilhabekiste« c) mit der »Persönlichen Zukunftsplanung«, die dort bereits seit 2014 flächendeckend zur Bedarfsermittlung genutzt wurde. Deutlich wurde, dass viele der Projekterkenntnisse durch die Praxiserfahrungen in Hephata gestützt wurden, z. B.:
   a) Die einzelnen Bedarfsermittlungs-Prozesse waren nach Inhalt und Dauer sehr individuell.
   b) Methoden aus dem Bereich der Unterstützten Kommunikation konnten auch in den Prozessen der Persönlichen Zukunftsplanung gut eingesetzt werden.
   c) Für die Erhebungen erwies sich ein Pool an Methoden, der individuell auf die Person angepasst wird, als sinnvoll.

   Insgesamt wurde von vielen positiven Entwicklungen bei Menschen mit Komplexer Behinderung und einem deutlichen Rückgang herausfordernden Verhaltens berichtet, was im Wesentlichen darauf zurückgeführt wurde, dass jegliche Willens- und Wunschäußerung der planenden Person wertfrei ernstgenommen und wertgeschätzt wurde. Die Person wurde als Gegenüber, als soziale Person mit eigenen Wünschen und Bedürfnissen in den Mittelpunkt gestellt.

4. Mitte Juli 2019 wurde ein Fachaustauch mit zwei ausgewiesenen *Moderator*innen für Zukunftsplanung aus Hamburg* initiiert. Im Schwerpunkt ging es darum, die Erfahrungen mit Unterstützungskreisen aus dem Projekt zu reflektieren. Folgende Fragen wurden auf Grundlage von Praxisbeispielen reflektiert und beraten:
   a) welche Bedingungen das personenzentrierte Arbeiten mit Menschen mit Komplexer Behinderung ermöglichen,
   b) inwiefern es gelingt, über diese Prozesse dem tatsächlichen Willen der Person nahezukommen,
   c) wie bei der Umsetzung Wünsche und nicht (potentielle) Barrieren in den Vordergrund gerückt werden können und
   d) wie die Umsetzung der Ideen aus dem Unterstützungskreis sichergestellt werden kann.

   Eine Grundsatzfrage war dabei auch, inwieweit von der »reinen Lehre« der Methode abgewichen werden kann, um individuelle, auf die Zielgruppe unseres Projekts zugeschnittene Zugangswege zu entwickeln.

5. Zu einem *Arbeitstreffen für Multiplikator*innen für Unterstützte Kommunikation* waren Projektmitarbeitende im September 2019 eingeladen. An diesem Netzwerktreffen nahmen Mitarbeitende aus Angeboten der Eingliederungshilfe aus ganz Norddeutschland teil. Hier wurden zunächst die Ergebnisse der zu Projektbeginn erstellten Literaturrecherche (▶ Kap. 9) dargestellt und diskutiert, im Anschluss daran folgten erste Eindrücke und Zwischenergebnisse aus den Wohnwunscherhebungs-Prozessen. Der Fokus des Fachaustauschs lag auf den Methoden der Unterstützten Kommunikation und deren Einsatzmöglichkeiten für die Wunschermittlung bei Menschen mit Komplexen Behinderungen.

6. In der letzten Projektphase wurde ein intensiver Dialog mit Vertreter*innen der in NRW *zuständigen Sozialleistungsträger*, dem Landschaftsverband Westfalen-Lippe (LWL) und dem Landesverband Rheinland (LVR) gesucht. Ziel der Gespräche war es, die Personengruppe der Menschen mit Komplexer Behinderung und deren besondere Bedarfe stärker in das Blickfeld zu rücken. Insbesondere vor dem

Hintergrund der Umsetzung des Bundesteilhabegesetzes (BTHG) wurde die Frage diskutiert, ob und wie die Wohn- und Lebenswünsche von Menschen, die nicht sprachlich kommunizieren, über die von den Sozialleistungsträgern eingesetzten Bedarfsermittlungsinstrumente erfasst werden können.

Beide Sozialleistungsträger zeigten sich sehr interessiert an den Projektergebnissen. So nahmen mehrere Mitarbeiter*innen des Inklusionsamts Soziale Teilhabe des LWL an unserer Abschlusstagung teil und der LVR lud die Projektleitungen zu einem Fachtag »Paradigmenwechsel« ein.

2.5   Anlage der wissenschaftlichen Begleitung

Das Projekt wurde von der Evangelischen Hochschule Rheinland-Westfalen-Lippe wissenschaftlich begleitet. Wie bereits aufgezeigt, fand die Bearbeitung in enger Zusammenarbeit mit den Projektmitarbeitenden von Bethel.regional sowie im fortlaufenden Austausch zunächst mit zwei Selbstvertretungsgruppen, im weiteren Projektverlauf mit einer Gruppe statt. Zur Beantwortung der aufgezeigten Fragestellungen (▶ Kap. 2.2) erfolgte auch die wissenschaftliche Begleitung analog zu den bereits aufgezeigten Arbeitsphasen. Die einzelnen Schritte sollen hier nur überblicksartig vorgestellt werden, da eine genauere Beschreibung des methodischen Vorgehens in den jeweils dazugehörigen Kapiteln erfolgt.

Der erste Bearbeitungsschritt, die *Ausgangsanalyse*, beinhaltete zunächst eine Auseinandersetzung mit dem aktuellen Forschungsstand zum Thema Wohnen von Menschen mit Komplexer Behinderung (▶ Kap. 9) sowie die Durchführung eines systematischen Literaturreviews, um die Methoden und Verfahren zur Ermittlung von Wohnwünschen mit Menschen mit Komplexer Behinderung im internationalen Sprachraum zu recherchieren und zu analysieren (Bössing et al. 2020). Die Erkenntnisse aus dem Review wurden sowohl mit der Selbstvertretungsgruppe als auch im Expert*innenworkshop beraten und daraus Vorgehensweisen für die nächste Phase entwickelt und konsentiert. Zudem wurde eine Befragung von Menschen mit Beeinträchtigung und hohem Unterstützungsbedarf, die eine Wohnveränderungen erlebt haben, sowie von beteiligten Mitarbeitenden sowie Expert*innen durchgeführt, um hemmende und fördernde Faktoren zu identifizieren, die bei Wohnwunscherhebungen und Veränderungsprozessen von Bedeutung sind (▶ Kap. 3).

Im zweiten und dritten Schritt, der *Entwicklungs- sowie der Umsetzungs- und Transferphase*, wurde der Prozess der Wohnwunschermittlung in Anlehnung an den Forschungsansatz der Grounded Theory im Sinne der Weiterentwicklung von Strauss und Corbin (1996; vgl. Strübing 2014) wissenschaftlich begleitet. Um die Wohn- und Lebenssituation aus der Perspektive der Menschen mit Komplexer Behinderung besser nachvollziehen zu können, wurde ein ethnographischer Ansatz gewählt. Hierbei wurde vor Beginn eines jeden Prozesses die planende Person in ihrer Wohnsituation begleitet und ethnographische Beobachtungen an mindestens zwei Tagen für mehrere Stunden durchgeführt und ggf. durch weitere Beobachtungen ergänzt. Im weiteren Verlauf wurde zunächst anhand eines Pilotprozesses die Anwendung von verschiedenen Methoden der Wohnwunschermittlung beobachtet und ausgewertet. Anschließend wurden nicht mehr alle, sondern – in Absprache mit den Projektmitarbeitenden – ausgewählte Sitzungen aus dem Prozess in die Beobachtung einbezogen (zum methodischen Vorgehen ▶ Kap. 13).

Im vierten Schritt der *Auswertungsphase* wurden die vorliegenden und bis dahin getrennt ausgewerteten Datenmaterialien aus den einzelnen Prozessen noch einmal übergreifend mit Blick auf Zusammenhänge und Beziehungen der vorliegenden Kategorien analysiert und dabei in Rückbezug auf das Kodierparadigma von Glaser und Strauss (1996) Fragen an das Material gestellt, um Erkenntnisse über Zusammenhänge weiter herauszuarbeiten, die in ▶ Kap. 15 im Rahmen der Gesamtauswertung vorgestellt werden. Die im Projekt mit angelegte Frage, wie die Umsetzung des Anspruchs von partizipativen Gestaltungs- und Entwicklungsprozessen im Projekt gelingt, konnte nicht durch die EvH wissenschaftlich bearbeitet werden. Zwar wurde diese Frage regelmäßig in Gesprächen mit den verschiedenen Beteiligungsgruppen reflektiert, jedoch galt es der Frage insbesondere in Bezug auf die Einbeziehung der Menschen mit Behinderung durch eine kritische Außenperspektive genauer nachzugehen. So wurde die Bearbeitung dieser Frage zusätzlich extern an Frau Prof. Dr. Dobslaw vergeben, die anhand von ausgewählten Sitzungen das Projekt daraufhin gemeinsam mit den Projektmitarbeitenden formativ evaluierte (▶ Kap. 14).

2.6 Ethische Überlegungen

Grundlage der ethischen Überlegungen in Bezug auf das Projektvorhaben und dessen Umsetzung war der Belmont-Report, der als Ethik-Kodex 1978 von der National Commision for the Protection of Human Subjects of Biomedical an Behavioral Research angenommen wurde und auch in der deutschen Pflege- und Gesundheitsforschung vielfach die Grundlage der forschungsethischen Ausrichtung bildet (Schnell & Heinritz 2006). Als Grundprinzipien des Kodexes gelten:

- das Recht auf Unversehrtheit (Prinzip des Nutzens),
- das Recht auf Selbstbestimmung und informierte Zustimmung (Achtung vor der Würde des Menschen) und
- das Recht auf Vertraulichkeit sowie der Gewährleistung der Datensicherheit (Prinzip der Gerechtigkeit).

> Diese Grundprinzipien finden sich auch in der UN-Behindertenrechtskonvention, die den Schutz und die gleichberechtigte Teilhabe von Menschen mit Behinderung sichern soll, und werden in den Art. 2, 9, 17, 19 und 21 ausgeführt. Ebenso finden sich die Prinzipien in dem Ethikkodex der unterschiedlichen Disziplinen wieder.

In einem zweistufigen Verfahren wurde zunächst ein ethisches Clearing für die Durchführung der Analysephase von der Gesellschaft für Pflegewissenschaft e. V. (DGP) eingeholt und in einem zweiten Schritt für die Durchführung der Fallstudien. Das ethische Clearing wurde für beide Phasen von der DGP positiv beschieden.

2.6.1   Recht auf Unversehrtheit und Prinzip des Nutzens

Besondere Aufmerksamkeit in der Forschung und der ethischen Reflexion von Forschungsvorhaben gelten den sogenannten »vulnerablen Personengruppen«. Diese werden dadurch definiert, dass sie »aufgrund ihrer besonderen Lebenssituation durch die Teilnahme an einem Forschungsvorhaben in besonderen Maße belastet oder gefährdet werden könnten« (Schnell & Heinritz 2006, S. 43). Menschen mit Komplexer Behinderung sind in diesem Sinn als vulnerable Gruppe zu betrachten, da sie in vielen Bereichen des Lebens auf Unterstützung angewiesen sind, um ihre Rechte durchzusetzen und nicht immer Situationen und deren Auswirkungen umfassend einschätzen können. Es ist daher in besonderer Weise notwendig, ethisch relevante positive oder negative Folgen ihrer Teilnahme an der Untersuchung im Vorfeld einzuschätzen, im Verlauf achtsam und kritisch zu reflektieren und den möglichen Nutzen vor dem Hintergrund des Rechts auf Unversehrtheit abzuwägen.

In die Erhebung sollten Personen einbezogen werden, bei denen die Ermittlung ihrer Wohnwünsche aus unterschiedlichen Gründen eine besondere Herausforderung darstellte. Damit war zugleich eine Verbesserung angestrebt, da durch die sich anschließende Umsetzung der identifizierten Wünsche das durch den Artikel 19 der UN-Behindertenrechtskonvention zugesicherte Wunsch- und Wahlrecht ermöglicht werden sollte. Dennoch wäre es denkbar gewesen, dass durch die Anfrage und die damit einhergehende Konfrontation mit dem Thema der Wohnveränderung Unsicherheiten, Ängste und andere Belastungen hätten entstehen können. Auch hätten durch Erzählungen Gefühle reaktiviert werden können, die unter Umständen zu einer erneuten Belastung geführt hätten. Zudem hätte die Teilnahme am Projekt mit den damit einhergehenden Beobachtungen und Interventionen eine zeitliche und persönliche Belastung darstellen und zu einer Überforderung führen können. Der Schutz vor den aufgezeigten möglichen Risiken musste daher gegenüber dem Nutzen der Erhebung abgewogen werden.

Aufgrund der aufgezeigten Vulnerabilität der Personengruppe und den damit einhergehenden erhöhten forschungsethischen und -methodischen Anforderungen werden Personen mit Komplexer Behinderung vielfach nicht (hinreichend) in Erhebungen einbezogen. Dies führt jedoch gleichzeitig zu einer Beschränkung ihres Rechts auf Partizipation (vgl. Art. 4 UN-BRK) sowie in Folge zu der fehlenden Möglichkeit, Angebote stärker auf ihre Bedürfnisse auszurichten. Das Ziel des Projektes bestand darin, zunächst bereits vorliegende Erfahrungen in die Entwicklung von konsentierten Verfahren und Methoden zur Erhebung und Realisierung von Wohnwünschen für Menschen mit Komplexer Behinderung einzubeziehen. Hiervon konnten die Studienteilnehmer*innen zum einen indirekt profitieren, indem sie Wertschätzung ihrer Sichtweise und Erfahrung erlebten, und zum anderen ggf. auch direkt, wenn eine Wohnveränderung auf Basis der Erkenntnisse zukünftig gut begleitet wird. Für den spezifischen Kontext gab es keine Hinweise aus Studien zu speziellen Risiken, die mit der Teilnahme am Projekt verbunden waren, so dass diese für das Projekt nur indirekt ableitbar waren. Hierzu wurden zu Beginn des Projektes potentielle Risiken herausgearbeitet sowie präventive Maßnahmen vorüberlegt und vereinbart. Hierzu gehörten

1. die sensible Wahrnehmung und Reflexion von Ängsten und Belastungen (Anzeichen dafür wurden in jedem Prozess zu Beginn erfragt), im Zweifelsfall wurde der Prozess unterbrochen (z. B. bei Anzeichen von Müdigkeit), bei kritischen Situationen hätte es die Möglichkeit gegeben, auf Angebote des Krisenteams oder von Psycholog*innen zurückzugreifen. Des Weiteren wurde
2. das Projekt von in der Begleitung mit Menschen mit Komplexer Behinderung erfahrenen Mitarbeitenden durchgeführt und
3. das Recht auf Selbstbestimmung und Freiwilligkeit beachtet und im Forschungsprozess fortlaufend reflektiert (▶ Kap. 2.6.2).

In der Studie wurden die von den Organisationen eingesetzten oder befragten Fachkräfte, die Prozesse von Wohnveränderungen begleiteten, als Expert*innen eingeschätzt. Als Expert*innen gehören sie nicht der Gruppe der vulnerablen Personen an, da sie »in der Regel nicht dadurch verletzbar [sind], dass sie aufgefordert werden, über ihre Arbeit zu informieren« (Schnell & Heinritz 2006, S. 27). Somit wurden keine Probleme bei den Interviews mit den Mitarbeitenden der Organisationen erwartet, was sich auch bestätigt hat.

2.6.2 Recht auf Selbstbestimmung und informierte Zustimmung/Achtung vor der Würde des Menschen

Zum angemessenen Schutz ist das Prinzip der Freiwilligkeit auf Basis einer angemessenen Aufklärung im Sinne der informierten Zustimmung zentral. Die freiwillige Teilnahme stellt einen forschungsethischen Grundsatz dar, der aus dem Prinzip der Selbstbestimmung (Autonomie) potentieller Untersuchungsteilnehmer*innen erfolgt (von Unger 2014, S. 25). Aufgrund der Beschaffenheit von qualitativer Forschung handelt es sich hierbei nicht um eine einmalige Zustimmung zur Teilnahme. So ist es »[…] aufgrund der größeren Flexibilität und der eingeschränkten Planbarkeit explorativer Prozesse einer qualitativen Studie oft nicht möglich, zu Beginn genau zu bestimmen, wie der Forschungsprozess verlaufen wird und zu welchen Resultaten er führen wird« (von Unger 2014, S. 26). Aus diesem Grund ist es innerhalb qualitativer Forschung unabdingbar, die Freiwilligkeit ständig im Forschungsprozess zu überprüfen. Hieraus entsteht »ein dialogisches und prozesshaftes Verständnis« der informierten Zustimmung (von Unger 2014, S. 26). Das bedeutet, dass innerhalb des Prozesses der Datenerhebung und -auswertung die beteiligten Personen überprüfen, ob die Freiwilligkeit im Sinne der informierten Zustimmung auch weiterhin gegeben ist.

Gerade für den Personenkreis der Menschen mit Komplexen Behinderungen besteht – wie auch bei anderen vulnerablen Gruppen – die Gefahr eines »pseudo consent«, einer nur scheinbaren Einwilligung (Narimani 2014, S. 52). Dies kann z. B. dadurch gegeben sein, dass die möglichen Folgen einer Beteiligung an einer Erhebung nicht umfassend bedacht werden können oder eine Einwilligung aus anderen Motiven erfolgt, wie z. B. aus dem Wunsch, einer Person einen Gefallen zu tun, einem Gefühl von Verpflichtung, der Sorge vor negativen Folgen oder aus dem Eindruck, eigentlich keine andere Wahl zu haben. Die dadurch bestehende Gefahr von Grenzüberschreitung und Manipulation auf beiden Seiten muss bedacht und die Zustimmung kritisch hinterfragt und individuell abgewogen werden (Narimani 2014, S. 52).

Da die Interviewsituation kein neutrales, gleichbleibendes Setting darstellt und die (Re-)Konstruktion dialogisch erfolgt, muss »der Blick auf die gemeinsame Akteurschaft im Interview« gelenkt werden (Mey 2000, S. 146). Es ist bedeutsam, kritisch zu prüfen, ob durch die Art der Fragestellung Aussagen im Interview in eine von den Interviewer*innen bestimmte Richtung gelenkt werden und damit eine echte Partizipation und Wertschätzung der Erfahrung der Person verhindert wird. Für die Durchführung der Interviews und Erhebungen wurden folgende Aspekte als bedeutsam festgelegt:

- Grundlegend für die Projektdurchführung und -evaluation ist die Achtung und Wertschätzung der beteiligten Personen und ihrer Erfahrungen und Sichtweisen. Aufklärung, Einverständnis und Durchführung erfolgt bei den Menschen mit Behinderung in einfacher Sprache.
- Die Studienteilnehmer*innen sowie Angehörige und rechtliche Betreuer*innen wurden im Vorfeld – individuell angepasst – über den Umfang, die Durchführung und die Ziele der Studie, den Umgang mit ihren Daten sowie über mögliche Folgen schriftlich und mündlich, individuell angemessen und umfassend informiert. Das Einwilligungs- und Informationsschreiben wurden durch ein zertifiziertes Institut in Leichte Sprache übersetzt. Bei der mündlichen Information wurde den Kommunikationswegen der Studienteilnehmenden entsprochen (z. B. unter Einsatz von Veranschaulichungsmöglichkeiten). Anschließend stand ausreichend Zeit für die Entscheidung, an der Studie teilzunehmen, zur Verfügung.
- Die Studienteilnehmenden wurden im Vorfeld ausdrücklich darauf hingewiesen, dass sie ihr Einverständnis zur Teilnahme an der Studie zu jedem Zeitpunkt widerrufen können. Die involvierten Forscher*innen waren sich der besonderen Herausforderungen bewusst, reflektierten die Freiwilligkeit der Teilnahme konsequent mit und achteten und reagierten auf mögliche Belastungen der Teilnehmenden. Zudem wurde im weiteren Forschungsprozess geprüft, ob eine erneute Zustimmung, z. B. im Hinblick auf die Verwendung von bestimmten Ergebnissen, erforderlich war.
- Grundlegend für die Interview- und Projektdurchführung war die Achtung und Wertschätzung der Interview- und Projektteilnehmer*innen und ihrer Erfahrungen und Sichtweisen.
- Bei den Interviews erhielten die Studienteilnehmenden, die die Teilnahme nicht als professionelle Akteure realisierten, als Anerkennung für den zeitlichen Aufwand eine Aufwandsentschädigung im Wert von 30 € in Form eines Gutscheins für eine Aktion ihrer Wahl (Kino, Einkauf, Café-Besuch).

- Das Gesamtprojekt war an der EvH Bochum im Institut BODYS (Bochumer Zentrum für Disability Studies) angesiedelt. Hier arbeiten Forschende mit und ohne Behinderung und unterschiedlichen disziplinären Hintergründen in verschiedenen Projekten zusammen. Fragestellungen und Aspekte aus den Projekten werden im Rahmen eines regelmäßig (im Semester wöchentlich) stattfindenden Disability Forums diskutiert. Dieses Forum wurde auch für das vorliegende Projekt genutzt, um ethisch kritische Fragen zu beraten und Materialauszüge gemeinsam auszuwerten. Hierdurch wurde eine kritische Perspektive von außen ermöglicht. Fragen der gleichberechtigten Teilhabe von Befragten konnten auch mit der für die explorative Evaluation beauftragten Professorin Gudrun Dobslaw reflektiert werden.

2.6.3 Recht auf Vertraulichkeit

Eine weitere zentrale Maßnahme, um die Risiken für die Studienteilnehmer*innen zu reduzieren sowie potentiellen Schaden zu vermeiden, ist die Wahrung der Vertraulichkeit. Dies erfordert sowohl eine Orientierung an ethischen Richtlinien als auch an Datenschutzbestimmungen (Narimani 2014, S. 46). Von Unger (2014, S. 24) verweist darauf, dass sich mögliche Schädigungen zwar nicht ausschließlich, aber »in erster Linie auf die erhobenen Informationen [beziehen], die Schaden anrichten können, wenn sie missbraucht, öffentlich bekannt oder in die Hände Dritter gelangen würden. Das heißt, ein möglicher Schaden kann den Teilnehmenden durch den Verlust ihrer Privatsphäre entstehen«.

In der qualitativen Sozialforschung ergeben sich aufgrund der Beschaffenheit der Daten besondere Herausforderungen für die Anonymisierung, da »Kontextualität und Kontextualisierungen eine große Rolle« spielen (von Unger 2014, S. 25). Bei der Durchführung von Fallstudien reicht das Löschen oder das Ersetzen von Personen- und Ortsnamen durch Pseudonyme vielfach nicht aus, um Rückschlüsse auf Orte, Einrichtungen und Personen zu verhindern. Es muss sogar die Frage gestellt werden, »ob der Grundsatz der Anonymisierung in der qualitativen Forschung tatsächlich umsetzbar ist«, was insbesondere für partizipative Forschung gilt (von Unger 2014, S. 25). Bei der Darstellung der Fälle in Form einer dichten Beschreibung wurde daher immer wieder geprüft, ob durch spezifische Informationen eine Zuordnung zu Personen möglich wäre, was das für die Personen im Zweifelsfall bedeuten würde und ob aus dem Grund auf die Darstellung bestimmter Inhalte verzichtet werden sollte oder eine erneute Einwilligung notwendig war. Eine besondere Situation wäre entstanden, wenn die Studienteilnehmenden von schädigenden Erfahrungen berichtet hätten, die sie in der Begleitung erlebt hatten.

Bei der Durchführung der Studie wurde in Bezug auf die genannten Punkte Folgendes berücksichtigt:

- Die Forscher*innen hatten keinen direkten Zugang zu Adressen von möglichen Studienteilnehmer*innen, die Rekrutierung erfolgte über die beteiligten Organisationen. Ein Kontakt erfolgte erst nach informierter Zustimmung zur Kontaktaufnahme durch die Teilnehmer*innen selbst.

- Alle in der Studie erfassten Daten wurden pseudonymisiert, d. h. in verschlüsselter Form gespeichert. Die im Interview erfassten personenbezogenen Daten wurden während der Transkription pseudonymisiert, so dass kein Rückschluss auf Personen, Orte oder Einrichtungen möglich ist.
- Tonbänder und schriftliche Materialien wurden und werden sicher aufbewahrt. Diese Daten werden vertraulich behandelt, sie sind nur Fachleuten zur wissenschaftlichen Auswertung zugänglich. Nach fünf Jahren werden die Audiodateien vernichtet. Personenbezogene Daten wurden nach Projektende gelöscht. Die Interviewtranskriptionen oder Beobachtungsprotokolle mit den nach Abschluss der Studie anonymisierten Daten können bei Vorliegen der entsprechenden Einwilligung bei vergleichbaren Forschungsfragen (bspw. Lebensqualität und Wohnen) erneut für wissenschaftliche Zwecke verwendet werden und können Anknüpfungspunkte für weiterführende Sekundäranalysen bieten. Die Interviewtranskriptionen werden 15 Jahre nach Projektende gelöscht. Datenschutzrechtliche Bestimmungen werden eingehalten.
- Wenn die Forschenden im Prozess Kenntnisse über schädigende Erfahrungen im Interview erhalten hätten, wären diese im Nachgespräch angesprochen und die Person hinsichtlich möglicher weiterer Schritte beraten worden. Wenn die Projektmitarbeitenden durch die Beobachtungen Kenntnis über problematische oder schädigende Verhaltensweisen erhalten hätten, so hätten sie – sofern sie Zeuge einer unmittelbaren Gefährdung oder Verletzung geworden wären – die beobachtende Rolle aufgegeben und der Situation angemessene Maßnahmen ergriffen. Bei Unsicherheiten hinsichtlich der Einschätzung einer Situation wurden diese zunächst im Projektteam beraten und Absprachen zum weiteren Vorgehen getroffen.
- Bei Darstellungen in Veröffentlichungen wurden Namen und Orte pseudonymisiert und immer wieder kritisch geprüft, inwieweit Rückschlüsse auf einzelne Personen möglich wären und was dies für die Person und damit für das weitere Verfahren bedeuten würde. Die Fallbeschreibungen wurden von den Projektmitarbeitenden (aus Wissenschaft und Praxis) zudem dahingehend geprüft, inwieweit sie ggf. unangenehme, möglicherweise schädigende oder nicht zur Veröffentlichung bestimmte Aspekte enthalten. Die in dieser Publikation aufgenommenen Falldarstellungen wurden mit den rechtlichen Betreuer*innen und Angehörigen im Vorfeld abgestimmt und die Einverständnisse zur Publikation eingeholt. Fallbeschreibungen und Veröffentlichungen wurden nach diesem Prozess exemplarisch im Rahmen von BODYS vorgestellt und unter ethischen Gesichtspunkten der Gewährleistung von Anonymität und Schutz kritisch reflektiert. Bei der Darstellung der Ergebnisse der übergreifendenden Analyse (▶ Kap. 15) wurde bei Bobachtungs- und Interviewauszügen auf die Angabe der Stellen und die Zuordnung zu anonymisierten Personen (z. B. Frau A.) verzichtet, damit die Gefahr reduziert wird, dass es durch verschiedene Auszüge aus Beobachtungsprotokollen, die sich auf eine Person beziehen, oder durch Zitate aus einem Interview zu Rückschlüssen auf eine Person kommt.

Literatur

Bössing C, Schrooten K, Tiesmeyer K, Heitmann D (2020) Wohnwünsche ermitteln bei Menschen mit Komplexer Behinderung, Teilhabe, 1, S. 16–22

Narimani P (2014) Zustimmung als Prozess: Informiertes Einverständnis in der Praxisforschung mit von Ausweisung bedrohten Drogenabhängigen. In: von Unger H, Narimani P, M'Bayo R (Hrsg.) Forschungsethik in der qualitativen Forschung. Reflexivität, Perspektiven, Positionen. Wiesbaden: Springer VS, S. 41–58

Schnell M, Heinritz C (2006) Forschungsethik. Ein Grundlagen- und Arbeitsbuch für die Gesundheits- und Pflegewissenschaft. Bern: Hans Huber

Von Unger H (2014) Forschungsethik in der qualitativen Forschung: Grundsätze, Debatten und offene Fragen. In: von Unger H, Narimani P, M'Bayo R (Hrsg.) Forschungsethik in der qualitativen Forschung. Reflexivität, Perspektiven, Positionen. Wiesbaden: Springer VS, S. 15–40

3 Ermittlung und Umsetzung von Wohnwünschen von Menschen mit Behinderung und hohem Unterstützungsbedarf – Einblicke in die Praxis

Eva Weishaupt, Carina Bössing und Karin Tiesmeyer

Um sich einen Überblick über die aktuelle Ausgangslage in der Praxis hinsichtlich der Wahlmöglichkeiten in Bezug auf Wohnwünsche und deren Umsetzung zu verschaffen, wurden zu Beginn des Projekts »Wahlmöglichkeiten sichern!« sowohl Menschen mit einer Behinderung befragt, die eine Wohnveränderung erlebt haben, als auch professionelle Akteur*innen und Expert*innen, die in diesem Feld über (Forschungs-)Erfahrung in der Begleitung und Unterstützung verfügen. Hierbei wurden als gelungen beschriebene Wohnveränderungsprozesse in den Blick genommen, um zu prüfen, welche Vorgehensweisen und Faktoren sich als unterstützend oder hemmend identifizieren lassen, um diese bei der Entwicklung von Methoden zur Ermittlung und Umsetzung von Wohnwünschen zu berücksichtigen.

3.1 Methodisches Vorgehen

Die Befragung erfolgte anhand von leitfadengestützten Interviews. Die Entwicklung des Leitfadens basierte auf den Erkenntnissen aus der Literaturauswertung und bezog sich auf Fragen, inwiefern Wohnwünsche bei Wohnveränderungen geäußert, ermittelt und berücksichtigt werden. Zudem war es von Interesse zu erfahren, wie Menschen mit Behinderung in den Prozess der Wohnveränderung einbezogen sind bzw. sich einbezogen fühlen und welche hemmenden und fördernden Faktoren die Umsetzung von Wohnwünschen beeinflussen.

Die Auswahl der Interviewpartner*innen bezog sich auf Menschen mit Behinderungen, die in den letzten zwei Jahren eine Wohnveränderung erlebt hatten oder deren Wohnveränderung kurz bevorstand. Voraussetzung für die Teilnahme war, dass die kognitiven Fähigkeiten und verbalsprachlichen Ausdrucksfähigkeiten eine Rückerinnerung und Beschreibung (ggf. mit Unterstützung) zuließen. In Bezug auf die professionellen Akteur*innen und Expert*innen aus Wissenschaft und Praxis sollten praktische Erfahrungen in der Begleitung von Wohnveränderungsprozessen mit Menschen mit Behinderung oder eine Expertise im Bereich Teilhabe und Wohnen in Bezug auf Menschen mit Behinderung vorliegen.

Der Zugang zu den Studienteilnehmenden erfolgte über Kooperationspartner der Evangelischen Hochschule RWL aus dem Bereich der Eingliederungshilfe an verschiedenen Standorten in Nordrhein-Westfalen. Sie wurden von diesen angefragt oder im Falle der Expert*innen direkt von den Projektmitarbeitenden angesprochen.

Ein ethisches Clearing ist vorab erfolgt (▶ Kap. 2). Die Interviews fanden in einer den Interviewteilnehmer*innen vertrauten Umgebung statt, ein Expert*inneninterview erfolgte als Telefoninterview. Die Interviewsituationen mit Menschen mit Behinderung wurde nach den von Keeley (2015) empfohlenen Kriterien gestaltet.

Die Interviews wurden in zwei Erhebungszeiträumen, von Juli 2017–Oktober 2017 sowie von August 2018–September 2018, durchgeführt. In diesem Zeitraum wurden noch einmal Personen nachbefragt, bei denen der Umzug beim ersten Interview kurz bevorstand. Alle Interviews wurden digital aufgezeichnet, wörtlich transkribiert und nach der inhaltlich strukturierenden qualitativen Inhaltsanalyse nach Kuckartz (2014)[8] zunächst getrennt in Bezug auf die befragten Gruppen und anschließend übergreifend durch Überführung in ein gemeinsames Kategoriensystem ausgewertet.

Insgesamt wurden 23 Interviews geführt: 13 mit Menschen mit Behinderung (▶ Tab. 3.1), sechs mit professionellen Akteur*innen (MA 1–6) mit langjährigen Erfahrungen (16–28 Jahre) in der Begleitung von Menschen mit Behinderung, drei mit Leitungspersonen innovativer Wohnangebote (ExpPrax 1–3) und zwei mit Wissenschaftlerinnen, die an Forschungsprojekten zu dem Thema beteiligt waren (ExpWiss 1–2). In zwei Interviews wurden jeweils zwei Personen befragt.

Tab. 3.1: Beschreibung des Samples: Menschen mit Behinderung (eigene Darstellung)

Person	Alter	Geschlecht	Vorherige Wohnsituation	Aktuelle Wohnsituation
IP 1	58	m	Appartement in stationärer Wohneinrichtung	Appartement in stationärer Wohneinrichtung
IP 2	38	m	Stationäre Wohneinrichtung	Appartementhaus
IP 3	43	w	Stationäre Wohneinrichtung	Eigentumswohnung (der Schwester)
IP 4*	34	w	Außenwohngruppe	Appartementhaus
IP 5*	36	m	Stationäre Wohneinrichtung	Stationäre Wohneinrichtung (24er)
IP 6*	57	m	Stationäre Wohneinrichtung	Stationäre Wohneinrichtung (24er)
IP 7*	60	m	Stationäre Wohneinrichtung	Stationäre Wohneinrichtung (24er)
IP 8	72	m	Ambulant unterstütztes Wohnen	Appartementhaus
IP 9	56	m	Stationäre Wohneinrichtung	Stationäre Wohneinrichtung

* Mit diesen Personen wurde ein zweites Interview nach ihrem Umzug geführt.

---

8 Die Transkription erfolgte nach den Transkriptionsregeln nach Kuckartz (2014) und die Auswertung mit Hilfe der Software MAXQDA Version 12 (▶ Anlage 1).

3.2 Ergebnisdarstellung

Die Auswertung zeigte, dass die befragten Gruppen sich in den Aussagen wenig unterschieden, sondern sich vielmehr wechselseitig ergänzten oder bestätigten. Die Erkenntnisse lassen sich anhand der folgenden vier Hauptkategorien darstellen:

- Äußerungen und Ermittlungen von Wohnwünschen,
- Gründe für Wohnveränderungen,
- Realisierung von Wohnveränderungen und
- Reflexion des Wohnveränderungsprozesses.

3.2.1 Äußerungen und Ermittlungen von Wohnwünschen

Äußerungen von Wohnwünschen

Die befragten Menschen mit Behinderung äußern *allgemeine Wohnwünsche*, wie nach Stadtnähe, die Nähe zur Familie und zum Arbeitsplatz, der Wunsch nach Ruhe und einer vertrauten Umgebung sowie nach ausreichend Platz (für Einrichtungsgegenstände). Weitere Wünsche betreffen die Ausstattung – der Wunsch nach einem Balkon – sowie die Größe des persönlichen Wohnraumes. Eine Befragte äußert den Wunsch, alleine zu leben – eine Wohngemeinschaft stelle nur dann eine Alternative dar, wenn es sich um eine vertraute Person handelt, deren (Wohn-)Vorstellungen ähnlich seien. Zwei weitere Befragte haben sich gewünscht, mit mehreren Personen zusammenzuleben. Zudem werden bei der Frage nach Wünschen auch *auf die Beeinträchtigung bezogene Wohnwünsche* geäußert, wie Barrierefreiheit oder eine rollstuhlgerechte Wohnung und dass die Wohnsituation nicht »zu sehr an ein Heim erinnert« (IP 8).

Nicht immer kann die Frage nach Wohnwünschen von den interviewten Personen mit Behinderung beantwortet werden. Drei der befragten Personen geben an, ihre Wohnwünsche zum Zeitpunkt der Befragung nicht thematisiert zu haben (IP 5, IP 6) bzw. es nicht zu wissen (IP 7). Eine der Interviewpersonen benennt fehlende Alternativen, welche die Wahl einschränken und somit die Wunschäußerung erschweren: »[A]lso habe ich mir keine Gedanken gemacht. Weil eigentlich geht das gar nicht ... Eigentlich muss man das nehmen, was angeboten wird« (IP 4).

Ermittlung von Wohnwünschen

Aus Sicht der professionellen Akteur*innen erfolgt die Ermittlung von Wohnwünschen im Rahmen eines Hilfeplan-Gespräches. Daran nehmen die Bewohner*innen selbst, Mitarbeitende aus dem aktuellen Wohnangebot, Eltern oder eine vertraute Person, Teilhabeberater*innen, Bezugsmitarbeitende oder Alltagsbegleiter*innen sowie Mitarbeitende aus der Werkstatt oder der Schule teil. Zusätzlich werden ggf. alte Unterlagen (bspw. aus dem vorherigen Wohnangebot oder der Schule) für die Evaluation von (Wohn-)Wünschen herangezogen, wenn ein Gespräch wegen fehlender verbalsprachlicher Kompetenzen nicht aufgebaut werden kann und nahe

Angehörige nicht zur Verfügung stehen. Als Methode zur Ermittlung der Wohnwünsche werden Gespräche, Interviews, Alltagsbeobachtungen, Piktogramme, Plakate, Fragenkataloge, ein Hilfeplankoffer mit verschiedenen Materialien sowie der Besuch und das Kennenlernen eines anderen Wohnangebotes genannt.

Die Wohnwunschermittlung wird als herausfordernd beschrieben, wenn alternative Wohnerfahrungen fehlen, so dass die Personen »[...] im Grunde gar keine Vorstellungen formulieren. [...] es gibt da viele Leute, die tatsächlich immer sagen: Weiß ich nicht, weiß ich nicht.« (MA 4). Auch wird der Prozess der Wunschäußerung und -entscheidung als voraussetzungsvoll beschrieben:

»[...] die Person muss erstmal in der, sozusagen kognitiv in der Lage sein, auszuwählen. Es muss geübt werden und das Ja-Nein-Konzept ist letztlich kognitiv ein hochanspruchsvolles. [...] und das ganze Thema ›wie stelle ich mir Zukunft vor‹. Dafür brauche ich irgendwie eine Orientierung in der Zeit [...]« (ExpWiss1).

Zudem wird darauf verwiesen, dass Bewohner*innen ihre Fähigkeiten, selbstständig wohnen zu können, überschätzen und der Einfluss von Angehörigen oder Betreuer*innen eine große Rolle spielt.

Die Rolle der Stellvertretung muss immer wieder reflektiert werden. Es muss kritisch hinterfragt werden, inwiefern Wünsche eines Menschen stellvertretend erfasst werden können.

Bei Menschen mit geringen oder fehlenden verbalsprachlichen Fähigkeiten gestaltet sich der Prozess schwierig. Hier wird das Fehlen von standardisierten Erhebungsinstrumenten für die Personengruppe angeführt. Vorhandene Methoden müssen deutlich verbessert bzw. an die jeweiligen Fähigkeiten der Person angepasst werden. Die Methode der Alltagsbeobachtung zur Wohnwunschermittlung nehme viel Zeit in Anspruch, so dass die begrenzten zeitlichen Ressourcen im Praxisalltag als Barriere gesehen werden. Auch finanzielle Fragen können den Prozess im Vorfeld so beeinflussen, dass für Mitarbeitende in Gesprächen solche Fragen wie »›Wie will eigentlich jemand wohnen?‹ erstmal gar nicht so ein Thema sind« (ExpWiss1).

3.2.2 Gründe für eine Wohnveränderung

Wohnveränderungen werden sowohl eigeninitiativ aufgrund eines persönlichen Wunsches als auch fremdinitiativ, d. h. von anderen Personen aufgrund eines veränderten Unterstützungsbedarfs veranlasst.

Persönlicher Wunsch

Persönliche Wünsche beziehen sich z. B. auf den Wunsch nach mehr Selbstständigkeit, wie ein Befragter anführt: »[D]amit ich nicht immer auf Hilfe von meiner Mutter angewiesen bin« (IP 2). Ferner spielt das Alter eine Rolle. Entsprechend äußert eine Interviewperson: »[...] mit 43 wird es mal langsam Zeit« (IP 3). Auch wird eine derzeitige stationäre Wohneinrichtung als »Notlösung« gesehen (IP 3), weil die häusliche Pflege nicht mehr gewährleistet werden konnte. Die Person beschreibt »ein Problem damit [zu haben] in einem Haus zu wohnen, was für Andere, für die Mitarbeiter, der Arbeitsplatz ist« (IP 3).

Auch mitbewohner*innenbezogene Aspekte können den Wunsch nach einem Umzug begründen. Hierzu gehören Konflikte mit den Mitbewohner*innen (IP 5), ein (deutlich) höheres Alter (IP 1) oder ein hoher Assistenzbedarf bzw. fehlender Austausch mit den Mitbewohner*innen (IP 3). In Bezug auf das gemeinschaftliche Wohnen werden außerdem die Notwendigkeit von Absprachen (Gruppengespräche, Planung von Einkäufen etc.) und die damit verbundene Einschränkung in der Tagesgestaltung als Begründung für einen Umzug genannt (IP 1).

Die professionellen Akteur*innen benennen ergänzend dazu die Trennung von Partner*in, den Rückzug in den Heimatort, mit Freund*innen oder Partner*in zusammen leben zu wollen, eine nicht näher bezeichnete Unzufriedenheit oder den Wunsch nach einer anderen Wohnform.

Veränderter Unterstützungsbedarf

In vielen Fällen wird aber von den Menschen mit Behinderung ein veränderter Unterstützungsbedarf als Grund für eine Wohnveränderung angeführt. Eine der befragten Personen mit Behinderung beschreibt eine größere Selbstständigkeit als Grund für einen Umzug in eine ambulante Wohnform (IP 2). Weitaus häufiger wird jedoch ein höherer Unterstützungsbedarf als Ursache für eine (fremdbestimmte) Wohnveränderung benannt. Dies beschreiben sowohl die Personen mit Behinderung als auch professionelle Akteur*innen.

Insgesamt benennen vier der befragten Personen mit Behinderungen einen höheren Unterstützungsbedarf als Grund für ihren Umzug (IP 1, 6, 7, 8). Umzüge wurden in diesen Situationen bei allen vier Personen von anderen Personen (Angehörige, Mitarbeitende aus der Wohneinrichtung oder Ärzt*innen) nahegelegt oder gar entschieden. Auch die professionellen Akteur*innen führen einen veränderten Unterstützungsbedarf als Hauptgrund für eine (fremdinitiative) Wohnveränderung an, wie die folgende Interviewpassage exemplarisch zeigt: »Also dass bei den [...] Personen weniger der Wunsch selbst geäußert wurde, ›Ich möchte jetzt umziehen‹, sondern es war eher durch den Unterstützungsbedarf, dass sich das ergeben hat« (MA 2).

Hier wird davon gesprochen, dass sich ein Umzug »ergeben hat«. Diese passive Beschreibung verweist auf eine fast zwangsläufige und unhinterfragte Veränderung. Es sind insbesondere (Bezugs-)Mitarbeiter*innen oder rechtliche Betreuer*innen, die eine Wohnveränderung in Vertretung für die Bewohner*innen, die sich verbal sprachlich kaum oder nicht äußern können, veranlassen.

Die fehlende Passung des Angebots zum Unterstützungsbedarf bezieht sich auf fehlende Nachtwachen, fehlendes Pflegepersonal oder fehlende barrierefreie Räumlichkeiten. Ein Umzug geschieht damit nicht immer auf freiwilliger Basis: »[...] ich habe wohl immer noch was dagegen aber (...), da sind ein bisschen mehr, die mir helfen können [...]« (IP 7). Die Entscheidung, umzuziehen, wird damit nicht von der Person selbst veranlasst und scheint alternativlos: »[...] nein, nur die [Mitarbeitenden] haben mir gesagt, es geht nicht mehr anders« (IP 7).

3.2.3 Realisierung der Wohnveränderung

Der Prozess der Realisierung einer Wohnveränderung beinhaltet die Phasen Beratung, Wohnungssuche, Entscheidungsfindung und Umzug oder auch Nicht-Umzug.

Beratung

Die Frage, ob eine Beratung zu persönlichen Wohnwünschen und einer Wohnveränderung stattgefunden habe, kann nicht von allen befragten Personen mit Behinderungen beantwortet werden (IP 6, 7). Eine Ursache scheint darin zu liegen, dass eine »Wohnberatung« nicht zwangsläufig in einem klassischen Beratungssetting erfolgt ist. So nahmen z. B. Angehörige oder Mitarbeitende eine beratende Rolle ein, ohne dass dies explizit als Beratung ausgewiesen wurde. Jedoch berichtet ein Teil der Interviewpersonen, Unterstützung bei der Wunschermittlung oder der Wohnveränderung durch die Teilhabeberatung erhalten zu haben (IP 1, 3, 5).

Aus Sicht der Interviewteilnehmenden mit Behinderungen wird die Beratung als komplex und herausfordernd beschrieben. So ist von »bürokratendeutsch« (IP 3) die Rede, das nur schwer verständlich sei. Ebenso fühlt sich die ratsuchende Person im Gespräch nicht immer ausreichend einbezogen, wie eine im Interview anwesende Unterstützungsperson die Beratungssituation reflektiert:

Unterstützungsperson: »Wir haben dann bisschen viel gesprochen und du musstest dann schon ab und zu mal sagen ›Stopp. Vergesst, vergesst mich nicht hier‹. IP 8: »Ja.«

Herausforderungen beziehen sich dabei nicht nur auf den Inhalt, sondern auch auf die Menge der dargebotenen Informationen. Damit einher geht der Wunsch, aktiver in die Beratung einbezogen zu werden:

»Ja, vor allen Dingen, dass [ich] da eben mit-, [...] einbezogen werde und gleichzeitig sagen kann, also Sie, ich würde das aber anders machen. Von meiner Seite aus gesehen.« (IP 1)

Zudem stellt eine Interviewperson mit Behinderung im Nachhinein fest:

»[...] eigentlich kann man (..) das ambulante Leben mit Behinderung gar nicht (.) richtig erklären, (.) weil es in der Praxis nochmal ganz, ganz anders ist [...]« (IP 4).

Bei der Beratung wird die Bedeutung der Beziehung zwischen beratender und ratsuchender Person hervorgehoben, wenn: »[...] die Chemie passt, ist immer alles (.) meistens gut.« (IP 3). Zudem werden das Aufzeigen von verschiedenen Optionen sowie eine »positive Verstärkung« des eigenen Anliegens (IP 1, 9) als hilfreich erachtet. Von einigen Interviewten hat der Wunsch, andere an den eigenen Erfahrungen teilhaben lassen zu wollen, auch die Entscheidung zur Teilnahme am Interview begründet.

Nach Aussagen der professionellen Akteur*innen bieten Beratungsstellen für Wohnen und Freizeit, Teilhabeberatungen oder Mitarbeitende aus den Wohnangeboten Beratung zum Thema »Wohnen« an. Besonders Menschen mit einem geringen bis keinem Netzwerk holen sich nach Aussage eines Interviewteilnehmenden Hilfe in den Beratungsstellen. Inhaltlich werden die Ratsuchenden zu rechtlichen Fragestellungen beraten und über die verschiedenen Wohnangebote informiert. Die beratenden Personen bieten Hilfestellungen bei der Antragstellung bei den verschiedenen Behörden an.

Der Ausbau der Peer-Counseling-Angebote wird auch von den professionellen Akteur*innen als Wunsch beschrieben, jedoch fehlen Aussagen dazu, inwieweit diese in den Prozess der Wohnwunschermittlung einbezogen werden können. Zudem wird eine bessere Vernetzung aller beteiligten Akteur*innen und auch verschiedener Träger angemahnt. Fehlende Informationsmaterialien für Angehörige und rechtliche Betreuer*innen werden als Herausforderung im Beratungsprozess beschrieben.

Realisierung des Wohnwunsches

Die befragten Personen mit Behinderungen berichten von zum Teil hohen Anforderungen, die an sie gestellt werden. So benennen zwei der Befragten ein nicht weiter definiertes Maß an Selbstständigkeit als Voraussetzung für einen Umzug in eine andere (ambulante) Wohnmöglichkeit. Des Weiteren sind behördliche Vorgänge, wie das Einholen eines Wohnberechtigungsscheins, zu beachten und können die Realisierung eines Wohnwunsches beeinflussen.

Hinzu kommt der Einfluss anderer Personen, die sich zu dem Umzugswunsch äußern:

> »Also, natürlich kriegt man von allen Seiten gesagt ›pass auf, nee, es könnte sein.‹ Und, und, und« (IP 3).

Dabei wird von der Erfahrung berichtet, dass der eigene Wohnwunsch nicht immer von anderen Personen beachtet wird, weil z. B. Familienangehörige andere Vorstellungen bezüglich der angestrebten Wohnform haben, was zu Differenzen führt, so dass eine Interviewperson äußert:

> »[…] ich glaube noch nicht einmal, dass man mit den Leuten reden muss, die es betrifft, sondern erst mit den Leuten reden, (.) die Angehörige sind. […] Weil die sich das überhaupt nicht vorstellen können« (IP 4).

Es wird aber auch beschrieben, wie Angehörige und Mitarbeitende die Realisierung des Wunsches mit ihrem Engagement positiv unterstützen und hier sehr hilfreich sind (IP 2). Aus Sicht der professionellen Akteur*innen müssen für die Umsetzung von Wohnwünschen Ressourcen aktiviert und in Anspruch genommen werden. Dabei werden neben den Bewohner*innen selbst weitere Personen, wie Mitbewohner*innen aus dem neuen Wohnangebot, Leitungen und Mitarbeitende aus dem alten und neuen Wohnangebot, rechtliche Betreuer*innen, Teilhabeplaner*innen und ggf. Mitarbeitende aus Beratungsstellen einbezogen. Sie berichten auch davon, dass die rechtlich Betreuenden »halt auch gewisse Vorstellungen« (MA 6) haben und dadurch den Prozess beeinflussen oder der Realisierung eines Wohnwunsches entgegenstehen können. Professionelle Unterstützung wird realisiert, indem

1. die Interessen der Bewohner*innen gegenüber Mitarbeitenden und Trägern vertreten werden,
2. ihre Ressourcen durch Motivation und Stärkung der Selbstständigkeit unterstützt und gefördert werden (bspw. selbstständiges Einkaufen ermöglichen) und
3. die Inneneinrichtung des neuen Wohnangebotes gemeinsam geplant wird.

Als förderlich für die Realisierung eines Wohnwunsches wird von den professionellen Akteur*innen ein Verselbstständigungstraining als Vorbereitung auf das neue Wohnangebot (bspw. ein Fahr- und Einkaufstraining) und die gemeinsame Erkundung des neuen Sozialraumes genannt sowie die Unterstützung zur Wahrung der Rechte bei unterschiedlichen Einschätzungen von Angehörigen und Menschen mit Behinderung.

Wohnungssuche

Zu Beginn der Wohnungssuche stellte sich zunächst die Frage: »Erstmal überhaupt (..) wo fange ich an zu suchen [...]?« (IP 3). Aus Perspektive der Menschen mit Behinderung gestaltete sich die Informationsbeschaffung als herausfordernd, »[...] dass man ja gar nicht so die Informationen bekommt. Wo kann ich mich denn überhaupt umgucken. Also, wer, wer bietet denn eigentlich was« (IP 8). Eine Befragte beschrieb, wie sie durch verschiedene Personen bei der Wohnungssuche unterstützt wurde. Nicht alle Personen sind selbst aktiv an der Wohnungssuche beteiligt gewesen. Bei den meisten der befragten Personen erfolgte eine Beteiligung erst bei der Wohnungsbesichtigung.

In den Äußerungen der Interviewpartner*innen mit Behinderung wird ein Mangel an barrierefreiem Wohnraum deutlich, der den Wünschen und Bedarfen von Menschen mit Behinderung entspricht. Zwar sind barrierefreie Wohnungen vorhanden, jedoch entsprechen diese nicht unbedingt den Vorstellungen der Wohnungssuchenden. Es waren »Wohnungsangebote teilweise weit außerhalb [...]« (IP 2) und Aussagen zeugen auch von Resignation: »Ja, es-. Sagen wir mal so, es gab nichts anderes« (IP 1). Die Begleitperson von IP 8, die als Unterstützung beim Interview anwesend war, benennt vor dem Hintergrund der Schwierigkeiten der Informationsbeschaffung »Vitamin B« (IP 8) als eine wichtige hilfreiche Bedingung bei der Wohnungssuche. Aus Sicht der Menschen mit Behinderung brauche es einen »Lotsen [...], der schon mal guckt und so. In dem Meer der Angebote einmal schaut [...]« (IP 8). Die Begleitperson von IP 8 ergänzt: »Das schwierige ist ja, es geht nicht nur um den Wohnraum, sondern eigentlich um das Unterstützungssetting« (IP 8). Die Wohnungssuche ist damit eng mit der Suche nach einem Unterstützungsangebot verknüpft, das flexibel auf die Bedürfnisse und Bedarfe von Menschen mit Unterstützungsbedarf reagiert.

Nach Aussagen der professionellen Akteur*innen bieten Elterninitiativen, verschiedene Träger und Wohlfahrtsverbände freie Wohnungen auf den jeweiligen Homepages oder in der Presse/Öffentlichkeit an. Das mehrheitliche Vorgehen in der Praxis sei jedoch darauf beschränkt, neue bzw. freie Wohnangebote bei dem eigenen Träger zu suchen (MA 6). Sie unterstützen die Aussagen nach fehlendem, barrierefreiem Wohnraum am allgemeinen Wohnungsmarkt sowie fehlenden stationären Wohnangeboten: »Also, (..) es gab keine Alternative. Es gab nur dieses Haus« (MA 1), so dass kaum eine Wahlmöglichkeit besteht (MA 6).

Entscheidungsfindung

Alle befragten Personen mit Behinderung schildern, dass zunächst eine Besichtigung der neuen Wohnung bzw. Wohnsituation stattgefunden habe. Im positiven Fall trug die Wohnbesichtigung dazu bei, die Entscheidungsfindung zu unterstützen: »Ich habe mir das Haus angeguckt, ja, das habe ich am 12. gemacht. Das gefiel mir richtig« (IP 6). Im Zuge des begrenzten Wohnangebotes ist ein schnelles Handeln von Vorteil, um die Zusage zu einer Wohnung zu erhalten:

»[…] man konnte eigentlich gar nicht so wirklich überlegen (.) in Ruhe überlegen und sich in Ruhe besprechen: Nimmt man die Wohnung jetzt oder nicht? Weil entweder nehme ich sie oder ich nehme sie nicht« (IP 4).

Hinzu kommen organisatorische Anforderungen, wie etwa behördliche Anordnungen, die vor Anmietung einer Wohnung geregelt sein müssen. Die professionellen Akteur*innen empfehlen die Besichtigung verschiedener Wohnformen und auch »ein Probewohnen […], um zu gucken, ob sich jemand wohlfühlt« (MA 3). Besichtigungen und Entscheidungen müssen jedoch teilweise erfolgen, wenn sich die Wohnung z. B. noch im Rohbau befindet, von anderen Personen bewohnt ist oder zukünftige Mitbewohner*innen abwesend sind, so dass es schwer für die Menschen ist, sich ein Bild von der Wohnsituation zu machen. Manche Wohnanbieter organisieren sogenannte Kontaktcafés, in denen der Wohnungssuchende neben verschiedenen Wohnformen auch die Bewohner*innen kennenlernen kann (MA 6). Dadurch, dass ein Probewohnen oder ein Rückzug in das vorherige Wohnsetting oft nicht möglich ist, wird der Umzug auch als »Einbahnstraße« und gerade »[…] für einen Menschen, der sein Leben in einer Einrichtung verbracht hat […]« (MA 2) als Herausforderung beschrieben.

Umzug

Aus Sicht der Interviewpersonen mit Behinderung wird der Umzug überwiegend positiv bewertet (IP 2, 3, 4, 6, 8), auch wenn dieser mit vielen Herausforderungen verbunden ist. Berichtet wird von den allgemeinen Anforderungen, wie das Aussortieren und das Packen von Kisten und von damit einhergehenden Emotionen. Insbesondere wiederholte Umzüge können auch Unbehagen auslösen, wie das Zitat mit Blick auf einen bevorstehenden Umzug zeigt: »[…] das Umziehen, das hasse ich langsam« (IP 7). Als herausfordernde Faktoren werden zudem nicht eingehaltene Absprachen, fehlende Hilfsmittel und die Reduzierung des vorhandenen Haushaltes des Bewohners genannt.

Eine Interviewperson äußert sich frustriert über die mangelnde Unterstützung des Bezugsbetreuers und insbesondere seine Abwesenheit am Umzugstag entgegen der vorherigen Absprache. Eine andere Person äußert:

»Ja, ich wäre gerne beim Umzug dabei gewesen. Ne. Also [unverständlich] die haben verladen, die haben die Sachen transportiert […]. Ich war weder beim Einladen noch beim Ausladen dabei« (IP 1).

Eine weitere Herausforderung stellt die Orientierung nach dem Umzug dar, mit dem Wissen:

»[…] und jetzt zu wissen, jetzt ist man irgendwie alleine auf sich gestellt« (IP 3).

Aus Sicht der professionellen Akteur*innen sind für einen reibungslosen Umzug das Zeitmanagement und eine strukturierte Vorbereitung sehr entscheidend. Dies beinhaltet die rechtzeitige Erfassung des Unterstützungsbedarfes, die Organisation der benötigten Hilfsmittel, die Klärung behördlicher Angelegenheiten sowie der finanziellen Mittel für den Umzug, ggf. die Beschaffung neuen Mobiliars sowie die personelle Zusammenstellung für den Umzug selber. Unterstützung erfolge durch Teilhabeberater*innen, die insbesondere in der Vorbereitung involviert waren, Mitarbeitende der Wohneinrichtung – vor allem Bezugsmitarbeitende – sowie Angehörige oder Umzugsunternehmen.

Die Einbeziehung des Menschen mit Behinderung in den gesamten Umzugsprozess sehen die professionellen Akteur*innen als wichtig an. Dabei wird gemeinsam geschaut, was von den vorhandenen Gegenständen/Möbeln noch gebraucht wird, was entsorgt oder was neu besorgt werden muss. Dies scheint dem Menschen mit Behinderung »[…] ein kleines Stückchen Sicherheit in dem Verlust, den ich gerade erlebe […]« (MA 2) zu geben sowie »Zeit, Gelassenheit und Sicherheit. Sein und Geben« (MA 2).

Zur Eingewöhnung werden die Pflege und Aufrechterhaltung bestehender Sozialkontakte sowie eine gute Beziehung zwischen dem Menschen mit Behinderung und der neuen Alltagsbegleitung als bedeutsam genannt. Regelmäßige Kontakte zu ehemaligen Unterstützungspersonen nach dem Umzug unterstützen die Eingewöhnungsphase und gewährleisten, nach Aussage eines Interviewteilnehmenden, einen »ausschleichenden« Abnabelungsprozess aus dem alten Wohnsetting. Fehlende zeitliche Ressourcen verhindern dies jedoch zum Teil. Die Menschen müssen sich mit dem neuen Wohn- und Sozialraum vertraut machen, diesen erkunden und neue Kontakte aufbauen.

Nicht-Umzug

Die professionellen Akteur*innen beschreiben auch Gründe dafür, dass ein angedachter Umzug nicht stattfindet. Als *selbstbestimmte Gründe* beschrieben die Studienteilnehmenden, dass der/die Bewohner*in aus einem nicht näher genannten Grund eine Wohnveränderung dann doch nicht mehr wünschte oder eine Angst vor Veränderung vorliege.

Zu den fremdbestimmten Gründen wurden familiäre, kulturelle/religiöse und finanzielle Gründe genannt. Als familiären Grund beschreibt eine Interviewperson, »[…] dass Herkunftsfamilien vielfach das blockieren« (MA 4), weil Eltern Versagensängste, ein Gefühl des Abschiebens oder den Wegfall einer Lebensaufgabe fürchten, wenn ihre Tochter oder ihr Sohn auszieht. Manche kulturellen oder religiösen Wertvorstellungen sprechen für ein generationsübergreifendes Wohnen und sehen einen Auszug erst mit der Heirat vor oder führen zu Ablehnung männlicher Unterstützungspersonen oder weiblicher Beraterinnen. Auch die fehlende Finanzierung der Miete sowie notwendiger Unterstützungsleistungen oder andere finanzielle Abhängigkeiten in der Herkunftsfamilie werden angeführt:

> »[…] wo das ganze finanzielle Konzept der Familie auf dem Menschen der Behinderung fußt. […] dann fällt das Kindergeld weg, dann fällt das Pflegegeld vor allen Dingen weg, das ist ja richtig viel Geld.« (MA 4)

3.2.4 Reflexion des Wohnveränderungsprozesses

Bewertung der neuen Wohnsituation

Die neue Wohnsituation wird aus Sicht der Menschen mit Behinderung nach dem Umzug unterschiedlich bewertet. Es zeichnet sich eine Bandbreite von hoher Zufriedenheit über eher mäßige Zufriedenheit bis hin zu großer Unzufriedenheit ab. Die meisten Personen, die umgezogen sind, haben diesen Wunsch auch geäußert und sind in ihrer aktuellen Wohnsituation zufrieden und z. T. auch deutlich zufriedener als zuvor. Dies trifft auch für eine Person zu, deren Wohnveränderung durch andere bestimmt wurde und nicht freiwillig erfolgte. Insgesamt scheint ein Einbezogen-Sein in Entscheidungs- und Umsetzungsprozesse mit einer höheren Zufriedenheit einherzugehen.

Wohnwunschermittlung als Prozess

Die professionellen Akteur*innen weisen darauf hin, dass die Gestaltung eines Wohnveränderungsprozesses sehr individuell und nicht zu verallgemeinern sei. Aus ihrer Sicht besteht ein Handlungsbedarf in der Entwicklung eines Planungsinstrumentes zur Ermittlung der aktuellen Wohnungssituation, um die Kommunikation zu verbessern (MA 3) und den Klienten zu fragen »Fühlst du dich den eigentlich hier noch wohl?« (MA 5).

In dem Bereich der (Wohnungs-)Beratung sehen die professionellen Akteur*innen und Expert*innen einen Bedarf an mehr zeitlichen und personellen Ressourcen, um notwendige Zwischenschritte zur besseren Absicherung der Präfenzen oder zeitnahen Klärung noch offener Fragen zu ermöglichen. Da diese zeitlich oft nicht realisiert werden können, ohne den Prozess deutlich zu verlängern, verbleiben diese Schritte. Zur Ausübung des Wunsch- und Wahlrechts müssen aus Sicht einer Expertin Potentiale entwickelt und dafür Rahmenbedingungen geschaffen werden. Hierzu führt sie aus:

»Das sind eben auch Bedingungen des Wachsens, des Lernens, des sich entwickeln dürfen. […] Und ich darf nicht einfach nur voraussetzen, dass jeder Mensch selbstbestimmungsfähig ist. Ich muss eben auch die Bedingungen schaffen. […] [E]s geht im Kern vor allen Dingen um die Beziehungsgestaltung auf der Basis von Fachlichkeit und dann im Grunde genommen auch um die Frage der Gestaltung von Lebenssetting, die offen macht sozusagen für, für die Möglichkeit von Wahl. Also erstmal im Alltagskontext. Später darüber hinaus« (ExpWiss1).

Diese Interviewpassage verdeutlicht, dass die Möglichkeit bzw. die Fähigkeit der Selbstbestimmung an das Eröffnen von Möglichkeitsräumen geknüpft sind, wobei Beziehungsgestaltung, Fachlichkeit und das Schaffen von Wahlmöglichkeiten im Alltag von besonderer Bedeutung sind.

3.3 Diskussion

Die Interviews mit den Menschen mit Behinderung verdeutlichen zusammenfassend, dass das Äußern und die Umsetzung von Wohnwünschen nicht selbstverständlich sind. Barrieren, die dies einschränken oder verhindern, ergeben sich vor allem aufgrund von Umweltfaktoren. Hierzu gehören

- der Wohnungsmarkt, bei dem nur sehr eingeschränkt barrierefreier Wohnraum zur Verfügung steht,
- die Frage der Sicherung des passenden Unterstützungsarrangements, das nicht überall vorhanden ist und vielfach mit dem Wohnangebot verknüpft ist,
- der eingeschränkte Zugang zu Informationen über Wohnangebote und Beratungsangebote, die nicht immer gut auf die Bedürfnisse der Menschen ausgerichtet sind,
- aber auch Anforderungen in Bezug auf Selbstständigkeit, die beispielsweise beim Umzug in ein ambulantes Wohnangebot erfüllt sein müssen, sowie
- eigene Vorstellung von Angehörigen, rechtlichen Betreuer*innen oder anderen Personen aus dem persönlichen Umfeld, die eigene Vorstellungen haben oder Wünsche in Frage stellen.

Diese Barrieren können die Äußerung von Wohnwünschen, aber auch deren Umsetzung erschweren oder auch verhindern. Selten sind bei den befragten Personen eigene Wohnwünsche der Grund, über Wohnveränderungen nachzudenken, es sind vielmehr veränderte und zwar zumeist erhöhte Unterstützungsbedarfe der Person, die dazu führen. Anhand der Aussagen wird deutlich, dass Wohnveränderungen aufgrund eines veränderten Unterstützungsbedarfs sowohl von Mitarbeitenden und infolge auch Menschen mit Behinderung als alternativlos betrachtet werden, die sich somit nahezu zwangsläufig aus der Situation »ergeben«.

In den Beschreibungen der professionellen Akteur*innen und Expert*innen lassen sich vielfältige Unterstützungsleistungen in Bezug auf Wohnwunschermittlungen und Wohnveränderungen identifizieren. Zugleich wird deutlich, dass auch hier Grenzen gesetzt sind, weil Wohnalternativen z. B. in den Angeboten des eigenen Trägers gesucht oder Kostengesichtspunkte und Rahmenbedingungen das freie Denken und das offene Erfragen von Wohnwünschen einschränken oder verhindern. Die Einbeziehung von Peer-Beratung wird gewünscht, hierzu fehlt es aber an konkreter Umsetzung bzw. an Aussagen, wie eine Einbindung gut erfolgen kann. Zudem gibt es auch personenbezogene Faktoren, die sich als Herausforderung oder Barriere zeigen, wie die Aussage, dass Erfahrungen mit und dadurch Vorstellungen von möglichen alternativen Wohnmöglichkeiten fehlen oder Entscheidungen durch kognitive Beeinträchtigungen, wie fehlende Vorstellungen über die Zukunft, erschwert sind.

Menschen mit Komplexer Behinderung, die sich nicht verbalsprachlich äußern, wurden in diese retrospektive Befragung nicht einbezogen (▶ Kap. 3). Aus den Aussagen der professionellen Akteur*innen und Expert*innen wird aber deutlich, dass in Bezug auf die Wohnwunschermittlung mit diesem Personenkreis noch weitere Herausforderungen bestehen. So wird auf fehlende Erhebungsinstrumente und auch auf die Schwierigkeit hingewiesen, dass vielfach keine Erfahrungen und damit kaum Vorstellungen von alternativen Wohnformen vorliegen, so dass Wünsche nicht geäußert und Wahlmöglichkeiten nicht vermittelt werden können. Mit Blick auf den Aspekt der Lernerfahrung wird aber auch deutlich, dass Selbstbestimmung und Entscheidungsfähigkeit nicht einfach vorausgesetzt werden können, sondern Rahmenbedingungen erfordern, die diese ermöglichen. Damit einher geht nicht nur eine Lernerfahrung für Menschen mit Behinderung, sondern auch für die sie begleitenden Personen. So erleben Menschen eine Selbstwirksamkeit dadurch, dass ihnen Entscheidungen ermöglicht, diese wertgeschätzt und umgesetzt werden. Die sie begleitenden Menschen lernen dadurch, was der Person wichtig ist und welche Vorlieben und Interessen sie hat. Ausreichende personelle und zeitliche Ressourcen, die eine gute Umsetzung des Prozesses ermöglichen, werden dabei angemahnt.

Als hilfreich und unterstützend wird der Prozess aus Sicht der Menschen mit Behinderung erlebt, wenn Sie umfassend einbezogen sind: in Beratungssituationen und auch in der Umsetzung eines Wohnwunsches bis hin zum eigentlichen Umzug. Hier geht es auch um die Bestärkung eigener Vorhaben und die direkte Hilfe bei der Suche von Wohnungen, bei behördlichen Fragen, der Planung und Durchführung eines Umzugs und der Umorientierung.

Die hier dargestellten Ergebnisse bestätigen den aktuellen Forschungsstand (▶ Kap. 9). Zu bedenken ist an dieser Stelle, dass sich die hier vorliegende Ausgangsanalyse explizit auf Wohnveränderungen bezogen hat, die aus Sicht der interviewten Personen aus verschiedenen Wohnangeboten unterschiedlicher Träger als gelungen beschrieben wurden. Daraus lässt sich ableiten, dass sich die Situation für andere Menschen mit Behinderung ähnlich, wenn nicht sogar verschärft darstellt. Somit zeigen sich noch vielfältige Handlungserfordernisse, damit die Umsetzung des Artikel 19 der UN-Behindertenrechtskonvention, der sich auf die Zusicherung des Wunsch- und Wahlrechts in Bezug auf das Wohnen bezieht, tatsächlich Realität wird.

Literatur

Keeley C (2015) Qualitative Forschung mit Menschen mit geistiger Behinderung. Notwendigkeit und methodische Möglichkeiten zur Erhebung subjektiver Sichtweisen unter besonderer Berücksichtigung der Bedürfnisse von Menschen mit geistiger Behinderung, ZHeilpädagog, 66, S. 108–119

Kuckartz U (2014) Qualitative Inhaltsanalyse. Methoden, Praxis, Computerunterstützung. 2., durchgesehene Aufl. Weinheim, Basel: Beltz

Teil II Theoretische Hintergründe

4 Anmerkungen zur Kontextualisierung von Komplexer Behinderung

Tobias Bernasconi und Ursula Böing

In den vielen unterschiedlichen Begriffen, die für die Beschreibung und Benennung von Menschen mit Behinderung genutzt werden, spiegeln sich die Vorstellungen und Deutungen eines gesellschaftlich-kulturellen Gedächtnisses und eines in diesem Kontext geführten Diskurses wider. Die Feststellung einer Behinderung ist insofern immer an die Beobachtungsmöglichkeit einer Gesellschaft und den mit diesen Beobachtungen verbundenen Subjektivierungsprozessen geknüpft (Fritzsche 2018; Weisser 2005, S. 22). Kulturhistorisch betrachtet war und ist Behinderung dabei eingelagert in einen gesellschaftlichen Diskurs um Fähigkeiten und Erwartungen (Buchner et al. 2015; Merl 2019; Weisser 2005) und somit eine »Erfahrung [...], die sich aus Konflikten zwischen Fähigkeiten und Erwartungen ergibt« (Weisser 2005, S. 16). Als »behindert« werden dann Personen bezeichnet, die den Erwartungen der Beobachtenden nicht entsprechen und deren Fähigkeiten aus dieser Beobachtungsperspektive heraus als »Nicht-Können« (Merl 2019) markiert werden.

Auch Bezeichnungen für Personen, die unter der Bedingung veränderter neuronaler und anderer körperlicher Strukturen und – sich möglicherweise kumulierender – unterschiedlicher Funktionsbeeinträchtigungen leben, werden aus dieser Beobachterperspektive heraus getroffen. Behinderung kann hier durch die Hinzuziehung weitere Adjektive zu einer »schweren« bzw. »schwersten« bzw. »mehrfachen« Behinderung oder wahlweise – in einer Kombination dieser Adjektive – zu einer »Schwerstmehrfachbehinderung« werden. In anderen, jüngeren Kontextualisierungen wird – wie in dieser Veröffentlichung – z. B. von »Komplexer Behinderung« (Fornefeld 2008a), von »hohem oder komplexem Unterstützungsbedarf« (Dieckmann et al. 2016) oder von »intensiver Behinderungserfahrung« (Schuppener 2011) gesprochen.

Der Begriff »Menschen mit Komplexer Behinderung« wurde von Fornefeld (2008b) mit der Intention in den Diskurs eingeführt, die Exklusionstendenzen und die »systembedingten Kontextfaktoren« (Fornefeld 2008b, S. 51) hervorzuheben, unter denen der so bezeichnete Personenkreis lebe. »Komplex« sei dabei nicht als Adjektiv zur Beschreibung von »Behinderung« zu verstehen, sondern diene als »Attribut der Lebensbedingungen von Menschen mit Behinderung« (Fornefeld 2008b, S. 51).

Schuppener (2011) setzt unter Rückgriff auf das soziale Modell von Behinderung den Begriff der »intensiven Behinderungserfahrungen« (Schuppener 2011, S. 300) und beschreibt dies als »hohe[s] Risiko des Erlebens von Stigmatisierung und Exklusion« (Schuppener 2011, S. 300), denen der so bezeichnete Personenkreis ausgesetzt sei. Intensive Behinderungserfahrungen implizierten ein ständiges Risiko des »Nicht-verstanden-werdens« (Schuppener 2011, S. 301) und seien als »Lebensbewältigungskompetenz« (Schuppener 2011, S. 301) anzusehen.

Mit dem Begriff des hohen oder komplexen Unterstützungsbedarfes (Dieckmann et al. 2016; Weber 2016) wird der beobachtende Blick auf die Unterstützungsbedürftigkeit von Personen aufgrund unterschiedlicher Beeinträchtigungen im Kontext ihrer Lebenslage gerichtet. Unterstützung umfasse dabei »nicht nur die direkte Begleitung und Beratung einer Person im Alltag, sondern auch die Organisation der gesamten Lebensführung zusammen mit dem sozialen Netzwerk der Person« (Dieckmann et al. 2016, S. 62). Mit diesem Begriff soll insofern betont werden, dass der so bezeichnete Personenkreis nur mit ganzheitlicher Perspektive in der Verwobenheit individueller Bedürfnisse und Bedarfe und der damit einhergehenden prekären Lebenslage betrachtet werden kann. In dieser Perspektive zeigt sich auch, dass Teilhabe kein abstrakt-allgemeiner Zustand ist, sondern gleichsam als Kontinuum gesehen werden kann, dessen Pole Abhängigkeit auf der einen und weitgehende Möglichkeiten zur Selbstbestimmung auf der anderen Seite darstellen. Dabei gilt: Je abhängiger eine Person ist, desto wichtiger ist der Kontext bzw. sind positive unterstützende Kontextbedingungen zur Ermöglichung von Teilhabe. Gleichsam verweist dies auf die Verantwortung der unterstützenden Fachkräfte, von denen Sensibilität und Reflexivität einzufordern sind (Bernasconi 2022).

Neben den genannten Begriffen und den damit verbundenen Konnotationen existieren in Theorie und Praxis durchaus noch weitere Setzungen. Im Folgenden soll es jedoch weniger darum gehen, den Personenkreis definitorisch ein- oder abzugrenzen, indem vorhandene Begrifflichkeiten auf ihren terminologischen Gehalt hin überprüft oder gegeneinander abgewogen werden. Vielmehr ist intendiert, die diskursive Funktion dieser Begriffssetzungen in den Blick zu nehmen, um sich den zugrundeliegenden »Wahrnehmungs- und Wissenspraxen im Feld der Behinderung« (Weisser 2005, S. 8) anzunähern. Bezogen auf den Prozess der Benennung erscheinen die in verschiedenen Kontexten hervorgebrachten und genutzten Begriffe an sich weder »richtig« noch »falsch«, vielmehr entfalten sie ihre spezielle Konnotation erst im Zusammenhang mit den ihnen zugrundeliegenden Praktiken, sodass entscheidender der kritisch-analytische Blick auf eben diese Kontexte weiterhilft (Behrisch 2016, S. 3).

Die existierenden Begriffe sind folglich weniger als *Be*schreibung einer bestimmten Person oder eines Personenkreises zu sehen, sondern sie offenbaren vor allem *Zu*schreibungen aus der Beobachterperspektive. In *Zu*schreibungsprozessen können bestimmte Merkmale einer Person vom Beobachtenden als irritierend, fremd, möglicherweise bedrohlich oder ängstigend wahrgenommen werden (Weisser 2005, S. 37 ff.). Dies sind in der Regel keine abstrakten Merkmale, wie z. B. »Intelligenz« oder »Autonomie« bzw. die unterstellte Abwesenheit selbiger, sondern sehr konkrete, auf eine einzelne Person bezogene, beobachtbare »körperlich manifeste Abweichungen« (Weisser 2005, S. 36 f.), die sich im performativen, handlungspraktischen Vollzug, z. B. durch Bewegungen und Positionierungen im Raum, kommunikative Abläufe oder lautliche Äußerungen, darstellen und die die Erwartungen der Beobachtenden irritieren und »Abwehrstrategien« (Weisser 2005, S. 37 ff.) erzeugen. Beobachtenden Personen erscheint im handlungspraktischen Vollzug *etwas* konkret Beobachtbares als z. B. »schwerstbehindert« und wird in der Folge *jemandem* zugeschrieben. Performativ beobachtbare Unterschiede zwischen den Erwartungen der Beobachtenden werden so zu verallgemeinerten Merkmalen einer Person und in der Folge durch die Bündelung von Beobachtungen und Erfahrungen zur Definition eines Personenkreises. In sozialen Interaktionsprozessen werden diese Merkmale in der Folge unter einen Begriff subsummiert. Dieser Prozess der Kategorisierung führt zu einer Verdinglichung der so bezeichneten Personen (Weisser 2005, S. 36). Praxeologisch betrachtet handelt es sich bei diesen Kategorisierungsprozessen um Prozesse des »doing [profound, Anm. d. V.] disability« (Köbsell 2016, S. 89), um kulturelle Differenzkonstruktionen zur Markierung einer sozialen Zugehörigkeit, die als konjunktives, atheoretisches Wissen in gesellschaftliche Strukturen und Prozesse eingelagert sind. Kulturelle Differenzkonstruktionen verweisen dabei keinesfalls auf soziale Tatbestände oder naturgegebene Realitäten, sondern auf »soziale Praktiken der Herstellung von Situationen, von Identitäten und von Institutionen« (Tervooren & Pfaff 2018, S. 36) und auf die handlungspraktischen Bedingungen der Zuschreibung von Behinderung.

Im Falle einer zugewiesenen »Schwerstbehinderung« imaginiert sich in diesen Kategorisierungsprozessen seit jeher das Bild von »Mängel-, Minder- oder Minusvarianten des Menschen« (Dederich 2011 S. 163), welches einhergeht mit einer »gesellschaftlich konstruierten Entrechtung« (Degener 2009, S. 272) der so bezeichneten Personen. Differenzkonstruktionen und Kategorisierungsprozesse sind demnach immer im Kontext gesellschaftlicher Machtverhältnisse und ihrer Bedeutung für die Zuweisung von Teilhabemöglichkeiten zu hinterfragen (Tervooren & Pfaff 2018). Die Geschichte der Zuweisung einer besonderen »Schwere« einer Behinderung lässt sich in diesem Zusammenhang insbesondere auch als Geschichte gesellschaftlicher Ausgrenzungsprozesse aus fast allen relevanten gesellschaftlichen Feldern nachzeichnen.

Seit der Phase der Aufklärung und der damit beginnenden Bestimmung des Menschen als bildungsbedürftiges, weil autonomes und vernunftbegabtes Wesen erfolgt auch eine Differenzierung in »bildungsfähige« und »bildungsunfähige« Personen. Für den Personenkreis, dem »Bildungsunfähigkeit« zugeschrieben wird, kommt es in der Folge zu einem sich manifestierenden und selbst legitimierenden Ausschluss aus den in dieser Zeit entstehenden Institutionen. Unter den Bedingungen sozioökonomisch verschärfter Erfordernisse zu Beginn der Industrialisierung wird in der Folge entlang einer beobachteten »verminderten« Leistungsfähigkeit eine Unterscheidung zwischen »vollwertigen«, »teilnutzbaren« und »unwertigen Krüppeln«[9] (Schmuhl 2007, S. 28) vorgenommen, die zum Kriterium für die Verteilung staatlicher Fürsorgeleistungen wird. Die Exklusion von Menschen, denen eine besondere »Schwere« von Beeinträchtigung attestiert wird, setzt sich in der Folge über nahezu alle gesellschaftlichen Felder fort (Bernasconi & Böing 2015, 2016).

Entsprechend kann das Phänomen (schwere) Behinderung nicht universal, sondern immer nur kontextuell mit Blick auf situative und gesellschaftliche Bedingungen betrachtet werden. Hier zeigen Analysen, dass (schwere) Behinderung sich vornehmlich über soziale Praxen der Ausgrenzung (Dannenbeck & Dorrance 2016) und über die Aberkennung anthropologisch relevanter Merkmale konstituiert (Feuser 2009). Dieses »Wissen« über (schwere) Behinderung ist als implizites Wissen in gesellschaftlichen Feldern eingelagert und wird durch soziale Praktiken reifiziert.

---

9 Vgl. »Preußisches Krüppelfürsorgegesetz« von 1920

In Anerkennung dieser Zusammenhänge ist im Kontext der (wissenschaftlichen) Betrachtung ein Wechsel von beobachteten, als defizitär erkannten Merkmalen der Person hin zur sozialen Konstruktion von Behinderung und zur Ermöglichung von Teilhabe zu verzeichnen. Damit steht weniger die Identifizierung »körperlich manifester Abweichungen« einer Person und die Konstruktion eines individuell defizitären Anderen im Fokus der Beobachtenden, sondern es wird – unter Hinzuziehung von Umweltfaktoren – eine prekäre Lebenslage von Personen beschrieben, verbunden mit einer Perspektivänderung auf die besonderen Lebensbewältigungsstrategien und Ressourcen, um Forderungen nach Teilhabe zu untermauern. Diese Perspektive findet sich im sozialen Modell von Behinderung und hat ebenfalls Eingang in die ICF(-CY) gefunden. Die hier angestrebte Abkehr von einem medizinischen Modell von Behinderung hin zu einem bio-psycho-sozialen wird insbesondere dadurch deutlich, dass Behinderung nicht länger als Zustand oder Eigenschaft einer Person beschrieben wird, sondern als Zustand aufgrund fehlender Teilhabemöglichkeiten von Menschen in unterschiedlichen gesellschaftlichen Feldern. Behinderung wird damit nicht länger als personale, sondern v. a. als eine kontextuelle Eigenschaft verstanden (Hollenweger 2019). Die getroffene Unterscheidung von Schädigung und Behinderung markiert damit, dass »Behinderung ein Ausdruck gesellschaftlicher Praktiken ist, die vornehmlich durch Einschränkung der Teilhabe und Ausschließung gekennzeichnet sind […]« (Weisser 2018, S. 98). Als Folge dieses Perspektivwechsels sind die oben genannten Attribuierungen »Komplexe Behinderung«, »Intensive Behinderungserfahrung« oder »hoher und komplexer Unterstützungsbedarf« zu verstehen. Durch sie soll die individuelle Lebenslage unter Einbezug der prekären sozial-gesellschaftlichen Position in den Blick genommen und so der gesellschaftliche Diskurs über das, was unter (schwerer) Behinderung zu verstehen ist, irritiert und verändert werden.

Pädagogisch betrachtet verbindet sich mit diesen Begriffen eine Anerkennung der so markierten Personen als Subjekte, die als Exkludierte einer besonderen Verletzbarkeit ausgesetzt sind (zu Prozessen der Anerkennung vgl. Fritzsche 2018, S. 67). Vulnerabilität – so wird deutlich – ist kein Merkmal einer Person, sondern eine Folge gesellschaftlicher Entrechtung. Die sich in diesen Begriffen zeigenden Kontextualisierungen verweisen auf pädagogische und politische Handlungsmöglichkeiten und eröffnen Teilhabechancen in unterschiedlichen pädagogischen Handlungsfeldern (z. B. Bildung, Wohnen, Arbeit etc.).

Differenztheoretisch bzw. praxeologisch betrachtet gilt dennoch zu konstatieren, dass auch die genannten Begriffssetzungen *vorgängig* eingeführte Differenzen setzen und auf konkrete Personen projizieren. Aus einer pädagogisch durchaus legitimen und menschenrechtlich begründbaren Perspektive heraus, werden Differenzkategorien eingeführt, die auf ihrer Kehrseite – als objektivistische Merkmale und situativ überdauernd – in die verschiedenen Handlungsfelder hineingetragen und so auch zu einer Reifizierung der durch sie beschriebenen Phänomene führen können (Wagener 2018). Ob, wann und inwiefern diese Differenzkonstruktionen für die von diesen Zuschreibungen betroffenen Personen und weitere handelnde Akteur*innen im Feld relevant werden, stellt aktuell noch ein Forschungsdesiderat dar. Entsprechend erscheint es zukünftig sinnvoll, die in den Begriffen angebotenen Deutungen durch praxeologisch-rekonstruktive Forschungen empirisch zu überprüfen, ggf. zu untermauern und auszudifferenzieren.

Gewinnbringend erscheint ein »practice turn« (Schatzki et al. 2001, zit. nach Reckwitz 2003, S. 282), eine Gegenbewegung gegen die begriffliche Verobjektivierung und Verdinglichung des sozialen Phänomens (schwere) Behinderung hin zu einer Rekonstruktion von Prozessen eines »doing profound disability« in Handlungsfelder der Eingliederungshilfe durch empirische Untersuchungen. Es geht um die Frage, welche Praktiken in konkreten Handlungsvollzügen beobachtbar sind, wie sich darüber »Komplexe Behinderung« konstruiert und wie sich dies in sozialen Strukturen (der Benachteiligung oder der Ermöglichung) manifestiert. Der Schwerpunkt dieser Untersuchungen wäre auf die implizite Logik der Praxis, auf die routinisierten, nicht bewussten aber materiell verankerten Sinnsetzungen aller relevanten Akteur*innen im Feld zu legen, weil Praktiken weniger auf bewussten, zweckrationalen Akteur*innen-Intentionen, sondern vielmehr auf der Einsozialisierung in kontextgebundene Gepflogenheiten beruhen. Dabei hat eine phänomenologisch angeleitete Theoriebildung für die Rekonstruktion der praxistheoretischen Perspektive hohes Potenzial. Hier kann rekonstruiert werden, wie begriffliche Setzungen »im leiblichen und multimodalen Ausdruck inkarniert und intrinsisch in die Handlungsvollzüge [der Akteur*innen] in der materiellen und medial vermittelten Welt verwoben sind« (Deppermann et al 2016, S. 14).

Es geht demnach um die forschende Hinwendung zu Praktiken körperlicher Performanz in Interaktionen und sozialen Situationen, in denen sich »Komplexe Behinderung«, »intensive Behinderungserfahrung« oder auch ein »hoher Unterstützungsbedarf« materialisieren. Die Perspektive verschiebt sich insofern weg vom »Objekt« der Bezeichnung hin zum *wie* der Herstellung dieser Kategorie. Bezogen auf Anerkennungsprozesse impliziert dies, einen partizipatorischen Forschungszugang zu wählen und nach Möglichkeiten zu suchen, wie die durch Differenzsetzungen markierten Personen sich zu diesen machtvollen Zuschreibungen und Subjektivierungsprozessen verhalten und welche Selbstpositionierung sie in sozialen Situationen unter der prekären Bedingung eines entrechteten Status hervorbringen.

Durch diesen praxeologischen Zugang wird es möglich, Festschreibungen zu erkennen und Charakteristika von Handlungspraxen herauszuarbeiten, durch die Komplexe Behinderung erst entsteht. Letztendlich geht es darum, nicht mehr definieren zu müssen, *was* eine »Komplexe Behinderung« *ist* oder immer neue Benennungen und Beschreibungen für ein beobachtetes Phänomen zu finden, sondern zu analysieren, *wie* »Komplexe Behinderung« entsteht und Prozesse der Benennung in ihrer historischen Entwicklung und in ihrer Funktion einer gesellschaftlichen Markierung von Differenzen zu beobachten und kritisch zu reflektieren.

Literatur

Behrisch B (2016) Anerkennung von Menschen mit Behinderung als Thema von Diversity. In: Genkova P & Ringeisen T (Hrsg.) Handbuch Diversity Kompetenz. Band 2: Gegenstandsbereiche. Wiesbaden: Springer, S. 437–448

Bernasconi T (2022) Teilhabe – Annäherung an einen vielschichtigen Begriff. In: Fränkel S, Grünke M, Hennemann T, Hövel DC, Meltzer C, Ziemen K (Hrsg.) Teilhabe in allen Lebensbereichen? Ein Blick zurück nach vorn. Bad Heilbrunn: Klinkhardt (im Erscheinen)

Bernasconi T, Böing U (2015) Pädagogik bei schwerer und mehrfacher Behinderung. Stuttgart: Kohlhammer

Bernasconi T, Böing U (Hrsg.) (2016) Schwere Behinderung & Inklusion. Facetten einer nicht ausgrenzenden Pädagogik. (Impulse: Schwere und mehrfache Behinderung, Band 2). Oberhausen: Athena

Buchner T, Pfahl L, Traue B (2015) Zur Kritik der Fähigkeiten: Ableism als neue Forschungsperspektive der Disability Studies und ihrer Partner_innen, Zeitschrift für Inklusion, 2 (https://www.inklusion-online.net/index.php/inklusion-online/article/view/273, Zugriff am: 31.05.2021)

Dannenbeck C, Dorrance C (2016) Inkludiert wird man nicht – inkludiert ist man (oder auch nicht). Inklusion als Strukturmerkmal und kritischer Maßstab. In: Bernasconi T, Böing U (Hrsg.) Schwere Behinderung & Inklusion. Facetten einer nicht ausgrenzenden Pädagogik. (Impulse: Schwere und mehrfache Behinderung, Band 2). Oberhausen: Athena, S. 23–36

Dederich M (2011) Schwere und mehrfache Behinderung – Philosophische Aspekte. In: Fröhlich A, Heinen N, Klauß T, Lamers W (Hrsg.) Schwere und mehrfache Behinderung – interdisziplinär. (Impulse: Schwere und mehrfache Behinderung, Band 1). Oberhausen: Athena, S. 159–175

Degener T (2009) Die neue UN- Behindertenrechtskonvention aus der Perspektive der Disability Studies, Behindertenpädagogik, (3), S. 263–283

Deppermann A, Feilke H, Linke A (2016) Sprachliche und kommunikative Praktiken: Eine Annäherung aus linguistischer Sicht. In: Deppermann A, Feilke H, Linke A (Hrsg.) Sprachliche und kommunikative Praktiken. Berlin/Boston: de Gruyter, S. 1–23

Dieckmann F, Weweler L, Wenzel S (2016) Ambulant unterstütztes Wohnen bei hohem Unterstützungsbedarf. Organisation und Teilhabe in zwei innovativen Wohnsettings, Teilhabe, 55(2), S. 62–70

Feuser G (2009) Naturalistische Dogmen: Unerziehbarkeit, Unverständlichkeit, Bildungsunfähigkeit. In: Dederich M, Jantzen W (Hrsg.) Behinderung und Anerkennung. (Behinderung, Bildung, Partizipation. Enzyklopädisches Handbuch der Behindertenpädagogik, Band 2). Stuttgart: Kohlhammer, S. 233 –239

Fornefeld B (Hrsg.) (2008a) Menschen mit Komplexer Behinderung. Selbstverständnis und Aufgabe der Behindertenpädagogik. München: Ernst Reinhardt

Fornefeld B (2008b) Menschen mit Komplexer Behinderung. Klärung des Begriffs. In: Fornefeld B (Hrsg.) Menschen mit Komplexer Behinderung. Selbstverständnis und Aufgaben der Behindertenpädagogik. München: Ernst Reinhardt, S. 50–81

Fritzsche B (2018) Inklusion als Anerkennung einer primären Verletzbarkeit. Zum Ertrag von Judith Butlers Anerkennungskonzept für die Analyse von inkludierenden und exkludierenden Effekten pädagogischer Praktiken. In: Sturm T, Wagner-Willi M (Hrsg.) Handbuch schulische Inklusion. Opladen: Barbara Budrich, S. 61–76

Hollenweger J (2019) ICF als gemeinsame konzeptuelle Grundlage. In: Luder R, Kunz A, Müller Bösch C (Hrsg.) Inklusive Pädagogik und Didaktik. Bern: Hep, S. 30–54

Köbsell S (2016) Doing Dis_ability: Wie Menschen mit Beeinträchtigungen zu »Behinderten« werden. In: Fereodooni K, Zeoli AP (Hrsg.) Managing Diversity. Die diversitätsbewusste Ausrichtung des Bildungs- und Kulturwesens, der Wirtschaft und Verwaltung. Wiesbaden: Springer, S. 89 –103

Merl T (2019) un/genügend fähig. Zur Herstellung von Differenz im Unterricht inklusiver Schulklassen. Bad Heilbrunn: Julius Klinkhardt

Reckwitz A (2003) Grundelemente einer Theorie sozialer Praktiken. Eine sozialtheoretische Perspektive, Zeitschrift für Soziologie, 32(4), S. 282–301

Schatzki T, Knorr-Cetina K, von Savigny E (2001) The Practice Turn in Contemorary Theory. Londen: Routledge

Schmuhl HW (2007) Schwer behindert, schwerbehindert, schwerstbehindert. Begriffsgeschichtliche Betrachtung zu den feinen Unterschieden in der Benennung von Menschen mit Behinderung. In: Dederich M, Grüber K (Hrsg.) Herausforderungen. Mit schwerer Behinderung leben. Frankfurt am Main: Mabuse, S. 23–38

Schuppener S (2011) Zur Rolle von Kreativität und Spiel im Leben von Menschen mit intensiven Behinderungserfahrungen. In: Fröhlich A, Heinen N, Klauß T, Lamers W (Hrsg.)

Schwere und mehrfache Behinderung – interdisziplinär. (Impulse: Schwere und mehrfache Behinderung, Band 1). Oberhausen: Athena, S. 299–316

Tervooren A, Pfaff N (2018) Inklusion und Differenz. In: Sturm T, Wagner-Willi M (Hrsg.) Handbuch schulische Inklusion. Opladen: Barbara Budrich, S. 31–44

Wagener B (2018) Inklusion aus Perspektive der Praxeologischen Wissenssoziologie. In: Sturm T, Wagner-Willi M (Hrsg.) Handbuch schulische Inklusion. Opladen: Barbara Budrich, S. 77–92

Weber E (2016) »…und nicht verpflichtet sind, in besonderen Wohnformen zu leben«. Inklusive Perspektiven für Erwachsene mit hohem Unterstützungsbedarf in allen Lebensbereichen. Herausforderungen, Widerstände, Perspektiven. In: Bernasconi T, Böing U (Hrsg.) Schwere Behinderung & Inklusion. Facetten einer nicht ausgrenzenden Pädagogik. (Impulse: Schwere und mehrfache Behinderung, Band 2). Oberhausen: Athena. S. 69–89

Weisser J (2005) Behinderung, Ungleichheit und Bildung. Eine Theorie der Behinderung. Bielefeld: transcript

Weisser J (2018) Inklusion, Fähigkeiten und Disability Studies. In: Sturm T, Wagner-Willi M (Hrsg.) Handbuch schulische Inklusion. Opladen: Barbara Budrich, S. 93–110

5 Bedürfnisse im Leben von Menschen mit Komplexer Behinderung

Timo Dins, Stefanie Smeets und Caren Keeley

5.1 Einleitung

Bedürftig zu sein ist etwas originär Menschliches. Was ein Mensch konkret bedarf, ist allerdings alles andere als unstrittig und Gegenstand einer Jahrtausende währenden Auseinandersetzung um das gute Leben. Auch wenn bei der Beurteilung individueller Bedürftigkeit immer wieder objektive Maßstäbe herangezogen werden (z. B. das Bedürfnis nach Nahrung, das mitunter mit einem Mindestmaß an Nährstoffen gleichgesetzt wird), sind Bedürfnisse jedoch vor allem ein innerpsychisches und subjektives Phänomen. Dementsprechend herausfordernd kann sich die Berücksichtigung von Bedürfnissen von Menschen mit Komplexer Behinderung gestalten, die häufig über keine oder eine eingeschränkte Verbalsprache verfügen und bei denen verstehende Zugänge seitens der professionellen Unterstützer*innen erschwert sind. Der folgende Beitrag setzt sich zunächst grundlegend mit den konstituierenden Aspekten von Bedürftigkeit auseinander und stellt dann mögliche Zugänge vor, die im Rahmen des Forschungsprojekts Teil¬sein & Teil¬haben®[10] entwickelt und erprobt wurden.

5.2 Bedürftigkeit, Bedarfe, Bedürfnisse

Bedürftigkeit, Verletzbarkeit und Angewiesenheit auf Andere gelten als konstitutive Merkmale des Menschen (zusammenfassend Zirfas 2011). Die Auseinandersetzung mit der *besonderen* Bedürftigkeit *bestimmter* Personen oder Personengruppen sollte daher nicht ohne eine anthropologische Standortbestimmung

---

[10] Das Forschungsprojekt Teil¬sein & Teil¬haben® wurde von 2016 bis 2019 an der Universität zu Köln durchgeführt. Zum Projektteam gehörten Prof. Dr. Barbara Fornefeld, Dr. Caren Keeley, Timo Dins, Stefanie Smeets und Alexandra Schaad. Gefördert durch die Stiftung Wohlfahrtspflege und mit Unterstützung von KUBUS e. V. und acht Projektpartner*innen aus der Praxis handelte es sich um ein Modellprojekt zur Erfassung der Bedarfe von Menschen mit Komplexer Behinderung und zur Professionalisierung der teilhabeorientierten Pflege und Begleitung. Der Abschlussbericht steht unter folgendem Link zum Download zur Verfügung: https://doi.org/10.18716/kups.11815 (Zugriff am: 19.09.2021).

auskommen. Was bedeutet es, bedürftig zu sein? Dieser Frage soll im Folgenden nachgegangen werden.

Sei es das Bedürfnis nach einer eigenen Wohnung, das Verlangen nach einem neuen technischen Gerät oder der Wunsch nach einer Liebesbeziehung: Bedürftig zu sein bedeutet immer, *etwas* zu bedürfen oder präziser: etwas zu bedürfen, über das eine Person zum Zeitpunkt ihrer Bedürftigkeit nicht verfügt oder verfügen kann. Bedürftigkeit setzt also einen Mangelzustand bzw. ein Befriedigungsdefizit voraus (Möller 1988, S. 61 f.). Die Überwindung der eigenen Bedürftigkeit lässt sich somit als kontinuierliches menschliches Bestreben verstehen, das eigene Befinden bzw. die eigene Lage zu verbessern. Der Wunsch nach einer eigenen Wohnung resultiert möglicherweise aus einem Mangel an einem Dach über dem Kopf oder einem Defizit an Privatheit, ein neues Smartphone kann einen individuell wahrgenommenen Mangel an digitaler Teilhabe beseitigen, das Verlangen nach einer Liebesbeziehung setzt ein (subjektiv so empfundenes) Defizit an liebevoller Zuwendung voraus.

Damit wird zugleich deutlich, dass Bedürftigkeit immer eine subjektive Dimension vermittelt – bedürftig ist immer ein leibhaftiges Subjekt (Schnell 2008, S. 154 f.). Diese subjektive Dimension manifestiert sich in den individuellen *Bedürfnissen* eines Menschen. Der ursprüngliche Auslöser, also der subjektive Mangel, der ein Bedürfnis veranlasst, lässt sich allerdings von außen betrachtet nicht immer unmittelbar nachempfinden und hängt immer von individuellen Lebenslagen und Erfahrungen ab. Folglich kann auch das Verhalten eines Menschen, mit dem er seine Lage zu verbessern versucht, für Irritationen sorgen. Während das Stillen des Hungers angemessen und unmittelbar nachvollziehbar erscheint, ist der Wunsch nach einem neuen Smartphone möglicherweise nicht für jeden Menschen nachvollziehbar – zumal, wenn es dieser Person vermeintlich nicht an entsprechender Technologie mangelt.

Das Beispiel verdeutlicht auch: Die Entwicklung und die Verwirklichung von Bedürfnissen vollziehen sich nicht im luftleeren Raum. Der Mensch wächst in Verbundenheit mit anderen auf, entsprechend sind auch seine Bedürfnisse und die Realisierung ebenjener verwoben mit der Sozialwelt. Was eine Person für sich als erstrebenswert begreift, hängt von ihren lebensweltlichen Erfahrungen und Begegnungen ab (vgl. Klauß 2013). Dabei spielen kulturelle und soziale Normen und Wertungen eine bedeutende Rolle, denn nicht jedes Bedürfnis wird in gleichem Maße als verhältnismäßig betrachtet. Ob die oder der Einzelne mit der Unterstützung bei der Verwirklichung ihrer oder seiner Bedürfnisse durch andere rechnen kann, hängt also davon ab, ob diese Bedürfnisse im Angesicht der verfügbaren Kapazitäten einer Gemeinschaft als unterstützenswert anerkannt werden (Schnell 2017, S. 76).

Um bei diesem sozial-ethischen Problem zu gerechten Entscheidungen zu gelangen, werden Bedürfnisse seit jeher systematisiert und objektiviert. Am bekanntesten ist wohl der Ansatz des US-amerikanischen Psychologen Abraham Maslow, der im Jahr 1943 erstmalig seine hierarchische Ordnung der Bedürfnisse vorlegte, wonach die Befriedigung »niederer« Bedürfnisse (z. B. Hunger und Durst) erst das Streben nach anderen, »höheren« Bedürfnissen (z. B. kreative Betätigung) ermöglicht (Maslow 1943). Veranschaulicht (und weltweit bekannt) als »Bedürfnispyramide« dienen seine Annahmen auch in der wissenschaftlichen Auseinandersetzung mit den Bedürfnissen von Menschen mit Komplexer Behinderung häufig als Referenzrahmen (u. a. Seifert 1997; Dworschak 2004; Richter & Thäle 2018).

Auch im Kontext wohlfahrtsstaatlicher Steuerungsprozesse werden zur Gewährung von Unterstützungsleistungen allgemeingültige Kriterien herangezogen, die den Vergleich und die Einschätzung individueller Bedürftigkeiten ermöglichen sollen. Bekannte Beispiele sind das neue Begutachtungsinstrument der sozialen Pflegeversicherung oder die Bedarfserhebungsinstrumente der Eingliederungshilfe, die ihrerseits direkt Bezug auf die ICF nehmen; denn neben vielen anderen Anwendungsgebieten dient die ICF auch als Instrument zur Beurteilung von Bedürftigkeiten (Deutsches Institut für Medizinische Dokumentation und Information 2005, S. 11). Die Instrumente der Eingliederungshilfe und der Pflegeversicherung haben also zum Ziel, individuelle Bedürftigkeiten zu konkretisieren und in objektive *Bedarfe* zu überführen, in denen sich »Art und Menge der für die Bedürfnisbefriedigung notwendigen Mittel[]« (Meran 1987, S. 26) materialisieren. Im Gegensatz zu den (subjektiven) Bedürfnissen kommen in den Bedarfen also die erforderlichen (äußeren) Rahmenbedingungen zum Ausdruck. Mittels konkreter Kriterien und Kennziffern (z. B. Umfang von Assistenzleistungen) ermöglicht die Identifizierung von Bedarfen zudem die Steuerung, Planung und Überprüfung der Unterstützungsleistungen (Beck 2016, S. 41). Ohne diese Versachlichung subjektiver Bedürfnisse wäre es nicht möglich, einen Menschen gezielt (»bedarfsgerecht«) zu unterstützen und dabei gleichzeitig vor willkürlichen und unprofessionellen Unterstützungspraktiken zu schützen. Einem Bedarf liegt jedoch immer ein subjektives Bedürfnis zugrunde (Beck 2016). Ohne ein Verständnis über die subjektiven Bedürfnisse eines Menschen bleiben Bedarfe folglich inhaltsleer und bloße Worthülsen und Formeln im Unterstützungsprozess.

Es sollte somit deutlich geworden sein, dass Bedürftigkeit diesem Verständnis nach eine subjektive Dimension – die Bedürfnisse – und eine objektive Dimension – die Bedarfe – vermittelt. Nicht selten werden beide Begriffe (Bedürfnis und Bedarf) synonym oder in einem Atemzug verwendet oder gar verwechselt (Staub-Bernasconi 2019, S. 289). Es ist jedoch, so die Schlussfolgerung, für die Unterstützung von Menschen mit Komplexer Behinderung maßgeblich, beide Aspekte der Bedürftigkeit (die subjektiv-individuelle und die objektiv-vergleichbare Dimension) differenziert zu erfassen bzw. abzuleiten und in der Assistenz entsprechend zu berücksichtigen. Sowohl das pädagogische als auch das pflegerische Handeln setzt an einer solcherart konstituierten Bedürftigkeit des einzelnen Menschen oder einer Gruppe von Menschen an. Das heißt: Professioneller Handlungs*bedarf* entsteht immer dann, wenn sich eine Person bei der Verwirklichung ihrer (als verhältnismäßig anerkannten) *Bedürfnisse* nicht mehr selbst (be-)helfen kann und aufgrund dessen die Unterstützung durch Andere bedarf.

5.3 Menschen mit Komplexer Behinderung: gewöhnliche Bedürfnisse, außergewöhnliche Bedarfe

Im Folgenden wird der Fokus auf Menschen mit Komplexer Behinderung gelegt und der Frage nachgegangen, inwiefern dieser Personenkreis als besonders bedürftig gelten kann. In diesem Zusammenhang lohnt sich zunächst einmal ein Blick auf die Personenkreisbezeichnungen und -umschreibungen: Bei Menschen mit (Komplexer) Behinderung handelt es sich um Personen mit (hohem) Unterstützungsbedarf (früher auch »Hilfebedarf«), die häufig zugleich als pflegebedürftig gelten. Im englischen Sprachraum ist die Bezeichnung »people with special needs« gebräuchlich, die gelegentlich auch eins-zu-eins übersetzt als »Menschen mit besonderen Bedürfnissen« im deutschen Sprachgebrauch zu finden ist (so z. B. in Gfellner 2019). Gemäß der sozialrechtlichen Begriffsbestimmung des Personenkreises der Menschen mit Behinderungen (§ 2 Abs. 1 SGB IX) ist die wesentliche Einschränkung »der gleichberechtigten Teilhabe an der Gesellschaft« das entscheidende Kriterium, um Unterstützungsleistungen zu erhalten oder nicht. Von Fachkräften in der Eingliederungshilfe wird folglich laut § 97 Abs. 1 SGB IX erwartet, dass sie über »Kenntnisse von [...] Teilhabebedarfen und Teilhabebarrieren« von Menschen mit Behinderungen verfügen.

Was macht aber Menschen mit Komplexer Behinderung zu einer besonderen Gruppe innerhalb des Personenkreises der Menschen mit Behinderung? Die Urheberin der Personenkreisbezeichnung, Barbara Fornefeld, mahnt dazu an, erst dann von Menschen mit Komplexer Behinderung zu sprechen, »wenn die gängigen Erwartungen an Selbstbestimmung, Inklusion und Teilhabe an Grenzen stoßen« (Fornefeld 2008a, S. 77). Gemäß Fornefelds (2008b, S. 116) Ausführungen kommunizieren Menschen mit Komplexer Behinderung häufig nicht oder kaum verbalsprachlich, sondern nutzen alternative, leibliche Verhaltensweisen, um sich auszudrücken, die von den Mitmenschen jedoch häufig nicht umfassend verstanden oder auch als herausfordernd wahrgenommen werden. Ihre Bedürfnisäußerungen sind dadurch für ihre Mitmenschen häufig nur schwer nachzuvollziehen. Diese kommunikativen Besonderheiten bei Menschen mit Komplexer Behinderung erschweren nicht nur deren bedürfnisorientierte Unterstützung, sondern beeinträchtigen die Kommunikation und Interaktion mit ihnen insgesamt. Daraus ergibt sich ein spezifischer und für den Personenkreis charakteristischer Bedarf an professioneller Expertise, nämlich die Anforderung an die professionellen Unterstützenden, die Bedürfnisse dieser Menschen überhaupt erst zu »entschlüsseln«.

Mit Blick auf die bisherigen Ausführungen in diesem Beitrag ließe sich also ergänzen, dass auch ihre besondere Bedürftigkeit als ein konstitutives Merkmal dieses Personenkreises verstanden werden kann. Darauf macht auch Sophia Falkenstörfer aufmerksam, die in ihrer Untersuchung »Zur Relevanz der Fürsorge in Geschichte und Gegenwart« (2020, S. 294) den Personenkreis, den sie in das Zentrum ihrer Untersuchung stellt – bei ihr »Menschen mit komplexen Behinderungen« genannt –, durch die besondere Fürsorgebedürftigkeit charakterisiert. In ihren Ausführungen wird deutlich, dass es besonders die spezifischen Bedarfe dieses Personenkreises sind, die durch »diverse und komplexe behinderungsbedingte Einschränkungen« (Falkenstörfer 2020, S. 294) begründet sind und in der Folge zu ihrer besonderen Bedürftigkeit und Angewiesenheit führen.

Anknüpfend an diese Überlegungen soll hier vorerst festgehalten werden, dass sich die besondere Bedürftigkeit des Personenkreises besonders auf der Ebene der Bedarfe feststellen lässt: Menschen mit Komplexen Behinderungen haben besondere Bedarfe und stellen damit besondere Anforderungen an ihre (professionellen wie informellen) Unterstützer*innen. Ob und inwiefern Menschen mit Komplexer Behinderung auch besondere Bedürfnisse vorweisen, dies war eine der Ausgangsfragestellungen des dreijährigen Forschungsprojektes Teil¬sein & Teil¬haben®. Mittels fünfzehn Einzelfallstudien wurde der Versuch unternommen, einen heterogenen Personenkreis in ein qualitativ angelegtes Forschungsvorhaben mit einzubeziehen und trotz der zuvor geschilderten Erschwernisse eine möglichst umfassende Analyse der bestehenden Bedürfnisse zu gestalten. Im Ergebnis konnten eine Vielzahl von Bedürfnissen benannt werden, die sich in ihrer Vielfalt und Individualität nicht von denen anderer Menschen unterscheiden. Für das Projektteam war dabei wesentlich, keine Priorisierung der Bedürfnisse vorzunehmen, denn auch wenn sich spezifische Bedürfnisse individuell und situativ bedeutsamer zeigten als andere, so konnten Regel- oder Gesetzmäßigkeiten, die eine verallgemeinernde Priorisierung der Bedürfnisse beim Personenkreis zulassen würden, kaum festgestellt werden.

So konnte das Forschungsprojekt einerseits bestätigen, was aufgrund ihrer spezifischen psycho-physischen Verfasstheit (etwa zusätzliche körperliche Beeinträchtigungen, Multimorbidität oder besondere psychische Belastungen) nicht verwundern muss: nämlich dass gesundheitliche Bedürfnisse (nach Nahrung, Schmerzfreiheit usw.) tatsächlich einen besonderen Stellenwert im Leben von Menschen mit Komplexer Behinderung einnehmen. Andererseits eröffnete das explorative Vorgehen die Möglichkeit, sich von den Studienteilnehmer*innen und ihrer Lebenswelt »überraschen« zu lassen. Auf diese Weise wurden Bedürfnisse sichtbar, die bislang im Diskurs um diesen Personenkreis gar keine Berücksichtigung finden. Beispielhaft sei hier etwa das Bedürfnis nach Konsum und Eigentum zu nennen (siehe unterer Kasten). Ein Studienteilnehmer verlieh (auch nonverbal) erkennbar seinem Wunsch Ausdruck, sich eine DVD vom eigenen Geld kaufen zu können. Eine andere Teilnehmerin genoss es sichtlich, ihren Schmuck zu präsentieren.

Das Projekt Teil¬sein & Teil¬haben® konnte also deutlich machen, dass sich die Bedürfnisse von Menschen mit Komplexer Behinderung nicht grundlegend von denen anderer Menschen unterscheiden. So banal die Aussage auch klingen mag, handelt es sich dabei doch um eine benennenswerte Erkenntnis, da u. a. in den Befragungen der professionellen Unterstützer*innen häufig eine primäre Perspektive auf die existenzsichernden Bedürfnisse gelegt und weitere individuelle Bedürfnisse zwar nicht immer unerkannt, jedoch häufig im alltäglichen professionellen Handeln unberücksichtigt bleiben (müssen). Dies lässt sich sicherlich aus einem spezifischen Verständnis des professionellen Auftrags begründen, aber auch aus der Tatsache, dass eine Annäherung an die individuellen Bedürfnisse von Menschen mit Komplexer

Behinderung teilweise sehr herausfordernd ist. Das (forschungs-)methodische Vorgehen im Forschungsprojekt Teil¬sein & Teil¬haben® kann hierzu einen Beitrag leisten, weshalb im folgenden Kapitel ein kurzer Ein- bzw. Überblick ermöglicht werden soll.

5.4 Annäherung an Bedürfnisse: Forschungsmethodische Zugangsmöglichkeiten

Forschung zur Teilhabe von Menschen mit Komplexer Behinderung ist in der Regel Forschung über und nicht mit diesem Personenkreis. Dem partizipativen Anliegen des Projektes folgend sollten die Projektteilnehmer*innen mit Komplexer Behinderung jedoch von Anfang an weitestgehend am Forschungsprozess beteiligt werden. Den sich daraus ergebenden forschungsmethodischen und -ethischen Herausforderungen wurde daher mit einem multiperspektivischen und multimethodischen Forschungsdesign begegnet, das in seiner Grundausrichtung der Ethnografie-Forschung zuzuordnen ist. Der gesamte Forschungsprozess verfolgte einen transdisziplinären Ansatz und war von einer zirkulären Arbeitsweise geprägt, die sich zu allen Zeitpunkten ein hohes Maß an methodischer Flexibilität vorbehielt.

Somit kam in den fünfzehn Einzelfallstudien eine Vielzahl verschiedener methodischer Zugänge zum Einsatz: Im Zentrum stand die Teilhabe an der Lebenswelt der Projektteilnehmer*innen, was durch teilnehmende Beobachtungen im Sinne einer zweitägigen Alltagsbegleitung realisiert wurde. In vielen Fällen lag zudem die Bereitschaft der Beteiligten vor, einige Szenen aus dem Alltag videographisch festzuhalten. Zudem wurden Instrumente entwickelt, die es den Projektteilnehmenden ermöglichen sollten, den Forschungsprozess »erfahren« zu können. Einen weiteren Schwerpunkt bildeten schriftliche Befragungen und narrative Interviews mit den jeweiligen professionellen und informellen Unterstützer*innen, die im Sinne von Stellvertreterbefragungen ergänzende Informationen zur Teilhabe der einzelnen Projektteilnehmer*innen lieferten, darüber hinaus aber auch den Expert*innen ermöglichten, in eigener Sache Aussagen zu den Anforderungen einer teilhabeorientierten Begleitung zu formulieren.

Die erhobenen Daten wurden inhaltsanalytisch ausgewertet und so aufbereitet, dass die Projektteilnehmer*innen und deren Unterstützer*innen Einblicke in den Auswertungsprozess erhalten konnten. Außerdem wurden auf der Grundlage der (einzelnen wie generalisierten) Erkenntnisse entsprechende individuelle, exemplarische Teilhabe-Angebote entwickelt, die einen unmittelbaren Theorie-Praxis-Transfer ermöglichen sollten. Die so entstandenen Impulse wurden in persönlichen Treffen erprobt und sollten gleichzeitig den Unterstützer*innen Anregungen zur Teilhabegestaltung veranschaulichen und zu deren Weiterentwicklung motivieren. Ein daraus entstandenes Produkt ist ein Instrument, auf dessen Basis die verschiedenen Lebensbereiche von Erwachsenen mit Komplexer Behinderung und deren Assistent*innen bedürfnisorientiert analysiert und reflektiert werden können (vgl. Dins & Smeets 2021). Mit Hilfe eines Überblicks über die verschiedenen ermittelten Bedürfnisse (siehe unterer Kasten) und möglichen Perspektiven wurde so eine Zugangsmöglichkeit entwickelt, die es den jeweiligen Unterstützerkreisen ermöglicht, einen multiperspektivischen Blick auf individuelle Bedürfnisse zu richten und ihre verschiedenen Unterstützungsformen dementsprechend zu gestalten.

Überblick über die Bedürfniskategorien (Dins & Smeets 2021, S. 81 f.)

Selbstbestimmung, Einflussnahme & Mitwirkung

- Elemente des Selbstbestimmungsprozesses
- Selbstbestimmung in verschiedenen Lebensbereichen

Das Bedürfnis nach Kommunikation

- Ausdrucksmittel suchen und nutzen
- Teil einer Unterhaltung sein

Soziale Bedürfnisse

- Spezifische soziale Beziehungen
- Zuwendung im unmittelbaren Nahbereich
- Zugehörigkeit zu einer Gruppe, Gemeinschaft, zur Gesellschaft

Das Bedürfnis nach Gestaltung und Ausleben der eigenen Identität

- Facetten der eigenen Identität ausleben
- Die eigene Biografie kennen und ausgestalten
- Austausch zwischen Individuum und Umwelt

Das Bedürfnis nach Mobilität

- Körperposition ändern/aufrechterhalten
- Etwas ergreifen, berühren, tragen, bewegen
- Gehen und sich fortbewegen
- Bewegung, Ertüchtigung, Verausgabung

Das Bedürfnis nach Entspannung & Erholung

- Facetten von Erholung und Entspannung
- Möglichkeiten/Gelegenheiten der Entspannung und Erholung

Das Bedürfnis nach Privatheit

- Räumlich-soziale Privatsphäre
- Körperliche Privatsphäre

Das Bedürfnis nach Konsum und Eigentum

- Konsumfähig sein (wollen)
- Umgang mit Materiellem und Besitz von Eigentum

Das Bedüfnis nach Sicherheit

- Schutz
- Orientierung und Struktur
- Zugänglichkeit und Barrierefreiheit
- Beständigkeit und Verlässlichkeit

Das Bedürfnis nach Gesundheit

- Gesundheit fördern und erhalten
- Pflegerische Begleitung
- Medizinische Versorgung

Das Bedürfnis, Interessen auszuleben

- Genuss kultureller Güter und sinnliche Erfahrungen
- Außeralltägliche Aktivitäten (im öffentlichen Raum)
- Sportliche Aktivitäten
- Kreativ sein und Kultur erschaffen
- Wichtige Orte, Gegenstände und Figuren

Weitere (uns bekannte) Bedürfnisse

Wichtiges Anliegen war es hierbei auch, dafür zu sensibilisieren, dass es trotz der Umfänglichkeit der hier dargestellten Bedürfniskategorien immer auch individuelle Bedürfnisse geben wird, die aus der Fremdperspektive nicht so unmittelbar erfasst werden können und somit bis zu einem gewissen Grad auch unbegreiflich bleiben (hier wird dieser Gegebenheit durch die Kategorie »Weitere (uns unbekannte) Bedürfnisse« Rechnung getragen). Auch wenn dieser Verweis auf die Begrenztheit bei der Bedürfnisermittlung nicht zufriedenstellen mag, so stellt die Anerkennung der Unverfügbarkeit des bzw. der Anderen doch eine wesentliche Voraussetzung dafür dar, deren bzw. dessen Bedürftigkeit nicht zu verkennen.

5.5 Fazit: Implikationen für die professionelle Unterstützung

Bedürfnisse und das kontinuierliche Bestreben nach deren Verwirklichung sind typische Zielperspektiven eines Menschen, die seinem Leben eine Richtung geben. In dieser Hinsicht sind alle Menschen gleich. Was ein Mensch konkret bedarf, ist individuell sehr unterschiedlich. Die vorangegangenen Ausführungen haben verdeutlichen können, dass sich die Art der Bedürfnisse von Menschen mit Komplexer Behinderung nicht grundlegend von denen anderer Menschen unterscheiden. Was diesen Personenkreis jedoch von anderen Menschen unterscheidet, ist die Behinderung der »Realisierung« der eigenen Bedürfnisse – damit ist der Doppelsinn des Wortes »realisieren« gemeint, also sowohl das »Gewahrwerden« eigener oder neuer Bedürfnisse als auch deren Umsetzung. Auf diese Weise entsteht ein spezifischer und für den Personenkreis typischer Bedarf, nämlich die Anforderung an die professionellen Fachkräfte, diese Bedürfnisse überhaupt erst zu erkennen und darüber hinaus anzuerkennen und zu deren Verwirklichung beizutragen. Mithilfe des explorativen und multiperspektivischen Vorgehens konnte das Forschungsprojekt Teil¬sein & Teil¬haben® einen konstruktiven Beitrag dazu leisten, die besondere Bedürftigkeit von Menschen mit Komplexer Behinderung mit einem neuen Bewusstsein für deren Vielfalt und Verschiedenheit in den Blick zu nehmen und Wege und Mittel für deren Umsetzung zu finden.

Literatur

Beck I (2016) Der Bedarfsbegriff »revisited«. Aspekte der Begründung individueller Ansätze zur Bedarfserhebung und -umsetzung. In: Schäfers M, Wansing G (Hrsg.) Teilhabebedarfe von Menschen mit Behinderungen. Zwischen Lebenswelt und Hilfesystem. Stuttgart: Kohlhammer, S. 24–45

Deutsches Institut für Medizinische Dokumentation und Information (Hrsg.) (2005) ICF. Internationale Klassifikation der Funktionsfähigkeit, Behinderung und Gesundheit

Dins T & Smeets S (2021) Bedürfnisse im Leben von Menschen mit Komplexer Behinderung. In: Fornefeld B (Hrsg.) Wünschen – Gestalten – Leben. Wissenswertes zur Teilhabeorientierten Lebensbegleitung Erwachsener mit Komplexer Behinderung. Düsseldorf: Verlag selbstbestimmtes leben, S. 78–155

Dworschak W (2004) Lebensqualität von Menschen mit geistiger Behinderung. Theoretische Analyse, empirische Erfassung und grundlegende Aspekte qualitativer Netzwerkanalyse. Bad Heilbrunn: Julius Klinkhardt

Falkenstörfer S (2020) Zur Relevanz der Fürsorge in Geschichte und Gegenwart. Eine Analyse im Kontext komplexer Behinderungen. Wiesbaden: Springer VS

Fornefeld B (2008a) Menschen mit Komplexer Behinderung. Klärung des Begriffs. In: Fornefeld B (Hrsg.) Menschen mit Komplexer Behinderung. Selbstverständnis und Aufgaben der Behindertenpädagogik. München: Ernst Reinhardt, S. 50–81

Fornefeld B (2008b) Pädagogische Leitgedanken als Ausschluss-Prinzipien? In: Fornefeld B (Hrsg.) Menschen mit Komplexer Behinderung. Selbstverständnis und Aufgaben der Behindertenpädagogik. München: Ernst Reinhardt, S. 108–147

Gfellner M (2019) Wanted: Der perfekte Reitstall für Menschen mit besonderen Bedürfnissen, mensch & pferd international, 11(2), S. 76–81

Klauß T (2013) Bedürfnisse, Bedürfnisorientierung. In: Theunissen G, Kulig W, Schirbort K (Hrsg.) Handlexikon Geistige Behinderung. Schlüsselbegriffe aus der Heil- und Sonderpädagogik, Sozialen Arbeit, Medizin, Psychologie, Soziologie und Sozialpolitik. 2., überarb. und erw. Aufl. Stuttgart: Kohlhammer, S. 46–48

Maslow AH (1943) A Theory of Human Motivation, Psychological Review, 50(4), S. 370–396

Meran J (1987) Über einige methodische Schwierigkeiten, den Begriff »Bedürfnis« als Grundbegriff der Kulturwissenschaften zu verwenden. In: Schöpf A (Hrsg.) Bedürfnis, Wunsch, Begehren. Probleme einer philosophischen Sozialanthropologie. Würzburg: Königshausen & Neumann, S. 17–35

Möller K (1988) ... an den Bedürfnissen und Interessen ansetzen. Grundlagentheoretische Begründungszusammenhänge bedürfnisorientierter Jugend- und Erwachsenenbildung. Opladen: Leske + Budrich

Richter B, Thäle A (2018) Same same but different. Herausforderungen der Alltagsgestaltung in Förder- und Betreuungseinrichtungen. In: Lamers W (Hrsg.) Teilhabe von Menschen mit schwerer und mehrfacher Behinderung an Alltag, Arbeit, Kultur. Oberhausen: Athena, S. 69–81

Schnell MW (2008) Der bedürftige Mensch. Eine ethische Grundlegung. In: Fornefeld B (Hrsg.) Menschen mit Komplexer Behinderung. Selbstverständnis und Aufgaben der Behindertenpädagogik. München: Ernst Reinhardt, S. 148–160

Schnell MW (2017) Ethik im Zeichen vulnerabler Personen. Leiblichkeit – Endlichkeit – Nichtexklusivität. Weilerswist: Velbrück Wissenschaft

Seifert M (1997) Lebensqualität und Wohnen bei schwerer geistiger Behinderung. Theorie und Praxis. Reutlingen: Diakonie-Verlag

Staub-Bernasconi S (2019) Menschenwürde – Menschenrechte – Soziale Arbeit. Die Menschenrechte vom Kopf auf die Füße stellen. Opladen, Berlin, Toronto: Barbara Budrich

Zirfas J (2011) Angewiesenheit und Stellvertretung. Perspektiven einer pädagogischen Anthropologie und Ethik. In: Ackermann KE, Dederich M (Hrsg.) An Stelle des Anderen. Ein interdisziplinärer Diskurs über Stellvertretung und Behinderung. Oberhausen: Athena, S. 87–106

6 Zugänge zur Lebenswelt von Menschen mit komplexem Unterstützungsbedarf jenseits von Verbalsprache

Imke Niediek

6.1 Beeinträchtigung der Kommunikation – ein komplexer Unterstützungsbedarf

Was ist eigentlich mit *komplex* gemeint? Beck und Franz konstatieren 2019, dass eine komplexe Beeinträchtigung sich dann ergäbe, »wenn die Diskrepanz zwischen Disposition und situativen Anforderungen in basalen, aber damit auch sehr zentralen Bereichen der Lebensführung erheblich ist und dies sowohl zu objektiven Belastungen als auch zu einem subjektiv erhöhten Belastungserleben mit Folgen für die Lebenschancen führt« (Beck & Franz 2019, S. 147). Komplexität entsteht also durch das jeweils konkrete Gefüge von psycho-physischen, individuell-biographischen und sozial-strukturellen-Faktoren (Beck & Franz 2019, S. 147, unter Bezugnahme auf Bach 1991). Hilfebedarfe müssen demnach sowohl quantitativ (z. B. in Stunden), wie auch qualitativ (z. B. spezifisches Know-how von Unterstützungspersonen) ermittelt werden und das daraus abzuleitende Hilfeangebot muss an seinen Folgen für die Lebensführung der Person bestimmt werden.

Konkret bedeutet dies, dass als komplexe Beeinträchtigung jene Lebenssituationen zu beschreiben sind, in denen eine Person auf Unterstützung in den Kernbereichen der Lebensführung angewiesen ist und daher das Unterstützungssetting Schnittstellenprobleme aufweist (z. B. Pädagogik – Pflege – medizinische oder psychotherapeutische Behandlung oder Therapie) (Rankin & Regan 2004). Derartige Unterstützungsleistungen sind durch häufigen und intensiven Kontakt zwischen der Person mit komplexem Unterstützungsbedarf und den Unterstützungspersonen über einen längeren Zeitraum gekennzeichnet (Rosengard et al. 2007). Deshalb muss das Unterstützungssetting (also z. B. die Wohnsituation) selbst im Hinblick auf den Nutzen, die Angemessenheit und die Wirksamkeit für die Lebenslage der Person untersucht werden.

Beck und Franz können in ihrer IMPAK-Studie herausarbeiten, dass aber die tatsächliche Lebenspraxis von Menschen mit komplexen Unterstützungsbedarfen unabhängig von der formalen Bestimmung des Wohnangebots (als ambulant oder stationär) durch die ständige Bewältigung struktureller Effekte gekennzeichnet ist: Soziale Beziehungen können nicht oder kaum selbst gewählt werden und soziale Netzwerke sind vergleichsweise reduziert. Auf diese Weise entstehen Lebenssituationen, in denen förderliche Beziehungen, Interaktion und Kooperation reduziert sind und individuelle Entwicklungsmöglichkeiten für die Person behindert werden. Vor diesem Hintergrund plädieren die Autor*innen dafür, die Kopplung von »niedriger Unterstützungsbedarf = ambulantes Unterstützungssetting« und »hoher Unterstützungsbedarf = stationäres Setting« aufzugeben, weil sie nicht geeignet ist, die Anforderungen an ein personzentriertes Unterstützungssetting für Menschen mit komplexem Unterstützungsbedarfen adäquat abzubilden (hierzu auch Niediek 2010, 2011).

Mit Hilfe dieser Annäherung an eine Definition »komplexer Beeinträchtigung« lässt sich die Lebenssituation von Personen beschreiben, deren Kommunikationsmöglichkeiten aufgrund kognitiver, motorischer oder psychischer Beeinträchtigungen reduziert sind. Kommunikation ist für sich genommen kein abgrenzbarer »Kernbereich der Lebensführung«, sondern ist vielmehr der Modus, über den die Lebensführung in allen Bereichen (z. B. Selbstversorgung, Arbeit, Wohnen, Freizeit) geregelt wird. Insofern rufen Beeinträchtigungen der Kommunikation zentrale Schnittstellenproblematiken für die gesamte Lebensführung hervor (Niediek & Hackstein 2010) und begründen einen komplexen Unterstützungsbedarf.

6.2 Wohnwünsche-Ermittlung an ihren Grenzen?

Die Lebensqualitäts- und Zufriedenheitsforschung, ebenso wie die Teilhabe- und Inklusionsforschung, haben sich bislang nur am Rande mit der Lebenssituation von Personen mit eingeschränkten lautsprachlichen Möglichkeiten beschäftigt (vgl. Dee-Price 2020). Dies begründet sich vor allem durch methodische Probleme, denn eine Person, die nicht mit Symbolen (wie Worte, Schrift oder konventionelle Gebärden) kommuniziert, kann auch kein Interview oder einen Fragebogen beantworten. Um das Problem zu umgehen, werden daher häufig Bezugspersonen als Stellvertreter*innen befragt. Stellvertreterbefragungen können allerdings nur in einem sehr eng begrenzten Rahmen valide Daten liefern: Sie können eingesetzt werden, wenn objektive Daten der Lebenssituation erfasst werden sollen. Die subjektiv empfundene Lebenswirklichkeit der betroffenen Personen können sie dagegen nicht hinreichend valide abbilden (vgl. Helmkamp 2000; Stancliffe 1999, S. 190 f.; Mileviciute & Hartley 2013, S. 11; Perry & Felce 2002, S. 453). Aufgrund dieser Schwierigkeiten werden in anderen Studien nur solche Personen direkt einbezogen, die über ausreichende lautsprachliche Fähigkeiten verfügen (z. B. Schäfers 2008; Dworschak 2004). Solche Eingrenzungen beinhalten die Annahme, dass die ermittelten Interessen und Perspektiven von Personen mit ausreichender Lautsprache auf den Personenkreis von Menschen mit Kommunikationsbeeinträchtigungen übertragbar wären.

Da allerdings Teilhabe und Ausschluss ganz wesentlich über Kommunikation hergestellt werden, erscheint diese Schlussfolgerung zu kurz: Wir leben in einer sozialen Welt, die sich ganz wesentlich über konventionelle Kommunikationsmodi, nämlich die gesprochene (oder geschriebene) Sprache organisiert. Paterson und Hughes (1999) betonen, dass Normen der Kommunikation und der körperlichen Interaktion ein Produkt der Bedürfnisse von Menschen ohne Behinderungserfahrungen sind. Sie bringen soziale Ordnung hervor, die die Teilhabemöglichkeiten von Menschen mit Kommunikationsbeeinträchtigungen reduzieren. Demnach sind es nicht die Beeinträchtigungen der Person, sondern Konventionen und Kommunikatiionsformen, die Störungen oder Ausschluss von Kommunikation hervorrrufen. Daher ist anzunehmen, dass sich die Lebenssituation von Menschen, die kaum oder gar nicht über konventionelle Kommunikationsmodi verfügen, von denen unterscheidet, die zwar auch einen komplexen Unterstützungsbedarf haben, sich aber sprachlich in der gesellschaftlich üblichen Weise ausdrücken können. Es ist also davon auszugehen, dass auch die Wohnwünsche dieses Personenkreises nicht deckungsgleich mit denen konventionell kommunizierender Peers sein müssen.

Wenn es also um den zentralen Lebensbereich des Wohnens geht, führt letztlich kein Weg daran vorbei, Methoden zu entwickeln, die es ermöglichen, die subjektiven Wahrnehmungen und Wünsche von Personen mit komplexem Unterstützungsbedarf auch jenseits symbolisch vermittelter Kommunikation (Sprache, Schrift, konventionelle Gebärden) zu ermitteln. Zugleich müssen wir uns von der Vorstellung lösen, wir könnten die Person einfach fragen und sie würde dann schon (für uns verständlich) antworten. Um andere Wege und Möglichkeiten zu entdecken, ist ein genauerer Blick darauf erforderlich, was die kommunikative Lebenssituation der Personen ausmacht, die über keine oder nicht ausreichende symbolische Kommunikation verfügen, um eine »normale« Befragung nach Wohnwünschen mitzumachen.

6.3 Kommunikative Kompetenz – individuelles Merkmal oder Gemeinschaftsprodukt?

Der Begriff Kommunikation »bezeichnet ein gemeinschaftliches Handeln, in dem durch die Verwendung von Zeichen (in Sprache, Gestik, Mimik, Schrift oder Bild) Gedanken, Ideen, Wissen, Erkenntnisse, Erlebnisse (mit)geteilt werden und auch neu entstehen« (ISB 2009, S. 15). Für eine gelingende Kommunikation müssen gemeinsame Zeichen erworben werden. Die Kommunikationspartner können einander nur verstehen, wenn die Bedeutung der Zeichen zur gemeinsamen Bedeutung geworden ist.

Kommunikative Kompetenz umfasst also sowohl das Verstehen von (gesprochener) Sprache, wie auch das Sprechen (bzw. Verwenden von alternativen Kommunikationsformen). Light und McNaughton (2014) differenzieren kommunikative Kompetenz noch weiter in linguistische, operative, soziale und strategische Aspekte sowie in psychosoziale Faktoren und Umweltfaktoren (Light & McNaughton 2014).

In der allgemeinen Definition von Kommunikation als »gemeinschaftliches Handeln« wird zudem deutlich, dass Kommunikation immer ein Gegenüber benötigt. Kommunikative Kompetenz kann deshalb auch nicht ausreichend als individuelles Merkmal einer Person (oder als Defizit einer Person) beschrieben werden, sondern ist immer abhängig von den jeweiligen Kommunikationspartner*innen und von den situativen und strukturellen Bedingungen (vgl. Heim et al. 2005; Braun 2005): Kommunikationspartner*innen ohne Beeinträchtigung unterschätzen beispielsweise häufig die Interessen und Kompetenzen der Person mit Beeinträchtigung, sie trauen ihr zu wenig zu oder Fragen nur nach Themen und Wünschen, die sie bereits kennen oder der Person unterstellen. Personen ohne Beeinträchtigung übersehen häufig die nicht sprachlichen Signale der Person mit Beeinträchtigung und reagieren nicht oder deuten sie falsch. Sie lassen der Person mit komplexer Beeinträchtigung zu wenig Zeit, füllen Pausen mit Kommentaren, Wiederholungen und Fragen und lenken dadurch die Person davon ab, eine Antwort zu finden. So versteht die Person mit komplexer Beeinträchtigung womöglich gar nicht, dass sie jetzt eigentlich »dran« wäre. Sie geben der Person mit komplexer Beeinträchtigung oft zu wenig Raum, um das Thema zu setzen oder das Wort zu ergreifen.

Bedarf an Unterstützter Kommunikation hat also sehr viel mehr mit den kommunikativen Kompetenzen des Umfeldes zu tun, als nur mit den Kompetenzen der Person mit Beeinträchtigung der Kommunikation.

> »Unterstützte Kommunikation umfasst die Ermittlung und Bereitstellung der Bedingungen für erfolgreiche Kommunikationsprozesse, sowohl hinsichtlich der Vermittlung von Inhalten als auch bezogen auf deren soziale Wirksamkeit« (Renner 2004, S. 101).

Damit wird für die Betroffenen und ihre Bezugspersonen eine effektivere Verständigung möglich und die soziale Integration erleichtert. Für die Ermittlung von Wohnwünschen bedeutet dies, Bedingungen herzustellen, die es der Person ermöglichen, sich auszudrücken. Es bedeutet aber auch, dass der Prozess nicht bei der Sammlung von Wünschen stehen bleiben darf, sondern mit dem Erleben verbunden werden muss, dass Wünsche ernst genommen werden und möglichst zeit- und situationsnah an der Verwirklichung von Wünschen gearbeitet wird (Niediek 2016a)

6.4 Alternative Zugänge zu Lebenswelt und Wohnwünschen

Deshalb werden nachfolgend entlang der Zielgruppen von Unterstützter Kommunikation nach Weid-Goldschmidt (2013) Anforderungen an das Umfeld formuliert, wie Situationen gestaltet werden können, die es der Person ermöglichen, sich auszudrücken und die es dem Umfeld erlauben, Wohnwünsche der Person zu erkennen. Die Zielgruppen sind dabei nicht trennscharf voneinander abgrenzbar.[11] Häufig zeigen Personen in den meisten Alltagssituationen Kompetenzen, die einer Gruppe zugeschrieben werden, sie können aber unter bestimmten Bedingungen auch andere (also mehr oder weniger) Kompetenzen zeigen. Diese Unbestimmtheit weist darauf hin, dass immer von einem Potential zur Entwicklung und zum Lernen auszugehen

---

11 Zudem funktioniert eine derart schematische Einteilung in Zielgruppen bei spezifischen Syndromen wie ASS und Rett-Syndrom aufgrund syndromspezifischer Besonderheiten, die auf die kommunikativen Kompetenzen ausstrahlen, nur sehr begrenzt.

ist, wenn die Kontextbedingungen Lernen und Entwicklung ermöglichen. Diese Kontextbedingungen zu identifizieren und zu stärken, kann eine zentrale Fragestellung bei der Ermittlung von Wohnwünschen darstellen.

6.4.1 Gruppe 1: Personen mit prä-intentionalen kommunikativen Kompetenzen

Diese Gruppe umfasst Personen, die über prä-intentionale Kompetenzen verfügen (Weid-Goldschmidt 2013). Sie nehmen ihre Umgebung wahr und zeigen unmittelbare körperliche Reaktionen, die vom Umfeld als Ausdruck von Wohlbefinden oder Ablehnung und Unwohlsein gedeutet werden können (Weid-Goldschmidt 2013). Das Befinden der Person drückt sich oft über den gesamten Körper aus, wird aber nicht bewusst oder gezielt kommuniziert, sondern äußerst sich in Form erworbener Schemata, Reflexen oder unmittelbar physischen Reaktionen. Diese können z. B. ein erhöhter oder reduzierter Muskeltonus sein, Lautieren, Gestikulieren, Grimassieren oder aber auch ein Schweigen, Beruhigen und Entspannen sein, sie können sich in Urinieren und Koten oder Erbrechen äußern, in selbst- und fremdverletzendem Verhalten oder im Aufsuchen körperlicher Nähe, Berührung, Flucht usw. Diese Auflistung zeigt, dass die Palette präverbaler Ausdrucksformen groß ist und der individuellen Interpretation durch das Umfeld bedürfen. Bei der Ermittlung von »Wohnwünschen« muss deshalb (in der Regel im Team) ein Verständigungsprozess darüber entstehen, wie die Äußerungen der Person verstanden werden sollen.

Personen der Gruppe 1 können sich oft an basalen Dialogen beteiligen, gesprochene Sprache, Bildkarten oder Gebärden werden aber (noch[12]) nicht verstanden. Wenn auf gesprochene Sprache reagiert wird, dann sind es häufig die emotionale Färbung der Stimme oder paraverbale Aspekte, der Rhythmus, die Lautstärke oder das Tempo der Sprache, die die Person wahrnimmt und auf die sie reagiert. Besonders wichtig ist daher der soziale Kontakt zu Bezugspersonen (Weid-Goldschmidt 2013).

Deshalb kann ein einfacher, aber wirkungsvoller Ansatz aus Australien hilfreich sein, um einen Zugang zur Lebenswelt der Person zu erlangen: Das HOP-Konzept von Foster (2008) fordert, einer Person mit komplexer Beeinträchtigung für zehn Minuten pro Tag 100 % der Aufmerksamkeit zu schenken. Das kann bedeuten, für zehn Minuten bei der Person zu sitzen, zu betrachten, was sie betrachtet, zu hören, was sie hört, zu fühlen, was sie fühlt. Im weiteren Verlauf können Kleinigkeiten in der Situation variiert werden, ein kleiner Dialog oder ein Wechselspiel entstehen. Einige Ideen für solche Interaktionen können sein: beobachten, wie sich Dinge im Raum bewegen, Gesicht an Gesicht sein, einander an den Händen berühren, die

---

12 Das (noch) soll eine Haltung zum Ausdruck bringen, dass Menschen grundsätzlich jeden Alters und jeder Ausgangslage fähig zu Lernen und Entwicklung sind, es aber Bedingungen braucht, die Lernen und Entwicklung ermöglichen. Insofern steckt in jeder Person das Potential, neue kommunikative Fähigkeiten zu erwerben, zu vertiefen. Ein Aspekt professionellen Handelns in der Arbeit mit Menschen mit komplexem Unterstützungsbedarf ist, die Person dabei zu unterstützen, dieses Potenzial zur Entfaltung zu bringen.

Hände drücken, mit den Armen schwingen, nach Dingen greifen, die Finger beobachten, winken, Geräusche machen, pusten, flüstern, zischeln.

Im Anschluss an die zehn Minuten werden Selbstbeobachtungen und die Beobachtungen zur gemeinsamen Interaktion notiert. Was habe ich gefühlt, gesehen, gehört, getan? Worauf hat die Person wie reagiert? Hat sie selbst Dinge initiiert? Wie ist die Interaktion verlaufen? Was hat sich im Verlauf der Situation verändert? Schien die Situation bedeutsam für die Person zu sein? Die regelmäßige Aufzeichnung der Beobachtungen hilft dabei, im Team die Signale der Person zu entschlüsseln und jene Situationen zu identifizieren und zu beschreiben, die die Person als angenehm oder unangenehm empfindet.

Personen der Gruppe 1 erkunden die Welt häufig insbesondere mit körpernahen Sinnen (Weid-Goldschmidt 2013). Dies bedeutet für die Ermittlung von Wohnwünschen, dass das aktuelle Wohnumfeld gemeinsam erkundet und »erlebt« werden sollte und der Person gezielt verschiedene haptische, akustische, olfaktorische und visuelle Angebote gemacht werden sollten (vgl. Voigt-Papke 2014; Hohenhaus-Thier 2011), um herauszufinden, welche Dinge, Materialien, Düfte, Temperaturen, Geräusche/Klänge usw. die Person bevorzugt. Wichtig ist hier auch abzuklären, ob ggf. eine Sinnesbeeinträchtigung oder eine Wahrnehmungs-Verarbeitungsstörung vorliegt, d. h. ob die Person Reize aus der Umwelt anders oder verzögert wahrnimmt und verarbeitet. In vielen Fällen benötigt die Person viel Zeit, um auf einen Reiz zu reagieren, so dass manche Verhaltensweise nur dann angemessen interpretiert werden kann, wenn sie nicht auf den aktuellen Moment, sondern auf die Situation vor einigen Minuten bezogen wird. Untersuchungen zeigen zudem, dass Personen der Gruppe 1 lernen können, Präferenzen auszudrücken und (Auswahl-)Entscheidungen zu treffen, wenn diese in den Alltag eingebaut sind, d. h., dass die Person Wahlmöglichkeiten und Kontrolle in täglichen Aktivitäten erhält. Dies ist umso wichtiger, je mehr die Person von der Unterstützung des Umfeldes abhängig ist (Guess et al. 2008).

Je geringer die individuellen kommunikativen Kompetenzen der Person sind, desto wichtiger ist darüber hinaus eine gegenständliche Biographiearbeit, also das bewusste Einbeziehen von Dingen, die früher im Leben der Person eine Rolle gespielt haben (eine Decke, ein Kleidungsstück, ein Gegenstand, ein Musikstück, Gerichte und Lebensmittel, der Besuch von Orten). Hier spielen auch Personen aus dem (früheren) Umfeld eine Rolle, da sie zu biographischen Stationen im Leben der Person befragt werden und aktuelles Verhalten aus früheren Begegnungen verständlich werden lassen können (Mangione 2018). Über-Mich-Bücher und Fotoalben mit Notizen können dabei helfen, die Ergebnisse dieser Recherche zu dokumentieren (Lindmeier & Oermann 2017).

6.4.2 Gruppe 2: Personen mit vorsymbolischen kommunikativen Kompetenzen

Die Gruppe 2 nach Weid-Goldschmidt (2013) kommuniziert im Gegensatz zur Gruppe 1 bewusst bzw. intentional, d. h. mit der Absicht, mit anderen zu kommunizieren. Personen dieser Gruppe zeigen Aufmerksamkeit gegenüber Kommunikationspartner*innen und einer gemeinsamen Situation, sie können Blickkontakt halten (wenn es die Sehfähigkeit und Motorik erlaubt) und sich in einer Interaktionssituation mit einer anderen Person abwechseln. Sie können einfache Spiele oder Aufgaben selbständig durchführen, wenn diese bekannt sind. Sie können Gegenstände oder Handlungen durch Gesten, zeigen, Mimik, lautieren usw. einfordern oder ablehnen. Deshalb können Personen der Gruppe 2 in stark routinisierten Alltagsabläufen sehr kompetent und selbständig erscheinen. Allerdings ist das Sprachverständnis im engeren Sinn eingeschränkt. Sie verstehen häufig lediglich Schlüsselwörter in der gesprochenen Sprache und erschließen aus dem situativen Zusammenhang, was von ihnen erwartet wird.

Dies ist insbesondere für die Verwendung von Ja-/Nein-Fragen (in der Ermittlung von Wohnwünschen) relevant (Kloe & Weid-Goldschmidt 2001): Diese Personen können zwar durch Gestik, Mimik oder Körperbewegung anzeigen, ob sie einen Gegenstand oder eine Handlung möchten oder ablehnen (intentionales Ja/Nein), auf richtig-oder-falsch-Fragen (assertives Ja/Nein) können sie aber in der Regel nicht adäquat antworten.

Beispiel

Joanna[13] bringt zum Ausdruck, dass sie Kaffee zum Frühstück super findet, indem sie am Frühstückstisch lächelt, sobald sie das Wort »Kaffee« hört. Sie zeigt, dass sie warme Milch eklig findet, indem sie das Gesicht verzieht oder sie reagiert gar nicht, weil sie mit dem Wort »Milch« (noch) nichts verbindet. Ja und Nein als ein abstraktes, mentales Konzept, das durch eine Gebärde, ein Wort oder eine Bildkarte ausgedrückt werden kann, wird von Joanna jedoch (noch) nicht verstanden. Wenn Joanna also gefragt wird, ob Kaffee eklig ist, dann wird sie nicht mit dem Kopf schütteln oder protestieren, sondern lächeln, weil sie das Wort Kaffee versteht und Kaffee doch so gerne mag.

Bei solchen assertiven Ja-/Nein-Fragen ist das, was »richtig« ist, für die Person nicht unbedingt positiv und das, was »falsch« ist, nicht unbedingt negativ (Ist deine Mutter im Krankenhaus? Hat es gestern geregnet?). Deshalb sind Ja-/Nein-Fragen für viele Menschen mit Kommunikationsbeeinträchtigungen schwierig zu beantworten.

Für die Ermittlung von Wohnwünschen empfiehlt es sich deshalb, auf Frage-Antwort-Formate weitgehend zu verzichten, da für die direkte Kommunikation mit dieser Gruppe gesprochene Sprache, Bildkarten oder Gebärden nur sehr begrenzt verwendet werden können. Sie können nur in konkreten Situationen und dort, wo sie bereits im Alltag regelmäßig auftauchen und gelernt wurden, verwendet werden – neue Symbole werden von Personen der Zielgruppe 2 nicht unmittelbar verstanden.

Zudem ist das kognitive Konzept, das hinter dem Begriff »Wunsch« steht, vergleichsweise abstrakt. Im Allgemeinen wird darunter heute das subjektive Begehren,

---

13 Der Name wurde frei erfunden.

Verlangen oder Sehnen einer Sache verstanden (DWDS o. J.). Damit handelt es sich bei einem Wunsch um eine vorgestellte Zukunft, die individuell positiv bewertet wird, also mehrere kognitive Prozesse beinhaltet, die im Rahmen einer Wunschermittlung auf den Lebensbereich Wohnen bezogen und (in welcher Form auch immer) zum Ausdruck gebracht werden muss.

Um dennoch eine Vorstellung davon zu erhalten, wie die Person ihre Gegenwart bewertet und was sie über ihre momentane Wohn- und Lebenssituation hinaus gerne hätte, bietet es sich an, diese Personen in gemeinsame Aktivitäten zu involvieren und ihr neue Erfahrungen zu ermöglichen. Aus der Beteiligung der Person in diese neuen Erfahrungsräume lässt sich dann erschließen, wie sie diese empfindet. Dafür sollte auf Mimik und Gestik, Zeigeblicke und Zeigegesten, Berührungen und Bewegungen der Person geachtet werden. Einige Personen lautieren oder verwenden Silbenketten und Protowörter (z. B. »mpf« für Essen, »wa, wa« für Hund). Zudem kann es hilfreich sein, sich von der Person Orte, Menschen und Dinge zeigen zu lassen, die sie mag, und eine Zeit lang »in ihren Schuhen zu laufen«, d. h. sie in ihrem Alltag zu begleiten. Wichtig ist dabei, der Person die Führung zu überlassen und bereit dafür zu sein, sich auf »unbekanntes Terrain« zu begeben.

Wenn es Fotoalben oder ein bebildertes Tagebuch oder ein Über-Mich-Buch gibt, können diese gemeinsam betrachtet werden. Die gemeinsame Betrachtung der Fotos im Anschluss kann sehr individuelle Eindrücke von der Lebenswelt der Person jenseits vorgefertigter Fragestellungen ermöglichen. Allerdings sollte vorher abgeklärt werden, ob die Person (bereits) Fotos als »Repräsentanten« von realen Dingen, Menschen, Orten usw. versteht.

Da Personen der Gruppe 2 aktiv (wenn auch vorsymbolisch) kommunizieren und die Situationen durchaus komplex und ereignisreich werden können, kann es sinnvoll sein, für derartige Erkundungen eine zweite Person hinzuziehen, die lediglich beobachtet oder (falls das Einverständnis der gesetzlichen Betreuung vorliegt) eine Videoaufnahme zu machen, um die Situation anschließend im Team auszuwerten.

6.4.3 Gruppe 3: Personen mit symbolischen kommunkativen Kompetenzen

Personen der Gruppe 3 können symbolisch kommunizieren, d. h. sie verwenden gesprochene Wörter, konventionelle Gebärden, Bildkarten oder elektronische Kommunikationshilfsmittel (Weid-Goldschmidt 2013). Deshalb kann diese Personengruppe einfache Fragen zu ihrer konkreten Lebenssituation und auch Ja-/Nein-Fragen in der Regel adäquat beantworten und Fragen können für die Ermittlung von Wohnwünschen genutzt werden. Wichtig ist, dass die verwendeten Symbole (Gebärden, Bildkarten) für Ja und Nein möglichst neutral gewählt werden, also Symbole, die unabhängig von dem konkreten Inhalt der Frage und der persönlichen/emotionalen Bedeutung für die Person für richtig bzw. falsch stehen (Schäfers 2009).

Allerdings entsprechen die kommunikativen Fähigkeiten der Personengruppe im Verständnis und im Gebrauch von Sprache nicht denen gleichaltriger Peers, also Personen in einer vergleichbaren Lebenssituation. Der Wortschatz ist deutlich reduziert, nicht immer verwenden die Personen Mehrwort-Aussagen oder grammatische Strukturen. Auch im Nutzen sozialer Skripte (Schiefele 2012) für die adäquate Verwendung von Sprache (z. B. um ein Paket an der Haustür anzunehmen oder im Waschsalon um Hilfe bei der Bedienung der Automaten zu bitten) können Schwierigkeiten und soziale und motivationale Probleme bestehen. Sprachliche Inhalte sind häufig an die konkrete Lebenssituation und an das »Hier und Jetzt« gebunden oder betreffen Erlebtes und Vergangenes.

Die Fragen sollten daher den Regeln für Leichte Sprache (https://www.leichte-sprache.org/die-regeln) entsprechen und den Erkenntnissen der Befragungsforschung zum Personenkreis (Niediek 2016a) angepasst werden. Zudem sollten in der Situation jene alternativen und ergänzenden Kommunikationsmittel zum Einsatz kommen, die die Person auch in ihrem Alltag verwendet und kennt. Daher ist es insbesondere dann, wenn die Person eine individuelle Strategie zu kommunizieren entwickelt hat, wichtig, sich in der Vorbereitung intensiv damit auseinanderzusetzen. Dennoch bleiben »Besonderheiten der Gesprächssituation«, die folgendermaßen zusammengefasst werden können (Heim et al. 2005; Braun 2005; Hörmeyer 2015; Simpson et al. 2000; Falkman et al. 2002; File & Todman 2002; Carter et al. 1996; Clarke & Kirton 2003; Pinto & Gartner 2014):

- Die Kommunikationsgeschwindigkeit ist deutlich reduziert. Normalerweise ist von einer Sprechgeschwindigkeit von 90–120 Wörtern pro Minute auszugehen. Menschen, die alternative Kommunikationsmittel verwenden, kommen nur in seltenen Ausnahmefällen auf über 30 Wörter pro Minute.
- Das Vokabular, das mit welchem Kommunikationsmittel auch immer ausgedrückt wird, ist deutlich begrenzt. (Z. B. Sessel, Hocker, Bank, Sofa, Couch sind alles Sitzmöbel – wenn die Person aber nur das Wort »Stuhl« auf ihrer Symboltafel hat, wie kann sie dann deutlich machen, dass sie sich einen roten Ohrensessel wünscht?)
- Der Gesprächsablauf verändert sich gegenüber den gewohnten Mustern der »mundsprechenden« Welt. Aus einem Frage-Antwort-Muster wird ein Hinweisen-Raten-Muster, denn aufgrund des begrenzten Vokabulars muss die Antwort oft gemeinsam entwickelt werden. Dies wird in der Unterstützten Kommunikation auch »Co-Konstruktion der Inhalte« genannt. Eine vollständige und unmittelbar verständliche Antwort der Person stellt eher die Ausnahme als die Regel dar.
- Die nonverbalen Signale der Person sind reduziert oder anders als gewohnt. Beispielsweise kann eine Person, während sie auf ihrem Sprachcomputer oder ihrer Symboltafel nach dem richtigen Wort sucht, keinen Blickkontakt zu ihren Gesprächspartner*innen herstellen. Fehlende kommunikative Erfahrungen führen dazu, dass die Person nur wenige Möglichkeiten kennt, wie sie z. B. ein Mißverständnis auflösen kann oder wie sie Kritik an ihren Unterstützungspersonen formulieren kann.
- Die hohe Abhängigkeit von Unterstützungspersonen kann zudem die Person in Dilemmasituationen bringen, etwas Negatives über Personen sagen zu müssen, die zugleich essentiell wichtig für die Bewältigung des eigenen Alltags sind.

Für die Gestaltung der Situation ist schließlich das Kommunikationssystem, das die Person ergänzend oder ersetzend zur Lautsprache verwendet, von der Illustration von Fragen oder Antwortmöglichkeiten durch Bilder und grafische Zeichnungen zu unterscheiden (mencap 2012, Hallbauer & Kitzinger 2016, Niediek 2016b). Das eine wird verwendet, um über das andere »sprechen« zu können!

Illustrationen können zwar das Frageverständnis erhöhen (Detheridge & Detheridge 2002), allerdings ist hier die Forschungslage uneindeutig (Poncellas & Murphy 2007; Zehntel 2010), denn es besteht immer das Problem, dass eine Illustration mehr Bedeutungsinhalte repräsentiert, als mit der Frage verbunden wird bzw. die Person sich auf einen bestimmten Aspekt der Illustration fokussiert, anstatt das Gesamtarrangement zu betrachten. Daher ist die Illustration von Fragen mit Hilfe von Bildkarten immer risikoreich, weil unklar bleiben kann, worauf die Person tatsächlich antwortet. Ein ähnliches Problem kann sich ergeben, wenn nicht mit grafischen Darstellungen, sondern mit Fotos gearbeitet wird: Fotos repräsentieren immer eine konkrete Person (meine Mitbewohnerin Sandra) oder Sache (mein Lieblingssessel). Zudem können Hintergründe oder Dinge, die sich auch auf dem Foto befinden, von dem zentralen Motiv ablenken. Für die Person mit komplexem Unterstützungsbedarf kann es deshalb schwierig sein, Fotos z. B. von unterschiedlichen Gebäuden als Repräsentanten für einen bestimmten Wohnstil zu verstehen.

Für die Illustration von Fragen und Antwortmöglichkeiten stehen inzwischen auch strukturierte Interviewsysteme wie PlanBE (Rehavista) oder Talking Mats (Talking Mats, dt. Übersetzung: Lauer 2018) zur Verfügung. Das Verständnis von grafischen Zeichen ist dabei nie voraussetzungslos, sondern muss immer erlernt werden (Niediek 2016b). Deshalb ist es auch für den Einsatz dieser Interviewsysteme wichtig, gemeinsam mit der Person die Bildsprache und die »Regeln« kennen zu lernen und zu erarbeiten.

Einige explorative Studien arbeiten mit der so genannten »Photovoice-Methode« (Cluley 2016; Dee-Price et al. 2020). Dabei wird der Person gezeigt, wie sie mit einer einfachen Kamera Fotos von ihrer Lebensumwelt machen kann, und dann gebeten, Menschen, Orte, Dinge, Situationen zu fotografieren, die ihr wichtig sind. Die gemeinsame Betrachtung der Fotos im Anschluss kann sehr individuelle Eindrücke von der Lebenswelt der Person jenseits vorgefertigter Fragestellungen ermöglichen.

6.4.4 Gruppe 4: Personen mit kommunikativen Kompetenzen der Peergroup

Die Personen in dieser Gruppe haben in der Regel ein weitgehend alters- und peergruppengemäßes Sprachverständnis entwickelt (Weid-Goldschmidt 2013). Die Bandbreite kognitiver Kompetenzen entspricht in dieser Gruppe der »Durchschnittsbevölkerung«, so dass auch renommierte Akademiker*innen (z. B. der verstorbene Astrophysiker Stephen Hawking) zu dieser Gruppe zählen. Sie verwenden alternative und ergänzende Kommunikationsmittel – häufig, weil aufgrund einer körperlichen Beeinträchtigung die Sprechmotorik eingeschränkt ist oder psychosoziale Belastungen sie am Sprechen hindern. Das Sprachverständnis entspricht aber in etwa dem anderer Menschen. Personen dieser Gruppe können zwar auch eine Lernschwierigkeit (bzw. so genannte geistige Behinderung) haben, häufiger ist jedoch von einer Bildungsbenachteiligung durch die eingeschränkten Kommunikationsmöglichkeiten auszugehen. So können viele Personen in dieser Zielgruppe lesen und schreiben und verwenden eine schriftbasierte (in der Regel elektronische) Kommunikationshilfe. Andere bevorzugen ein Kommunikationssystem auf der Basis grafischer Zeichen, weil es ihnen eine schnellere Kommunikation ermöglicht als ein schriftbasiertes System.

Aufgrund begrenzter Bildungserfahrungen hat gerade dieser Personenkreis häufig ein besonderes Interesse an Ereignissen und Personen in ihrer Umgebung. Dabei können Interessen und Themen so vielfältig sein, wie sie auch von Menschen ohne Beeinträchtigung bekannt sind. Aufgrund der zuvor bereits genannten strukturellen Bedingungen, in denen sich Menschen mit komplexen Unterstützungsbedarfen befinden, ist ihre Lebenssituation aber oft durch reduzierte soziale Kontakte (Beck & Franz 2019) und begrenzten Zugang zu Informationen der näheren und weiteren Umwelt sowie durch reduzierte Wahlmöglichkeiten zur Freizeitgestaltung gekennzeichnet (Schäfers 2008). Zudem bleiben auch für diesen Personenkreis in der Regel die bei Gruppe 3 genannten Besonderheiten der Gesprächssituation bestehen, so dass die Ermittlung von Wohnwünschen zeitintensiv und höchst individuell gestaltet werden muss. Vor diesem Hintergrund können Ideen und Ansätze, die insbesondere für die Gruppen 2 und 3 formuliert wurden, auch für Gruppe 4 als sinnvoll nutzbar betrachtet werden.

6.5 Konsequenzen für professionelles Handeln in der Wohnwünsche-Ermittlung

Kommunikationsbeeinträchtigungen betreffen nicht nur einen Kernbereich der Lebensführung, sondern liegen quer dazu und beeinflussen in umfassendem Maße die Lebenspraxis der betreffenden Personen. Da unser gesamtes Sozialleben verbalsprachlich organisiert ist, rufen sie einen Unterstützungsbedarf hervor, der insofern als komplex zu bezeichnen ist, als er an unterschiedlichsten Schnittstellen wirksam wird. Um die Wohnwünsche von Menschen mit Kommunikationsbeeinträchtigungen personzentriert erfassen zu können, ist es daher notwendig, sich von klassischen Methoden, die auf die gesprochene oder geschriebene Sprache setzen, zu lösen. Dies erfordert eine Haltung, die jedem Menschen das Potential zu Lernen und Entwicklung zugesteht und deshalb im Alltag vielfältige Erfahrungen und Wahlmöglichkeiten bereithält. Es erfordert, die Führung in der Situation der Person mit Behinderung zu überlassen und bewusst den Versuch zu unternehmen, Neues über die Person erfahren zu wollen. Es erfordert Zusammenarbeit im Team, um die Signale und Reaktionen der Person deuten zu können. Die Ermittlung von Wohnwünschen bedeutet auch Dokumentation, um der Person eine Biographie zu schenken, von der aus Wünsche für die Zukunft benannt werden können, insbesondere dann, wenn die Person selbst kein Konzept davon hat, was Zukunft und was

Wünsche sind. Es benötigt Kreativität, um Angebote zu gestalten und neue Erfahrungen zu ermöglichen. Wohnwünsche ermitteln bedeutet der Person Zeit und 100 % Aufmerksamkeit zu schenken, und sei es nur für zehn Minuten pro Tag.

Literatur

Beck I, Franz D (2019) Personenorientierung bei komplexer Beeinträchtigung. Herausforderungen für Handlungsspielräume und bedarfsgerechte Unterstützungssettings, Teilhabe, 58(4), S. 146–152

Braun U (2005) Besonderheiten der Gesprächssituation. In: Gesellschaft für Unterstützte Kommunikation e. V. (Hrsg.) Handbuch Unterstützte Kommunikation. 2. Aufl. Karlsruhe: von Loeper, S. 01.026.002–01.026.006

Carter M, Hotchkis GD, Cassar MC (1996) Spontaneity of Augmentative and Alternative Communication in Persons with Intellectual Disabilities: Critical Review, AAC Augmentative and Alternative Communication, 12(2), S. 97–109

Clarke M, Kirton A (2003) Patterns of interaction between children with physical disabilities using augmentative and alternative communication systems and their peers, Child Language Teaching and Therapy, 19(2), S. 135–151

Cluley V (2016) Using photovoice to include people with profound and multiple learning disabilities in inclusive research, British Journal of Learning Disabilities, 45, S. 39–46

Dee-Price BJM (2020) Social researchers and participants with intellectual disabilities and complex communication (access) needs: whose capacity? Whose competence? Research and Practice in Intellectual and Developmental Disabilities. DOI: 10.1080/23297018.2020.1788418

Dee-Price BJM, Hallahan L, Nelson Bryen D, Watson JM (2020) Every voice counts: exploring communication accessible research methods, Disability & Society. DOI: 10.1080/09687599.2020.1715924

Detheridge T, Detheridge M (2002) Literacy Through Symbols: Improving Access for Children and Adults. 2. Aufl. London: David Fulton

DWDS (Der deutsche Wortschatz von 1600 bis heute) (o. J.) Eintrag: Wunsch. Berlin-Brandenburgische Akademie der Wissenschaften (Hrsg.) Digitales Wörterbuch der deutschen Sprache (https://www.dwds.de/wb/dwb/Wunsch, Zugriff am: 20.02.2021)

Falkman KW, Dahlgren Sandberg A, Hjelmquist E (2002) Preferred communication modes: prelinguistic and linguistic communication in non-speaking preschool children with cerebral palsy, International Journal of Language and Communication Disorders, 37(1), S. 59–68

File P, Todman J (2002) Evaluation of the Coherence of Computer-Aided Conversations, AAC Augmentative and Alternative Communication, 18(4), S. 228–241

Foster S (2008) HO: Hanging Out Programm: Interaction for people at risk of isolation. Eltham North (self-published) (https://cddh.monashhealth.org/wp-content/uploads/2016/11/hop-booklet.pdf, Zugriff am: 10.05.2021)

Guess D, Benson A, Siegel-Causey E (2008) Concepts and issues related to choice making and autonomy among persons with severe disabilities, Research and Practice for Persons with Severe Disabilites, 33(1-2), S. 75–81

Hallbauer A, Kitzinger A (2016) Vom Zeichen zum Symbol: Bedeutungserwerb in Lautsprache und Unterstützter Kommunikation, Unterstützte Kommunikation, 21(4), S. 33–38

Heim M, Jonker V, Veen M (2005) COCP: Ein Interventionsprogramm für nicht sprechende Personen und ihre Kommunikationspartner. In: Gesellschaft für Unterstützte Kommunikation e. V. (Hrsg.) Handbuch Unterstützte Kommunikation. 2. Aufl. Karlsruhe: Von Loeper, S. 01.026.007–01.026.015

Hohenhaus-Thier P (2011) Schüsselgong und Sockenball: Spielmaterialien aus Haushalt, Baumarkt und Büro. Dortmund: Verlag modernes lernen

Hörmeyer I (2015) Der Einsatz von Körper und Maschine in der Unterstützten Kommunikation. Eine konversations-analytische Untersuchung. Reihe: Empirische Kommunikationsforschung im Gesundheitswesen (EKiG) Band 4. Mannheim: Verlag für Gesprächsforschung

ISB – Staatsinstitut für Schulqualität und Bildungsforschung (Hrsg.) (2009) Unterstützte Kommunikation in Unterricht und Schule. München: Hintermaier Alfred Offsetdruckerei + Verlag

Kloe M, Schönbach K, Weid-Goldschmidt B (2001) Wenn ich dich doch nur fragen könnte, ob du Cola trinken möchtest! – Kommunikationstherapie für Menschen, die noch kein vollständiges JA-NEIN-Konzept entwickelt haben. In: Boenisch J, Bünk C (Hrsg.) Forschung und Praxis der Unterstützten Kommunikation. Karlsruhe: von Loeper, S. 223–237

Lauer N (2018) Talking Mats App – jetzt in deutscher Sprache, Forum Logopädie, 2(32), S. 19–21. DOI: 10.2443/skv-s-2018-5302018020

Light J, McNaughton D (2014) Communicative Competence for Individuals who require Augmentative and Alternative Communication: A New Definition for a New Era of Communication?, Augmentative and Alternative Communication, 30(1), S. 1–18. DOI: 10.3109/07434618.2014.885080

Mangione C (2018) Familien mit ›geistig behinderten‹ Angehörigen: stellvertretende biographische Arbeit, Handlungsparadoxien und Dillemata. Opladen, Berlin, Toronto: Barbara Budrich

Mencap (Hrsg.) (2012) Am I making myself clear? Mencap's guidelines for accessible writing (https://issuu.com/gemmaorp/docs/making-myself-clear, Zugriff am: 15.05.2021)

Niediek I (2010) Das Subjekt im Hilfesystem. Eine Studie zur Individuellen Hilfeplanung im Unterstützten Wohnen für Menschen mit einer geistigen Behinderung. Wiesbaden: VS

Niediek I (2011) Das Subjekt in der Hilfeplanung. In: Flieger P, Schönwiese V (Hrsg.) Menschenrechte, Integration, Inklusion. Aktuelle Perspektiven aus der Forschung. Bad Heilbrunn (Obb.): Klinkhardt, S. 75–82

Niediek I (2016a) Wer nicht fragt, bekommt keine Antworten – Interviewtechniken unter besonderen Bedingungen, Zeitschrift für Inklusion, 9(4) (http://www.inklusion-online.net/index.php/inklusion-online/article/view/323/275, Zugriff am: 22.03.2016)

Niediek I (2016b) Zeichen, Piktogramme & Co in der Unterstützten Kommunikation, Unterstützte Kommunikation, 21(4), S. 6–16

Niediek I, Hackstein J (2010) Recht auf Kommunikation – Ein Recht auf Unterstützung von Kommunikation?! In: Gesellschaft für Unterstützte Kommunikation e. V. (Hrsg.) Handbuch Unterstützte Kommunikation. 7. Nachlieferung. Karlsruhe: von Loeper, S. 16.017.001–16.023.001

Paterson K, Hughes B (1999) Disability Studies and Phenomenology: The carnal politics of everyday life, Disability & Society, 14(5), S. 597–610. DOI: 10.1080/09687599925966

Pinto M, Gardner M (2014) Communicative interaction between a non-speaking child with cerebral palsy and her mother using an iPad™, Child Language Teaching and Therapy, 30 (2), S. 207–220. DOI 10.1177/0265659013518338

Poncelas A, Murphy G (2007) Accessible Information for People with Intellectual Disabilities: Do Symbols Really Help?, Journal of Applied Research in Intellectual Disabilities, 20(5), S. 466–474 (https://doi.org/10.1111/j.1468-3148.2006.00334.x)

Rankin J, Regan S (2004) Meeting complex needs: The future of social care. London: The Institute for Public Policy Research and Turning Point

Rosengard A, Laing I, Ridley J, Hunter S (2007) A literature review on multiple and complex needs. Scottish Executive Social Research, Edinburgh (http://www.gov.scot/Resource/Doc/163153/0044343.pdf, Zugriff am: 31.05.2021)

Schäfers M (2009) Methodenforschung zur Befragung von Menschen mit geistiger Behinderung, Heilpädagogische Forschung, 35(4), S. 213–227

Schiefele C (2012) Die Bedeutung von Alltags- und Spielformaten für die Erweiterung sprachlich-kommunikativer Fähigkeiten. Herbolzheim: Centaurus Verlag & Media

Simpson KO, Beukelman DR, Sharpe T (2000) An Elementary Student with Severe Expressive Communication Impairment in a General Education Classroom: Sequential Analysis of Interactions, Augmentative and Alternative Communication, 16(2), S. 107–121

Voigt-Papke G (2005) Gestalten mit einfachen Mitteln. Weinheim: Beltz/Juventa

Weid-Goldschmidt B (2013) Zielgruppen Unterstützter Kommunikation. Karlsruhe: von Loeper

Zentel P (2010) Zur Bedeutung von multiplen Repräsentationen beim Lernen mit Computer und Internet für Menschen mit geistiger Behinderung. Dissertation. Eberhard-Karls-Universität Tübingen. [The significance of multiple representations for learning with computers and internet for people with intellectual disabilities] (Doctoral dissertation, Eberhard-Karls-University Tübingen, Germany). (http://nbn-resolving.de/urn:nbn:de:bsz:21-opus-53907, Zugriff am: 31.05.2021)

7 Ein mehrdimensionales Modell von Partizipation

Gudrun Dobslaw

7.1 Partizipation – Konjunktur und Konfusion eines gesellschaftlichen Leitbegriffs

Partizipation in der Sozialen Arbeit und ihrer Forschungszusammenhänge umzusetzen, ist kein neuer Gedanke, sondern basiert auf frühen Ansätzen des Action Research, die u. a. von Kurt Lewin (1946) für die Forschung geprägt wurden, oder auf sozialwissenschaftlichen Theorien, die sich ausdrücklich auf die lebensweltliche Perspektive der Adressat*innen Sozialer Arbeit beziehen, wie beispielsweise von Thiersch (Grunwald & Thiersch 2018). Sowohl in der Sozialen Arbeit wie auch in ihren Forschungszusammenhängen durchlebte der Partizipationsbegriff dabei bis heute sehr unterschiedliche Entwicklungen, Schwerpunktsetzungen (einen guten Überblick gibt dazu von Unger 2014) und Operationalisierungsversuche in Theorie und Praxis (Bergold & Thomas 2020). Da sich sowohl für die Sozialarbeiterische Praxis wie auch für die Forschung in diesem Bereich ähnliche Herausforderungen für die begriffliche Einordnung und auch Umsetzung von Partizipation ergeben, werden diese beiden Handlungsfelder hier zusammengefasst.

Die Heterogenität der vorliegenden Diskurse in den unterschiedlichen Handlungsfeldern lässt eine einheitliche Bestimmung des Begriffs Partizipation nicht zu (siehe u. a. Götsch et al. 2012). Alle diese Ansätze klären jedoch jeweils für sich, was unter Beteiligung verstanden wird, welche Voraussetzungen Beteiligung braucht und wie sie in spezifischen Kontexten umgesetzt wird oder werden kann. Je nach (fach-)wissenschaftlichem Diskurs erhält Partizipation seine eigene Bedeutung durch den Bezugsdiskurs, in den der Begriff eingebettet ist und in dem er verwendet wird (vgl. grundsätzlich Goodman 1990, S. 14 ff.). Wird beispielsweise der Schwerpunkt auf eine demokratietheoretische Perspektive gelegt, dann definiert sich Partizipation über die Möglichkeit, gesellschaftliche Prozesse mitzugestalten, und wird messbar und auch bestimmbar über die zur Verfügung stehenden Beteiligungsverfahren und die Entscheidungsspielräume des Einzelnen. Gibt es nichts zu entscheiden und auch keinen Ort dafür, verliert der Begriff Partizipation hier seine Bedeutung.

Der jeweilige Diskurs stellt auch das Sprachrepertoire zur Verfügung. Im Kontext von Diskussionen zu gesellschaftlicher Teilhabe von Menschen mit Behinderung geht der Partizipationsbegriff in den Teilhabebegriff über (Bartelheimer et al. 2020), die Bedeutungen verschmelzen miteinander. In der Sozialgesetzgebung werden die beiden Begriffe teilweise auch synonym verwendet, hier findet also gar keine Differenzierung mehr statt (z. B. in der UN-BRK oder im Sozialgesetzbuch XII), was auch der Tatsache geschuldet ist, dass im Englischen neben dem Begriff *participation* kein Äquivalent zum Begriff Teilhabe existiert.

Zudem werden durch den jeweiligen Diskurs auch die funktionale und strategische Position des Begriffs Partizipation festgelegt sowie Kriterien der (legitimen) Verwendung und Bedingungen seiner Geltung. In Diskursen, die sich beispielsweise auf pädagogische Handlungsfelder beziehen, beinhaltet der Partizipationsbegriff eine Sozialisationskomponente, wenn Kinder an demokratische Strukturen und Prozesse herangeführt werden sollen (Knauer & Sturzenhecker 2013), wie es bei Kinderparlamenten der Fall ist. Partizipation ist hier eingebettet in einen Bildungskontext und verfolgt das Ziel, Kinder auf ihre Bürger*innenrolle in einer demokratischen Gesellschaft vorzubereiten. Partizipation gilt hier als erlernbar und muss geübt werden.

> Durch den Diskurs, in dem Partizipation angesiedelt ist und seine Verwendung findet, ergibt sich also der Bedeutungszusammenhang. Aus der Tatsache, dass das gleiche Wort verwendet wird, folgt nicht, dass das Wort die gleiche Bedeutung hat.

Auch wenn in neuerer Zeit der Frage von Partizipation in Forschung und Praxis vermehrt wieder Aufmerksamkeit geschenkt wird, wird der Bedeutungszusammenhang im jeweiligen Diskurs nicht immer deutlich. Anstelle einer begrifflichen Klärung wird über den Versuch, Dimensionen partizipativen Handelns im Kontext der Sozialen Arbeit herauszuarbeiten, die Komplexität dieser Thematik deutlich, und damit auch die Herausforderungen, die mit der Bestimmung und Umsetzung von Partizipation in der Praxis verbunden sind. Diese beziehen sich sowohl auf strukturelle Merkmale, wie Settinggestaltung, Zeitvorgaben oder organisationale Bedingungen (Straßburger & Rieger 2014), wie auch auf den gesamten Prozess selbst, beispielsweise inwiefern gemeinsame Aushandlungsprozesse die Grundlage für das gemeinsame Handeln darstellen (siehe Hauser 2020; von Unger 2014).

Mit dem vorliegenden Beitrag soll der Versuch unternommen werden, sich dem Bedeutungskern von Partizipation am Beispiel von vier verschiedenen Diskursen im Kontext der Sozialen Arbeit und ihrer Bezugswissenschaften zu nähern, indem der semantische Raum näher bestimmt wird, der mit dem jeweiligen Diskurs abgedeckt wird. Die Herausforderungen für partizipatives Handeln und auch die Entscheidungen, die getroffen werden müssen, lassen sich auf diese Weise für den jeweiligen Diskurs herauskristallisieren und näher bestimmen.

Da Partizipation immer auf Beteiligung zielt, wurden die hier ausgewählten Diskurse unter dem Aspekt analysiert, wie der Subjektbegriff im Diskurs verankert ist, also wie diejenigen, denen Partizipation ermöglicht werden soll, konzeptionell gefasst werden: als Subjekte verfasster Rechte, als Akteure in asymmetrischen Aushandlungsprozessen, als begründungsfähige Vertreter eigener und weiterer Interessen) oder als Beteiligte in Prozessen sozialer Interaktion mit ggf. »less-than-full membership«.

Dazu werden im Folgenden der demokratietheoretische Diskurs (▶ Kap. 7.2.1), der machtreflexive Diskurs (▶ Kap. 7.2.2), der professionale Diskurs (▶ Kap. 7.2.3) und der interaktionstheoretische Diskurs (▶ Kap. 7.2.4) vorgestellt. Es geht hier ausdrücklich nicht darum, in eine inhaltliche Auseinandersetzung einzelner Diskurse einzusteigen, und es ist auch nicht das Anliegen, den Diskurs in seiner Vollständigkeit oder im Anwendungsbezug vorzustellen. Ausreichend für die hier vorliegende Argumentation ist es, wenn der Stellenwert und der Bedeutungsgehalt des Begriffs Partizipation sichtbar werden.

7.2 Semantiken des Partizipationsbegriffs

7.2.1 Demokratietheoretische Semantik

Der demokratietheoretische Diskurs lässt sich als »politische Theorie« charakterisieren und beinhaltet für die Mitglieder demokratischer Gesellschaften den Grundsatz von Gleichheit und Freiheit und die Möglichkeit, sich an demokratischen Entscheidungsprozessen zu beteiligen bzw. zu partizipieren (Stark 2019, S. 11). In demokratisch verfassten Gesellschaften ist Partizipation damit ein sozialpolitischer Imperativ und »Ausdruck des Grundrechts auf persönliche Freiheit, Selbstbestimmung und freie Entfaltung der Persönlichkeit« (Schnurr 2018, S. 633) sowie von Menschenrechten, Würde und Emanzipation (Oehler 2018, S. 261 ff.). Das gilt für alle Gesellschaftsmitglieder, unabhängig von sozialer Stellung (Geisen et al. 2013, S. 11) oder gesundheitlicher Beeinträchtigung (Tielking 2018).

Sowohl in demokratietheoretischen Diskursen wie auch in Demokratien als Organisationsform gesellschaftlichen Zusammenlebens werden dabei sehr unterschiedliche Strukturvarianten diskutiert und praktiziert (einen guten Überblick bietet u. a. Renn 2008), die ein jeweils unterschiedliches Verständnis von Beteiligung und Beteiligungsformen ihrer Gesellschaftsmitglieder zugrunde legen (Offe 2003; Schmidt 2008). Allen gemeinsam ist, dass Partizipation inhärenter Bestandteil einer Demokratie ist oder sein sollte (siehe dazu den Überblick über die historische Entwicklung bei Oehler 2018).

> Die Beteiligung an demokratischen Entscheidungsprozessen – unabhängig davon, wie sie gestaltet sind – setzt voraus, dass es für die Gesellschaftsmitglieder erstens etwas zu entscheiden gibt, also verschiedene Möglichkeiten zur Wahl stehen: Gibt es keine Auswahl, macht Partizipation keinen Sinn, weil es nichts zu entscheiden gibt. Zweitens müssen Entscheidungsprozesse für die Gesellschaftsmitglieder zugänglich sein, und schließlich müssen sie in der Lage sein, sich eine Meinung dazu zu bilden, für welche der zur Verfügung stehenden Alternativen sie sich entscheiden wollen (Nieß 2016, S. 131).

Nehmen die Gesellschaftsmitglieder ihre Möglichkeiten nicht wahr, an Entscheidungen mitzuwirken, stehen Demokratien auf dem Prüfstand. Partizipation eröffnet somit nicht nur Mitbestimmungs-, Entscheidungs- und Gestaltungsmöglichkeiten für jeden Einzelnen, sondern über Partizipation werden demokratische Strukturen konstituiert und reproduziert. Die Mitwirkung oder Partizipation nimmt folglich für Demokratien und damit auch den demokratietheoretischen Diskurs eine zentrale Rolle mit Blick auf deren Legitimität ein (Alcántara et al. 2016, S. 26).

Die Annahme eines freien, autonomen und demokratischen Subjekts ist der Kern des demokratietheoretischen Diskurses. Die mit Hilfe demokratischer Instrumente selbst geschaffenen Strukturen (z. B. Gesetze) bilden dabei den Rahmen und auch die Begrenzung, innerhalb dessen sich die Subjekte bewegen (dürfen) (Oehler 2018, S. 60 ff.). Mit dem Partizipationsbegriff ist hier die Vorstellung der Transformation von Staatsbürgern hin zur »Selbstverwirklichung des Menschen« (Barber 1994, S. 207) verbunden. Mit dieser Vorstellung rückt das Subjekt ins Blickfeld: Partizipation schafft, so Barber (1994), politische Verhältnisse, in denen sich »abhängige, private Individuen in freie Bürger und partikulare wie private Interessen in öffentliche Güter« (Barber 1994, S. 121) wandeln.

Im demokratietheoretischen Diskurs lässt sich der Ausdruck Partizipation somit inhaltlich durch Stichwörter wie »Emanzipation«, »soziale Gerechtigkeit«, »Mündigkeit«, »Selbstbestimmung«, »Individualität«, »Autonomie« und »gerechter Staat« charakterisieren (Alcántara et al. 2016, S. 68 ff.). Er ist dem Geltungskriterium rationaler Überzeugung verpflichtet: Es wird dargelegt, warum es vernünftig ist, Partizipation zur politischen Gestaltungsvorstellung zu erheben. Partizipation hat in diesem Diskurs den Status einer (guten) Idee. Über Beteiligung werden die Ausbildung und Weiterentwicklung von politischen Prozessen ermöglicht. Sie stärkt damit die demokratischen Grundlagen und das Selbstverständnis von Demokratie.

Die Güte dieser (guten) Idee ergibt sich aus der Erfüllung der Geltungsbegründung. Die kann sich Nieß (2016) zufolge auf unterschiedliche Aspekte beziehen: Ist Partizipation für eine Gesellschaft Ziel und Wert an sich, weil Partizipation die Freiheit und auch die Lebensform in der Gemeinschaft beinhaltet und deshalb eine möglichst umfassende Beteiligung aller Bürger*innen ermöglicht werden sollte, dann entsteht ein *normatives Partizipationsverständnis*, aus dem sich Programm und Instrumente ableiten lassen.

Unter Gesichtspunkten der Gestaltungsvorstellungen (was getan werden sollte) erhält Partizipation den Status eines *Programms*, das normativen Vorgaben zu folgen hat. Die Umsetzbarkeit von bürgerlich verbrieften Rechten im Rahmen einer demokratischen Gesellschaft betrifft dagegen das *instrumentelle Partizipationsverständnis*. Über geeignete Verfahren und Instrumente (z. B. Wahlen) soll die Realisierung dieser Rechte ermöglicht werden (Nieß 2016, S. 72 ff.). Ideen zum Wesen von Partizipation – hier im demokratietheoretischen Diskurs – sind jedoch nie »praktisch« und müssen es als Nachweis ihrer Güte auch nicht sein. Fragen der Umsetzung eines solchen Programms oder gar Schwierigkeiten seiner Realisierung im Alltag der mit ihrer Praxis befassten Akteure spielen unter Gesichtspunkten theorieorientierter Geltung keine vorrangige Rolle.

Gleichzeitig oder auch trotzdem haben gute politische Ideen und ihre Programme normatives Gewicht. Aus diesem Gewicht erfolgt der Auftrag zur Realisierung und findet seinen Niederschlag in Verordnungen, Gesetzgebungen und Verfahren. Wie diese Realisierung erfolgt, ist nicht mehr »Sache des Diskurses«, sie wird Angelegenheit derjenigen Ebene, auf der die Umsetzung erfolgen soll, beispielsweise in Handlungsfeldern der Sozialen Arbeit oder im Forschungskontext. Erst auf der Umsetzungsebene wird Partizipation damit auch (prinzipiell) messbar.

> Der Bedeutungskern von Partizipation im demokratietheoretischen Diskurs bezieht sich demnach vor allem auf die Rechte von benachteiligten Personengruppen und ihre Beteiligung an gesellschaftlichen Prozessen. Partizipation stellt hier einen Schlüsselbegriff dar und ist als Aufforderung für und Anforderung an das Handeln der Akteure in den unterschiedlichen Handlungsfeldern zu verstehen (Olk & Hübenthal 2013), Partizipation zu ermöglichen. Zentral sind hier Konzepte wie Empowerment, Stärkung von Selbstwirksamkeit und Autonomie. Insofern ist der demokratietheoretische Diskurs für die Soziale Arbeit als Profession und ihrer Forschungsbezüge zentral, weil grundlegende demokratische Werte zielführend und auch handlungsleitend sind und sich in der Praxis und in der partizipativ angelegten Forschung wiederfinden sollten.

Der Auftrag der Sozialen Arbeit besteht darin, durch die Unterstützung (sozial) benachteiligter Bevölkerungsgruppen zum Empowerment und zur Demokratisierung der Gesellschaft beizutragen und dabei die Normen und Werte, die sich u. a. in der Sozialgesetzgebung niederschlagen, anzuwenden (Wagner 2013; Oehler 2018). Partizipation als gesellschaftlicher Leitbegriff wird auf dieser Grundlage in fachwissenschaftlichen Konzepten der Sozialen Arbeit (Scheu & Autrata 2013; Rathgeb 2012) und ihrer Bezugsdisziplinen diskutiert, beispielsweise für Behinderung (Nieß 2016; Rambausek 2017) oder frühkindliche Erziehung (Regner & Schubert-Suffrian 2015; Dobrick 2016; Knauer & Sturzenhecker 2013), aber auch in forschungsmethodischen Diskursen (siehe u. a. von Unger 2014; Bergold & Thomas 2012, 2020).

Das Subjekt bestimmt sich in diesem Ansatz über seine Mitgliedschaft in einer demokratischen Gesellschaft und die Möglichkeiten, über geregelte Beteiligungsverfahren Einfluss zu nehmen (beispielsweise durch die Mitgliedschaft in entsprechenden Parteien oder Gremien). »Auf der Subjektebene wird damit der Aspekt der Entwicklung von Menschen durch Partizipation zentral« (Nieß 2016, S. 124). Denn mit der Auseinandersetzung zu demokratischen Strukturen und Verfahren und deren Mitgestaltung entwickelt sich auch das Subjekt. Gleichwohl bleibt der Subjektbegriff unbestimmt: »Wie [...] diese Entwicklungsprozesse aus Perspektive der Subjekte näher zu beschreiben und zu rekonstruieren sind, darüber lassen sich anhand demokratietheoretischer Ansätze keine Aussagen ableiten. Trotz der zentralen Rolle, die der Blick auf Individuen in [den] Ansätzen einnimmt, bleibt hier eine Lücke [...]« (Nieß 2016, S. 126).

7.2.2 Die machtreflexive Semantik

Aus einer demokratietheoretischen Perspektive heraus ist die Frage der grundsätzlichen Beteiligung und ihrer Verfahrensweisen zentral, geklärt werden muss aber die

Frage der Machtverteilung: Wer hat die Möglichkeit, an einem demokratischen Prozess teilzunehmen? Bestehen für jedes Gesellschaftsmitglied die gleichen Chancen? Sind die Prozesse transparent gestaltet? (Alcántara et al. 2016, S. 75) Und letztlich: Wer darf wie viel bestimmen? Der machtreflexive Diskurs thematisiert Fragen der sozialen Gerechtigkeit, sozialen Ungleichheit und Menschenrechte (von Unger 2014, S. 1) in Kontexten asymmetrischer Beziehungen oder benachteiligender Strukturen.

Machtkonstellationen bzw. asymmetrische Beziehungen finden sich in allen Bereichen gesellschaftlichen Lebens, auch Kooperationsbeziehungen zwischen Professionellen und den sogenannten Adressat*innen der Sozialen Arbeit zeichnen sich durch eine asymmetrische Beziehung aus (Dobslaw & Pfab 2015; Götsch et al. 2012; für andere Handlungsfelder beispielsweise Hitzler & Messmer 2015; Bromme & Jucks 2014). Diese ergeben sich aus den jeweiligen – festgelegten – Funktionen und Befugnissen, die mit dem professionellen Status verbunden sind, und auch aus den vor diesem Hintergrund entwickelten Habitus und Interaktionsmustern. Im Sinne des machtreflexiven Diskurses gilt es, diese Machtverhältnisse zu identifizieren und (möglichst) aufzuheben, indem diejenigen, denen Zugänge zu gesellschaftlichen Teilsystemen verweigert werden, be- oder ermächtigt werden.

Für die Soziale Arbeit und in diesbezüglichen Forschungskontexten ist die Sprachfigur der »Augenhöhe« diskursleitend, durch die das angestrebte Interaktionsverhältnis charakterisiert werden soll. Ein wesentliches Merkmal dieser Kooperationsbeziehung besteht darin, dass alle beteiligten Perspektiven »zu Wort« kommen sollen und eine wechselseitige Perspektivenübernahme möglich wird.

Gegenstände der Reflexion sind dementsprechend die situativ sich entwickelnden Machtstrukturen im jeweiligen Kontext oder Setting und die Maßnahmen, die der individuellen oder kollektiven Selbstbefähigung und Beteiligung dienen sollen, um Machtverhältnisse aufzuheben, so dass alle »zu Wort« kommen.

> Die Reflexion von Machtbeziehungen beinhaltet mindestens zwei Akteur*innen, eine*n, der*die Macht ausüben kann und eine*n, der*die nicht über die Voraussetzung verfügt, Macht auszuüben. Insofern lässt sich Partizipation in einem Spannungsfeld zwischen diesen beiden Polen ansiedeln. Partizipation wird damit zu einem relationalen Begriff und abhängig von der Ausprägung des jeweiligen Pols.

Ein Modell, das versucht dieses Spannungsverhältnis abzubilden, ist das Stufenmodell von Straßburger & Rieger (2014), ursprünglich von Arnstein (1969) entwickelt, von Wright, Block und von Unger (2007) weiterentwickelt und von Straßburger & Rieger und 2015 von Fritz um die institutionelle Seite ergänzt. Anhand dieses Modells sollen Fälle von Partizipation in dem Spannungsfeld von Machtverteilung zwischen Klient*innen und Institution als rahmengebendes Setting mit Regeln und Vorgaben eingeordnet und hinsichtlich ihrer Umsetzungsqualität bewertet werden können.

> **Stufenmodell von Partizipation (Straßburger & Rieger 2014, S. 232 f.)**
>
> Link zur Abbildung: Die Partizipationspyramide von Straßburger und Rieger, http://www.partizipationspyramide.de/, Zugriff am: 25.10.2021
> Enthalten in: Straßburger G, Rieger J (2014) Partizipation kompakt – Komplexe Zusammenhänge auf den Punkt gebracht. In: Straßburger G, Rieger J (Hrsg.) Partizipation kompakt. Für Studium, Lehre und Praxis sozialer Berufe. Weinheim, Basel: Beltz Juventa, S. 230–240

Partizipation wird in diesem Modell als Zusammenwirken von Rahmenbedingungen, Ressourcen und persönlichen Voraussetzungen und Interessen gedacht: Handlungsspielräume für Partizipation bestehen nicht per se, sondern werden von außen zur Verfügung gestellt. Durch die Verknüpfung mit den zur Verfügung gestellten Rahmenbedingungen greift das Modell den Aspekt der Machtbeziehungen auf. Diesen gilt es insbesondere für diejenigen, die den Rahmen für Partizipation setzen, zu reflektieren. Dazu gehören Fragen wie: Wie viel Gestaltungsfreiheit und damit auch wie viel Gestaltungsmacht gebe ich ab bzw. bin ich bereit zu teilen? Welche Entscheidungen werden für wen freigegeben? usw. Hier ergibt sich ein klarer Bezug zum eigenen Verständnis eines demokratischen Miteinanders.

Um diese Spielräume zum Zwecke der Partizipation in Anspruch zu nehmen, soll oder muss der Wille und die Kompetenz der Individuen – hier: Klient*innen – vorhanden sein, diese tatsächlich zu nutzen. Hier wird nicht an dem eigenen Demokratieverständnis angesetzt, sondern bei dem oftmals fehlenden Bewusstsein von Klient*innen, sich für ihre Rechte als Bürger*innen einsetzen zu dürfen und zu können. Allein darüber ergibt sich eine bedeutsame Asymmetrie, die es aufzulösen gilt und die sich im Partizipationsbegriff abbildet.

Eine konstruktive und zielführende Verknüpfung zwischen institutionellen Vorgaben, normativen Forderungen nach Beteiligung von Zielgruppen und deren individueller Ausgangssituation wird hier demgemäß auch als Herausforderung formuliert. Aber worin besteht die Herausforderung? Vermutlich auch darin, dass Partizipation hier nicht automatisch als selbstverständliche Inanspruchnahme von Rechten in der Bürger*innenrolle gedacht wird, sondern im Kontext von Überwindung bevormundender Verhältnisse. Denn die als »Vorstufe« zu Partizipation bezeichneten Verhältnisse lassen sich eher mit den Begriffen »Scheinpartizipation« oder Pseudobeteiligung (Hanschitz et al. 2009, S. 83) belegen, weil ihnen kein Moment der aktiven Beteiligung inhärent ist, die Einfluss auf eine zur Diskussion stehende Sachlage nehmen könnte. Nimmt man eine solche Unterscheidung in Scheinpartizipation und Partizipation vor, dann impliziert das eine Unterscheidung in falsche und echte Partizipation, was wiederum eine sprachskeptische Haltung bemüht, die man als »leere Worthülse« bezeichnen kann. Partizipation wird hier assoziiert mit einer Art Etikettenschwindel: Es ist nicht immer das drin, was draufsteht.

Für das Subjekt – hier die Klient*innen – wird der Fokus in diesem Diskurs auch auf die Person gelegt und auf ihre eigenen Ressourcen, Mitbestimmungsmöglichkeiten zu erkennen, für sich als machbar und nützlich zu bewerten sowie eine eigene Meinung zu entwickeln.

> Der machtreflexive Diskurs beinhaltet damit ein Emanzipationsverständnis und -versprechen für den*die Einzelne*n (Arnstein 1969; von Unger 2012, 2014): Partizipation soll Einfluss durch Ermächtigung ermöglichen, was jedoch durch die institutionellen Rahmenbedingungen seine Begrenzung findet.

Partizipation wird so mit einem Funktionalisierungsverdacht ausgestattet, nämlich »[dass] partizipative Prozesse letztlich dazu dienen, machtvolle Einzelinteressen besser abzustützen, indem das in den Prozessen entstehende Wissen abgeschöpft und funktionalisiert wird« (Hanschitz et al. 2009, S. 83), und zwar in einem vorgegebenen Rahmen.

Vor diesem Hintergrund birgt der Anspruch, Partizipation im Sinne des machtreflexiven Diskurses mit Hilfe eines solchen Modells »messbar« machen zu wollen, die Gefahr, dass sich die ohnehin und nicht nur systembedingten Ausgrenzungen bestimmter Personengruppen reproduzieren. Denn über das »Erreichen« von Partizipationsstufen werden »Erfolge« suggeriert, Partizipation verkommt zu einer Bringschuld. Misserfolge, also zu wenig Interesse an Beteiligung in einem beteiligungsunfreundlichen institutionellen Setting, könnten den Individuen zugeschrieben werden, die Institution trifft hier dann keine »Schuld«.

Zusammenfassend thematisiert der machtreflexive Diskurs das Verhältnis zwischen ungleichen Beteiligten, der sich auch in dem Begriff der Partizipation abbildet und reproduziert. Partizipation erfährt seine Begrenzung dort, wo die Rahmenbedingungen oder entscheidungsbefugte Akteur*innen Partizipation nicht mehr zulassen. Im Gegensatz zum demokratietheoretischen Diskurs etabliert sich die Frage der Partizipationsmöglichkeiten hier nicht in Strukturen und Orten (z. B. Wahlen und Wahllokale), sondern besteht in einem situativen Aushandlungsprozess, bei dem Rahmenbedingungen und Akteur*innen und deren Ausgangsbedingungen Veränderungen unterliegen können. Dadurch wird der semantische Gehalt des Begriffs schwerer greifbar, weil sich über und durch die Situationsspezifik eine gewisse Flüchtigkeit des Bedeutungsgehalts ergibt.

7.2.3 Professionale Semantik/Semantik professionellen Handelns

Partizipation in der Sozialen Arbeit und ihrer Forschungsbezüge gilt als Schlüsselbegriff und zentrales Handlungsprinzip. Der Diskurs, um den es hier geht, lässt sich als Selbstverständigungsdiskurs charakterisieren, er beinhaltet Reflexionen zu den Bedingungen, Voraussetzungen, Aufgaben und Zielsetzungen der Tätigen im Feld Sozialer Arbeit. Insofern trägt der Diskurs zu einem professionellen Selbstverständnis bei.

Als Selbstverständigungsdiskurs zielt er auf Identifikationen (»So sind wir«, »dies tun wir« bzw. »wer wir sind«, »was wir tun«) im Zusammenhang mit professionellem Handeln. Er kann deskriptiv (»Dies tun wir unter folgenden Bedingungen…«) oder normativ angelegt sein (»Wir sollten folgendes unter Bedingungen … tun«). Partizipation hat in diesem Diskurs den Status einer Aufgabe, die hinsichtlich ihrer

Bewältigung im jeweiligen Anwendungsfall erörtert wird. Die semantische Aufladung des Begriffs erfolgt durch diesen Arbeitsfeldbezug.

Anhand der Ausführungen von Scheu & Autrata (2013) soll exemplarisch gezeigt werden, wie »Partizipation« in diesem Arbeitsfeld diskurssemantisch aufgeladen wird. In ihrer Erörterung von »Partizipation und Soziale Arbeit: Professionelle Aufgaben« (2013, S. 286 ff.) wird Partizipation auf vier Diskursthemen bezogen, die nicht unabhängig voneinander zu betrachten sind:

- Arbeit: Das Thema sind Charakteristika sozialarbeiterischer Praxis und Forschung.
- Beziehung: Das Thema ist das Verhältnis von Professionellen und Klient*innen.
- Subjektivierung: Das Thema ist die Bestimmung des Klientels von Sozialarbeit.
- Gestaltung: Das Thema ist die Schaffung/Umsetzung von Partizipation.

Jedes dieser Themen kann als Bestandteil der Professionalisierung im Feld der Sozialen Arbeit und ihrer Forschungsbezüge gesehen werden, die jeweils für sich betrachtet werden können und dennoch nicht unabhängig voneinander sind. Im Zentrum steht immer der Begriff Partizipation.

Im Einzelnen

Im *Arbeitsthema* sozialarbeiterischer Praxis und Forschung geht es um die Charakterisierung der Tätigkeit und die Herausforderungen, die mit dieser Tätigkeit verbunden sind, vor allem mit Blick auf die Umsetzung von Partizipation. Eine zentrale Herausforderung, die von Scheu & Autrata (2013, S. 290) als Dilemma oder Spannungsfeld für die Praxis charakterisiert wird, ist die Verpflichtung der Sozialarbeiter*innen einerseits den Klient*innen gegenüber, andererseits gegenüber der Institution, in der sie tätig sind (doppeltes Mandat; siehe u. a. Graßhoff et al. 2018). Ein gutes Beispiel ist hier die Hilfeplanung, bei der aus fachlich-ethischer Sicht ein Höchstmaß an Beteiligung der Klient*innen geboten ist, die sich aber innerhalb vorgegebener institutioneller Abläufe und Vorgaben nicht immer bzw. selten realisieren lässt. Am Beispiel partizipativer Forschung aus den Bezügen der Sozialen Arbeit ergeben sich ähnliche Herausforderungen, beispielsweise wie viel Mitgestaltung im Forschungsprozess durch Adressat*innen möglich ist, ohne die Ziele des Geldgebers und damit die Verpflichtungen in Bezug auf Ergebnisproduktion auszuhebeln oder zu gefährden. Für die Professionellen bedeutet das, Spannungsfelder zu erkennen und im Einzelfall auszubalancieren. Sozialarbeiterische Praxis und Forschung stellt sich vor diesem konzeptionellen Hintergrund als anspruchsvoll dar und als fachliche und auch persönliche Herausforderung für einzelne Akteur*innen.

Im *Beziehungsthema* geht es um eine Charakterisierung des Verhältnisses zwischen Sozialarbeiter*innen und Klient*innen bei der Umsetzung von Partizipation. Dieses Verhältnis zeichnet sich durch eine Asymmetrie aus, die sich bezogen auf die Rollen im Prozess in einem (Entscheidungs-)Machtgefälle ausdrückt. Das Machtgefälle ist an sich noch kein Hindernis, Partizipation zu ermöglichen, kann aber situativ dazu führen, dass die subjektive Verarbeitung von Situationen, verbunden mit den jeweiligen persönlichen Zielsetzungen, Wünschen und Bedarfen, im Kontext einer professionellen

Beziehungsgestaltung keinen Platz haben oder finden. Scheu & Autrata (2013, S. 289) verdeutlichen das am Beispiel eines abgelaufenen Joghurts: Auch wenn aus gesundheitlicher Sicht nichts dagegen spricht, einen gut erhaltenen, aber abgelaufenen Joghurt zu essen, kann man diese Bewertung oder Einschätzung der Situation nicht für das Gegenüber automatisch voraussetzen und einfordern. Ähnlich gelagert ist die Alltagssituation, wenn in stationären Kontexten Fachkräfte darüber entscheiden, was für erwachsene (!) Klient*innen gesund ist und welches Essen demzufolge auf den Tisch kommt und welches nicht. Nicht in jedem professionellen Kontext wäre eine solche Übertragung der eigenen Einschätzungen von richtig oder falsch, machbar oder nicht machbar so uneingeschränkt möglich, wie in der Sozialen Arbeit. Scheu und Autrata nennen dieses Phänomen »professionelle Intersubjektivität« (Scheu & Autrata 2013, S. 291; siehe dazu auch Dobslaw & Pfab 2015; Antaki 2008).

Die Charakterisierung, *wie* der Entscheidungsraum von Klient*innen erweitert oder verengt wird, bestimmen die Autor*innen durch Typen von Beziehungen: »expansive vs. defensive Sozialbeziehung« (Scheu & Autrata 2013, S. 290 f.) sowie »verallgemeinerte vs. restriktive Partizipation« (Scheu & Autrata 2013, S. 293). Die expansive Sozialbeziehung zielt dabei auf eine gemeinsame Gestaltung des Sozialen, während die defensive Sozialbeziehung genau im Gegenteil Interessen von Beteiligten nicht berücksichtigt. Ob Interessen berücksichtigt wurden und in Entscheidungsprozesse oder Handlungsplanungen einfließen konnten, kann nur durch die Beteiligten selbst bestimmt werden.

Die verallgemeinerte oder restriktive Partizipation richtet den Blick auf das Subjekt im Kontext von Allgemeinheit: Indem Möglichkeiten für den*die Einzelne*n eröffnet werden zu partizipieren, können sich dadurch für andere Begrenzungen ergeben. Entscheidet beispielsweise ein Gruppenmitglied über ein Urlaubsziel, ergeben sich für die anderen Gruppenmitglieder Begrenzungen, was eigene Urlaubswünsche angeht, wenn es sich um einen gemeinsamen Gruppenurlaub handelt.

Diese von Scheu & Autrata (2013) eingeführten Typisierungen von Partizipation haben Folgen für die semantische Aufladung von »Partizipation«: Der Begriff wird abstrakt, weil er durch Beziehungstypen bestimmt und nicht unmittelbar durch praktisches Handeln im Einzelfall und in der konkreten Situation gefüllt wird. Im Selbstverständigungsdiskurs übernimmt eine solche Bestimmung die Funktion, das Handeln der Tätigen im Feld Sozialer Arbeit für sich selbst und im professionellen Austausch reflektieren zu können. Denn eine Reflexion setzt die Benennbarkeit des Handelns voraus – und dem dienen Typisierungen.

Im *Subjektivierungsthema* geht es um die Bestimmung derjenigen, denen Partizipation ermöglicht werden soll – ein wichtiges Thema, denn: »Wurzel einer Gestaltung des Sozialen ist [...] die Subjektorientierung.« (Scheu & Autrata 2013, S. 290). Als zentrales Moment dieser Subjektorientierung werden »gnostische Prozesse« ausgemacht, »die in Handlungsbegründungen einmünden« (Scheu & Autrata 2013, S. 290). Gemeint ist damit, dass sich der Sinn von Handlungen nur über die Begründungszusammenhänge des Subjekts erschließt. Das Subjekt führt Handlungen aus, also weiß es auch am besten, warum es das tut.

Professionelle Intersubjektivität kann situativ Partizipation verhindern, wenn subjektive Begründungen und Überlegungen von Klient*innen in Entscheidungsprozesse nicht eingebunden werden, sondern die eigene bzw. »professionelle« Meinung Grundlage von Handeln wird. Scheu und Autrata zufolge werden Klient*innen darüber entsubjektiviert. Zentral ist dieses Moment, weil es zum entscheidenden Kriterium für Partizipation wird: »Ob Handlungen Partizipation sind oder nicht, läßt sich damit erst nach Analyse der subjektiven Handlungsbegründungen sagen.« (Scheu & Autrata 2013, S. 293).

Auch diese semantische Aufladung hat Folgen für die Bestimmung der Aufgaben der Mitarbeiter*innen der Sozialen Arbeit in Forschung und Praxis im Gestaltungsthema. Im aktuellen Diskurs der Sozialen Arbeit erfüllt diese Textfigur der Subjektivierung eine wesentliche Funktion professioneller Selbstvergewisserung: Wenn Handlungen immer auf der Basis eigener Handlungsbegründungen entstehen und einzuordnen sind, dann wird das Gegenüber der professionellen Beziehung, die Klient*innen oder Ko-Forscher*innen (wenn es um Forschungszusammenhänge geht), zur wesentlichen autonomen Entscheidungsinstanz. Gleichzeitig entbindet es die Tätigen im Feld Sozialer Arbeit von der Verpflichtung eigener inhaltlicher Partizipationsfestlegungen (»der*die Klient*in entscheidet, wie und wo er*sie partizipiert« bzw. »der*die Klient*in entscheidet, was für ihn*sie Partizipation bedeutet«).

Im *Gestaltungsthema* von Partizipation geht es um Bedingungen und Möglichkeiten der Realisierung von Partizipation: »[…] welche Aufgaben Soziale Arbeit bei der Gestaltung von Partizipation haben könnte« (Scheu & Autrata 2013, S. 287). Hier ist die Rede von professionellen Kompetenzen und Aufgaben, von »Impulsen« und der »Förderung von Bildung« und »prozessbegleitenden Qualifikationen« (Scheu & Autrata 2013, S. 294). »Förderung von Partizipation ist […] Qualifikation und Reflexionsunterstützung« (Scheu & Autrata 2013, S. 294). Hier werden die Folgen dieser semantischen Aufladung von Partizipation im Subjektivierungsthema deutlich: Für Zwecke der Selbstverständigung reicht es aus, ein *Verständnis* des eigenen professionellen Handelns zu gewinnen, nicht aber das jeweilige konkrete Handeln selbst zu bestimmen.

Untersucht man den Text von Scheu & Autrata danach, wer in Bezug auf Partizipation *handelt*, so erhält man zweierlei Aussagen/zwei Befunde: Zum einen ist es »die Soziale Arbeit« als solche, der im Text ein Akteursstatus zugeschrieben wird (»Soziale Arbeit [unterstützt] Partizipation«, »Soziale Arbeit [soll] das Soziale gestalten« (Scheu & Autrata 2013, S. 287 f.) etc.). Eine weitergehende Differenzierung findet hier nicht statt. Zum anderen sind es »die MitarbeiterInnen der sozialen Arbeit«. Diese werden weitgehend charakterisiert durch

- die Zuschreibung eines als »notwendig« bestimmten Denkprinzips (Scheu & Autrata 2013, S. 289),
- die Zuschreibung von »Subjektivität« (Scheu & Autrata 2013, S. 292),
- die Zuschreibung einer Aufgabe: »Aufgabe der MitarbeiterInnen der Sozialen Arbeit ist es […] verallgemeinerte Partizipation zu fördern« (Scheu & Autrata 2013, S. 293),
- die Zuschreibung, dies zu gewährleisten: »Trotzdem sind in der Summe die professionellen MitarbeiterInnen der Sozialen Arbeit in der Lage, eine Förderung verallgemeinerter Partizipation zu gewährleisten« (Scheu & Autrata 2013, S. 295).

Zusammenfassend lässt sich zur sozialarbeiterischen Diskurssemantik sagen, dass diese – wenig überraschend – durch die Anforderungen geprägt ist, die sich durch die

Tätigkeit ergeben. Interessant ist aber, dass sich der Partizipationsbegriff auf unterschiedlichen Dimensionen abbilden lässt: Er wird zu einem Arbeitsthema, also einem zentralen Gegenstand professionellen Handelns, der in seinen Spannungsfeldern immer wieder aufs Neue erkannt und bearbeitet werden muss.

Durch das uno-actu-Prinzip in der Sozialen Arbeit, also der Tatsache, dass im gemeinsamen Tun die Dienstleistung erbracht wird, und auch ihrer Forschungszusammenhänge, wird Partizipation gleichzeitig zu einem Beziehungs- und Subjektivierungsthema. Denn in der Zusammenarbeit mit den Adressat*innen konstituieren sich die Rollen in einem asymmetrischen Arbeitskontext und werden darüber Gegenstand von Reflexion und Gestaltung. Über die Bildung von Kategorien (Typen) werden Bedeutungszusammenhänge und Handlungskontexte zum Konstrukt im Rahmen des Diskurses.

Die Anforderung an die Soziale Arbeit und ihrer Forschungsbezüge besteht schließlich auch darin zu erkennen, für wen Partizipation auf welche Weise ein Thema ist. Das bildet sich im Gestaltungsthema ab. Die semantische Aufladung von Partizipation erfolgt hier über Bildungsbedarf, Bedarf an Nachsozialisation oder Unterstützung derjenigen, die zu wenig partizipieren oder von Partizipation ausgeschlossen sind.

Alle genannten Themen des Professionalisierungsdiskurses verweisen auf die besondere Position von Partizipation: Im Kontext der Sozialen Arbeit stellt Partizipation eine Herausforderung dar, auch wenn sie aus fachlich-ethischen Grundlagen heraus selbstverständlich sein sollte. Die Schwierigkeiten, Partizipation umzusetzen, spiegeln sich im Beziehungs- und Subjektivierungsthema wider, wenn nämlich das professionelle Handeln der Akteur*innen diskurssemantisch aufbereitet wird. Eine diskursive Reproduktion von sozialer Ungleichheit erfolgt zudem im Gestaltungsthema, wenn Partizipation zu einem Bildungs- und Nachsozialisationsthema verkommt.

7.2.4 Interaktionale Semantik

Die bisher dargestellten Diskurse zum Begriff Partizipation enthalten einen an normativen Vorgaben orientierten Bedeutungskern: Es geht um ein bestimmtes demokratisches Grundverständnis, Verantwortung gegenüber Klient*innen/Ko-Forscher*innen, weil sie von sozialer Ungleichheit betroffen sind, die Reflexion von Rahmenbedingungen, die in Form ungleicher Machtverhältnisse Einfluss auf Partizipation nehmen können, oder auch asymmetrische Beziehungen, die Partizipation beeinflussen. Damit gehen in die Diskurse auch Fragen der Bewertung von Art, Ausmaß und Qualität von Partizipation mit ein. Im Bereich der Interaktionsforschung gilt Partizipation demgegenüber als ein zentrales Prinzip der dialogischen Organisation sozialer Interaktion, zunächst ohne Orientierung an Normen und Werten.

> Partizipation entsteht darüber, dass Menschen miteinander in Interaktion treten.

Einer der führenden Vertreter dieses Forschungsbereichs, Charles Goodwin, betont, dass Partizipation ein zentrales Moment der menschlichen Kommunikation, speziell im Dialog darstellt: »participation seems absolutely central to the dialogic organisation of human language« (Goodwin 2007b, S. 17).

Bezugsgesichtspunkt eines interaktionstheoretischen Partizipationsbegriffs ist die Frage des »being with« (Boston Change Process Study Group 2010), also die Frage, wie Menschen miteinander interagieren. In diesem Diskurs hat Partizipation nicht den Status eines zu ermöglichenden Zustands, sondern den einer interaktiven Grundstruktur. Partizipation löst sich über die Beteiligung an der Interaktion ein und bekommt damit keinen »besonderen« Status zugeschrieben: Alle miteinander in Kommunikation tretenden Personen partizipieren, die Qualität der Partizipation gilt es erst im nächsten Schritt – beispielsweise mit Hilfe der Konversationsanalyse – zu bestimmen (siehe u. a. Clark 2008). Dieser Diskurs ist somit sozialtheoretisch und neutral gegenüber etwa professionellen Orientierungen der Sozialen Arbeit, die an normativen Vorgaben orientiert ist. Er ist zugleich indifferent Machtgesichtspunkten gegenüber.

Der interaktionstheoretische Partizipationsbegriff ist empirisch, denn es geht darum, herauszufinden, in welcher Weise Individuen, die sich in sozialer Interaktion miteinander befinden, an dieser Interaktion beteiligt sind. Diese Interaktionsbeteiligung kann auf sehr unterschiedliche Art und Weise stattfinden: für einen anderen sprechen, durch einen anderen sprechen, als anderer sprechen, über einen anderen sprechen, für alle sprechen etc.[14]

Auf der Grundlage von Arbeiten Erving Goffmans (1973) hat Charles Goodwin (2003b, 2007b) Partizipation als strukturelles Moment des interaktiven Geschehens selbst bestimmt. In dem von ihm entwickelten Konzept eines »participation framework« umfasst Partizipation nicht nur die sprachlichen Handlungen eines Interaktionsteilnehmers, sondern auch seine nonverbalen Aktivitäten *und* Aktivitäten anderer Interaktionsbeteiligter, die auf das Handeln dieses Teilnehmers bezogen sind. Partizipation ist in diesem Diskurs ein interaktives Konzept. Es ist nicht auf einen Sprecher bezogen, sondern bildet eine Interaktionsstruktur ab, die Beteiligung – in jeweils unterschiedlicher Intensität – ermöglicht.

Diese Interaktionsstruktur entsteht durch das Zutun aller an der Interaktion Beteiligten. Goodwin (2003a, 2003b) erläutert dieses Verständnis von Partizipation am Fall einer Drei-Personen-Interaktion, deren einer Beteiligter aufgrund einer schweren aphasischen Beeinträchtigung auf der verbalen Ebene nur zu drei Äußerungsweisen in der Lage ist: »ja«, »nein« sowie »und«. Goodwin zeigt anhand der Videoaufnahme der Interaktion, wie sich diese Person an der Interaktion beteiligen kann, indem sie sich durch Äußerungen der anderen Beteiligten äußert, d. h. die anderen Beteiligten erschließen mögliche Wortbeiträge der Person aus ihrer Kenntnis der Person und der nonverbalen Aktivitäten und fassen diese in Worte. Nicht nur in Kontexten, in denen Menschen in ihrer verbalsprachlichen Kommunikation eingeschränkt sind, lässt sich dieses Phänomen beobachten, sondern auch in alltäglichen Settings, in denen (verbale) Beiträge Einzelner durch nonverbale Signale wie Kopfschütteln, Nicken oder einen skeptischen Gesichtsausdruck ergänzt, qualifiziert oder präzisiert werden.

---

14 Vgl. am Beispiel der Krankenhaus-Visite als »Geschlossenem Diskurssystem« Nothdurft (1992)

In diesem Ansatz wird der Begriff Partizipation also gerade aus seiner Verbindung zum Begriff Person gelöst und auf das reine Interaktionsgeschehen bezogen. Der Teilnehmer mit Handicap aus dem Beispiel von Goodwin kann sich äußern, indem er andere Teilnehmer*innen dazu bringt, die Wörter zu sagen, die er für seine Äußerung benötigt. Goodwin interpretiert dies so, dass kommunikative Aktivitäten einer Person X nicht unbedingt nur auf ihren »Körper« begrenzt sein müssen. Auch das Zusammenfließen von kommunikativen Aktivitäten anderer Personen, die auf die Intention von X gerichtet sind und sie in ihrem Bemühen unterstützen, können der kommunikativen Aktivität von X zugerechnet werden: »Rather than being located within a single individual, the speaker here is distributed across multiple bodies and is lodged within a sequence of utterances« (Goodwin 2007b, S. 37).[15]

Im interaktionstheoretischen Diskurs um Partizipation stehen somit nicht (nur) die einzelnen Akteur*innen im Mittelpunkt der Betrachtung. Die moralischen, kognitiven und sozialen Qualitäten von Akteur*innen an Interaktionen werden vielmehr aus einem interaktionstheoretisch bestimmten Konzept abgeleitet, bei dem davon ausgegangen wird, dass sie sich gegenseitig als moralische, soziale oder auch intellektuelle Akteur*innen formen: »participants shape each other as moral, social, cognitive actors« (Goodwin 2007a, S. 53). Diese Qualitäten bilden das, was als interaktionale Rolle bezeichnet wird. Die Unterscheidung zwischen dieser interaktionalen Rolle und der sozialen Rolle eines Beteiligten ist entscheidend in diesem Diskurs, der Fokus liegt auf der interaktionalen Rolle, die sich aus der spezifischen Weise der Interaktionsbeteiligung ergibt. Die Figur eines mit Subjektivität ausgestatteten, vollbewusst und autonom Handelnden hat in diesem Diskurs (im Gegensatz etwa zum professionellen Diskurs) keinen systematischen Platz – sie kommt allenfalls im Einzelfall als je interaktiv zustande gekommene Konstruktion vor (vgl. Forrester 2017).

Die Relevanz dieser Unterscheidung wird besonders deutlich im Falle der Interaktion mit kognitiv beeinträchtigten Menschen, bei denen nicht zwangsläufig davon ausgegangen werden kann, dass sie eine rundum vorhandene Kompetenz besitzen, sich in Sprache und Handlung zum Ausdruck zu bringen. Die grundsätzliche Annahme des interaktionstheoretischen Diskurses, dass Partizipation in einem kommunikativen Kontext automatisch gegeben ist, verstellt allerdings den Blick auf die besondere Qualität des interaktiven Geschehens in einem solchen Fall.[16]

Perkins (2003) zeigt in seinen Untersuchungen, dass die Behandlung von Interaktionsbeteiligten bzw. ihre Reaktion auf sie aus Gründen der Gesichtswahrung in der fiktionalen sozialen Rolle als »competent adult« vielmehr zu Komplikationen in der Kommunikation führt – aus Gründen der Gesichtswahrung werden Missverständnisse nicht geklärt, sondern man geht »darüber hinweg« und tut so, als habe man verstanden. Die Wahrnehmung der Beteiligten in ihrer jeweiligen Interakti-

---

15 Goodwin verweist in diesem Zusammenhang auf Vygotskys Konzept der »Zone der nächsten Entwicklung« als ein Modell dieses Prozesses (Goodwin 2003a, S. 107; Goodwin 2007b, S. 18).
16 In ihrer Untersuchung von Interaktionsprozessen mit dementen Personen charakterisiert Shakespeare deren Teilnehmerstatus entsprechend auch als »less-than-full members« (Shakespeare 1998, S. 23 ff.).

onsrolle, d. h. der spezifischen Beteiligung am interaktiven Geschehen, ermöglicht demgegenüber eine situationsangemessene Entfaltung ihrer Fähigkeiten.

Partizipation als Begriff nimmt in diesem Diskurs eine zunächst wertfreie Position ein. Erst über die Analyse von Interaktionssituationen lässt sich Partizipation aus dem Datenmaterial heraus näher bestimmen und qualifizieren, beispielsweise mit Hilfe der Konversationsanalyse (Hitzler & Messmer 2011). Auf dieser Basis lassen sich auch für die Soziale Arbeit und ihre Forschungszusammenhänge auf der Grundlage des Interaktionsgeschehens Interaktionsmuster bestimmen, die als Koproduktion der beteiligten Akteur*innen interpretierbar sind.

7.2.5 Wechselwirkungen und Spannungsfelder der vorgestellten Semantiken

Betrachtet man das Verhältnis dieser Diskurse um Partizipation zueinander (▶ Abb. 7.1), wird man etwas feststellen, was man als »verquere Verschränkung« bezeichnen kann: Einerseits diffundieren die Begriffe von Partizipation aus dem jeweiligen »Stamm«-Diskurs in die anderen Diskurse. So wird der Partizipationsbegriff aus dem demokratietheoretischen Diskurs im Diskurs der Sozialen Arbeit als normativer Referenzpunkt sozialarbeiterischer Reflexion übernommen. Gleichzeitig dient ein solcher Begriff als Gegenstand, Legitimation und Zielsetzung sozialarbeiterischen Handelns.

Andererseits sind die Diskurse, die die Bedeutung von Partizipation jeweils bestimmen, nicht ohne Weiteres ineinander überführbar: Der Begriff von Partizipation wird im demokratietheoretischen Diskurs entfaltet »ohne Rücksicht« auf die im Feld Sozialer Arbeit Tätigen, weil der Bezugsgesichtspunkt dieses Diskurses ein anderer ist, als der des sozialarbeiterischen Diskurses: Der demokratietheoretische Diskurs verweist auf das Wechselverhältnis zwischen Gesellschaft und Individuum, durch Partizipation wird ein Individualgut zu einem öffentlichen Gut, zu einem öffentlich artikulierten Interesse. Das setzt mündige Bürger*innen voraus, die Entscheidungen treffen können. Damit bringt Partizipation etwas hervor, was ohne Partizipation nicht vorstellbar wäre. Partizipation erweist sich hier als konstituierendes Merkmal demokratischer Gesellschaften und verpflichtet sie, für Partizipation zu sorgen und sie gleichzeitig auch zu begrenzen, wenn zu viel Partizipation gesellschaftliche Grundlagen gefährden könnte. Partizipation geht zwar nur unter Beteiligung jedes Einzelnen, ist aber nicht auf den Einzelnen gerichtet, sondern stützt in erster Linie das demokratische Gesellschaftssystem.

Der professionelle Diskurs der Sozialen Arbeit nimmt gerade das Subjekt in den Blick, Partizipation unterliegt hier der Beziehungsgestaltung auf der einen Seite und der professionellen Tätigkeit andererseits – soweit sich das voneinander trennen lässt. Damit wird Partizipation flüchtig, weil sie sich in jeder Situation neu definiert und definiert werden muss.

Wird im Rahmen sozialarbeiterischer Reflexion Partizipation ein Thema, wird gleichzeitig eine Interaktionssituation zwischen Sozialarbeiter*in und Klient*in imaginiert, die es zu reflektieren gilt. So wird – stillschweigend – ein interaktionsaffiner Begriff von Partizipation vorausgesetzt, der sich auf Fragen beziehen könnte, was unter Interaktion verstanden wird, wie Partizipation in der Interaktion umgesetzt wird usw. Wie genau dieser jedoch ausgeformt wird oder werden müsste, bleibt unklar. Das beispielhaft diskutierte Stufenmodell der Partizipation von Straßburger und Rieger (2014) trägt hier nur wenig zur Aufklärung bei, weil es sich nicht auf Interaktionen bezieht, sondern auf typisierte Settings, innerhalb derer Partizipation stattfindet. Die Ausstattung einer Wohnung, ihre Lage und ihre Größe sagt ja auch noch nichts darüber aus, wie genau die Menschen miteinander umgehen, die darin wohnen.

Der professionelle Diskurs der Sozialen Arbeit berücksichtigt nicht die Grundbedingungen sozialer Interaktion, wie sie im interaktionistischen Diskurs zu finden sind, weil sein Bezugsgesichtspunkt die Professionalität der im Feld Sozialer Arbeit Tätigen ist. Hier stehen Fragen im Mittelpunkt, wie sich die Soziale Arbeit und ihre Forschungszusammenhänge in Bezug auf Partizipation positioniert und welche Handlungsanforderungen sich aus der Tatsache sozialer Ungleichheit ergeben. Der Blick auf die Herstellung Sozialer Ordnung erfolgt hier »ohne Rücksicht« auf Interaktionsbeteiligung.

Der interaktionistische Diskurs wiederum nimmt Bezug auf den professionellen Diskurs der Sozialen Arbeit, indem das Interaktionsgeschehen in unterschiedlichsten Handlungsfeldern der Sozialen Arbeit auch unter der Fragestellung der Umsetzung von Partizipation analysiert wird. Die Ergebnisse wiederum finden nur wenig Eingang in den professionellen Diskurs der Sozialen Arbeit. Die sehr komplexe Beziehung der hier vorgestellten Diskurse zueinander wird in ▶ Abb. 7.1 deutlich.

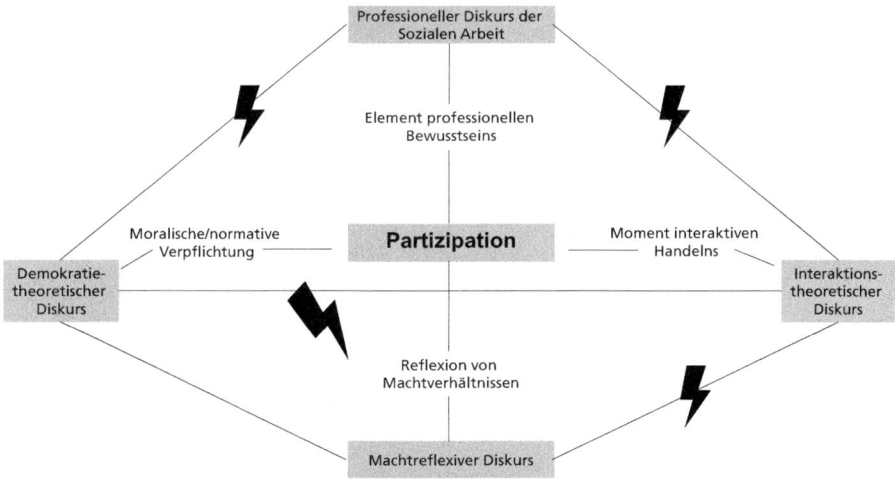

Abb. 7.1: Das Verhältnis der Partizipations-Diskurse zueinander (eigene Darstellung)

Dieses Verhältnis von Diffusion und Inkompatibilität erklärt, warum es so schwierig ist, eine konsistente Vorstellung von Partizipation für konkretes Handeln zu entwickeln. Der Partizipationsbegriff ist aufgrund der vielfältigen heterogenen Diskurse, in die er eingebunden ist, in sich widersprüchlich und heterogen, so dass ein stringenter Ableitungszusammenhang nicht klar vollzogen werden kann. Partizipation muss vielmehr situativ immer wieder neu bestimmt werden.

7.3 Schlussüberlegungen

Das Anliegen des vorliegenden Beitrags war es, am Beispiel ausgewählter Diskurse Semantiken von Partizipation zu klären. Die Frage, welche Subjektperspektive innerhalb dieser Diskurse eingenommen wird, war hier von besonderem Interesse. Allein anhand der hier vorgestellten Diskurse wird deutlich, dass ein angemessenes Verständnis des Begriffs Partizipation nur dann gelingen kann, wenn er in dem jeweiligen Diskurs betrachtet wird, in den er eingebettet ist. Wenn man von Partizipation ohne Angabe des Bezugsdiskurses redet, bleibt der Bedeutungszusammenhang unklar. Die folgende Tabelle fasst die wesentlichen Aussagen der hier vorgestellten Diskurse zusammen (▶ Tab. 7.1).

Tab. 7.1: Übersicht über Strukturgesichtspunkte der Partizipationsdiskurse (eigene Darstellung)

Aussagenstatus	Begründungszusammenhang	Ziel	Kriterium	Akteur*in
(Reine) Idee/ Programm	Politische Theorie, Menschenrechte	Gestaltung des Gemeinwesens/ Gesellschaft	Rationale Überzeugung, politische Programme und Verfahren	Mitglied der Zivilgesellschaft
Machtreflexiver Diskurs	Empowerment, Ausweitung von Entscheidungsspielräumen	Abbau gesellschaftlicher Ungleichheit	Ausmaß und Qualität der Beteiligung	Ermöglicher*in von Entscheidungen
Moment professionellen Selbstverständnisses	Fachliche/ethische Grundlagen/Selbstverständigungsdiskurs	Gute Soziale Arbeit	Professionelle Identifikation	Professionelle Rolle im Feld
Interaktive Grundstruktur	Empirische Studien	Förderung von wissenschaftlicher Erkenntnis	Wissenschaftliche Gültigkeit	Interaktions-Beteiligung/Interaktionale Rolle

Jeder Diskurs hat seine je eigene Logik, die die jeweilige Bedeutung des Begriffs Partizipation bestimmt. Gemeinsam ist allen vorgestellten Ansätzen, dass die aktive

Beteiligung des Einzelnen thematisiert wird. Das impliziert, dass es ein Ganzes gibt, von dem man ein Teil über Beteiligung werden kann (Nieß 2016, S. 67).

Im demokratietheoretischen Diskurs wird die Teil-Ganzes-Relation auf der Ebene der Gesamtgesellschaft und deren demokratischen Strukturen und Verfahrensweisen diskutiert. Menschen nehmen hier die Rolle der mündigen Bürger*innen ein und werden in ihrer Individualität nur durch ihre getroffenen Entscheidungen sichtbar, aber nicht als Subjekte in ihrer Lebenswelt.

Die Diskurse der Sozialen Arbeit greifen das Spannungsfeld zwischen gesellschaftlichem Auftrag und individueller Lebenssituation von Klient*innen auf. Partizipation ist hier Prozess und Ziel zugleich: Adressat*innen der Sozialen Arbeit werden unterstützt, ihre Bürger*innenrechte zu verstehen und auch wahrzunehmen. Das kann nur gelingen, wenn dieser Prozess auch partizipativ angelegt ist, weil die Unterstützung zu mehr Rechten durch Entzug von Rechten in der Interaktion keinen Sinn ergibt. Hier greift die Subjektperspektive insofern, als die Adressat*innen zum Gegenstand von Interventionen und gleichzeitig zur Interaktionspartner*innen werden. Aus einer interaktionstheoretischen Perspektive ließe sich dann die Frage beantworten, wie Interaktionen im Kontext der Sozialen Arbeit von den Interaktionspartner*innen gestaltet werden.

Partizipation als Begriff kann jedoch nicht abgegrenzt verstanden werden, sondern diffundiert zwischen den hier vorgestellten Diskursen: Es finden sich beispielsweise Ableitungen oder Aufträge für demokratisches Handeln, die gleichzeitig auf einer Interaktionsebene umgesetzt und verifiziert werden müssen. Insofern weist ein komplexer Begriff von Partizipation diese Diskurse als Dimensionen auf, sie können aber nicht ohne Brechungen ineinander überführt werden. Auf dieser Grundlage weist der Partizipationsbegriff Spannungen und Inkompabilitäten auf, das macht das Verständnis des Begriffs komplex, ist aber inhärenter Bestandteil seiner Bedeutung. In der Folge kann die Umsetzung von Partizipation nicht eindeutig theoretisch bestimmt werden und lässt sich auch nicht als Anwendung eines Algorithmus verstehen, bei dem die jeweiligen Handlungsschritte vorgegeben sind.

Die Relevanz der einzelnen Diskurse lässt sich so beschreiben:

- Partizipation, so wie der Begriff im demokratietheoretischen Diskurs bestimmt ist, hat für interaktives praktisches Handeln den Status einer normativen/ moralischen Verpflichtung – nicht mehr und nicht weniger.
- Partizipation, so wie der Begriff im Diskurs der Sozialen Arbeit oder auch in entsprechenden Forschungskontexten bestimmt ist, ist für interaktives praktisches Handeln Element des professionellen Selbstverständnisses.
- Partizipation, so wie der Begriff im reflexiv-methodischen Diskurs bestimmt ist, erweist sich als qualitativ bestimmbares Moment von Entscheidungsprozessen.
- Partizipation, so wie der Begriff im interaktionstheoretischen Diskurs bestimmt ist, stellt ein Moment der dialogischen Organisation der Interaktion dar.

Für die Umsetzung von Partizipation ließe sich daraus schließen, dass eine partizipativ angelegte Kooperation als abhängig von der jeweiligen Situation, dem Handlungsfeld und den damit verbundenen Anforderungen verstanden werden muss.

Partizipation hat damit etwas »Flüchtiges«, es gibt keine verlässlichen Strukturen, wie beispielsweise Rechte in demokratischen Systemen. Was jeweils unter Partizipation verstanden wird, muss immer wieder neu und situativ angemessen ausgehandelt und auch festgelegt werden.

Literatur

Alcàntara S, Bach N, Kuhn R, Ullrich P (2016) Demokratietheorie und Partizipationspraxis. Analyse und Anwendungspotenziale deliberativer Verfahren. Wiesbaden: Springer VS

Antaki C, Finlay W, Walton C, Pate L (2008) Offering choices to people with intellectual disabilities: an interactional study, Journal of Intellectual Disability Research, 52(12), S. 1165–1175

Arnstein S (1969) A ladder of citizen participation, Journal of the American Planning Association, 35(4), S. 216–224

Barber B (1994) Starke Demokratie. Über die Teilhabe am Politischen. Hamburg: Rotbuch

Bartelheimer P, Behrisch B, Daßler H et al. (2020) Teilhabe – eine Begriffsbestimmung. Beiträge zur Teilhabeforschung. Wiesbaden: Springer VS

Bergold J, Thomas S (2012) Partizipative Forschungsmethoden: Ein methodischer Ansatz in Bewegung [110 Absätze], Forum Qualitative Sozialforschung/Forum: Qualitative Social Research, 13(1), Art. 30. DOI: https://doi.org/10.17169/fqs-13.1.1801

Bergold J, Thomas S (2020) Partizipative Forschung. In: Mey G, Mruck K (Hrsg.) Handlbuch Qualitative Forschung in der Psychologie. Band 2: Designs und Verfahren. 2. Aufl. Wiesbaden: Springer VS, S. 113–133

Boston Change Process Study Group (Hrsg.) (2010) Change in Psychotherapy. A Unifying Paradigm. New York: Norton

Bromme R, Jucks R (2014) Fragen Sie Ihren Arzt oder Apotheker: Die Psychologie der Experten-Laien- Kommunikation. In: Blanz M, Florack A, Piontkowski U (Hrsg.) Kommunikation. Eine interdisziplinäre Einführung. Stuttgart: Kohlhammer, S. 237–246

Clark H (2008) Using language. 8. Aufl. Cambridge: Cambridge University Press

Dobrick M (2016) Demokratie in Kinderschuhen. Göttingen: Vandenhoeck & Ruprecht

Dobslaw G, Pfab W (2015) Kommunikative Strategien in Teilhabegesprächen, Teilhabe, 54(3), S. 114–119

Forrester M (2017) Participation and Engagement. Some possible challenges for research on early social interaction, Research on Children and Social Interaction, 1, S. 55–76

Fritz F (2015) Was können wir von KlientInnen lernen? Potenziale internationaler Modelle der NutzerInnenbeteiligung bei einer Übertragung auf die österreichische Sozialarbeitsausbildung, soziales_kapital. wissenschaftliches journal österreichischer fachhochschulstudiengänge soziale arbeit, Nr. 14, Rubrik »Junge Wissenschaft«, Standort Innsbruck (http://www.soziales-kapital.at/index.php/sozialeskapital/article/viewFile/379/695.pdf, Zugriff am: 31.05.2021)

Geisen T, Kessl F, Olk T, Schnurr S (2013) Einleitung. Soziale Arbeit und Demokratie: Zur notwendigen Bestimmung eines weitgehend unbestimmten Zusammenhangs. In: Geisen T, Kessl F, Olk T, Schnurr S (Hrsg.) Soziale Arbeit und Demokratie. Wiesbaden: Springer VS, S. 9–22

Götsch M, Klinger S, Thiesen A (2012) »Stars in der Manege?« Demokratietheoretische Überlegungen zur Dynamik partizipativer Forschung, Forum: Qualitative Sozialforschung, 13(1), Art. 4 (http://nbn-resolving.de/urn:nbn:de:0114-fqs120140, Zugriff am: 02.10.2021)

Goffman E (1973) Asyle. Über die soziale Situation psychiatrischer Patienten und anderer Insassen. Frankfurt/M.: edition suhrkamp

Goodman N (1990) Weisen der Welterzeugung. Frankfurt/M.: Suhrkamp

Goodwin C (2003a) Conversational Frameworks for the Accomplishment of Meaning in Aphasia. In: Goodwin C (Hrsg.) Conversation and Brain Damage. Oxford: Oxford University Press, S. 90–116

Goodwin C (Hrsg.) (2003b) Conversation and Brain Damage. Oxford: Oxford University Press

Goodwin C (2007a) Participation, Stance and Affect in the Organization of Activities, Discourse & Society, 18(1), S. 53–73

Goodwin C (2007b) Interactive Footing. In: Holt E, Clift R (Hrsg.) Reporting Talk. Cambridge: Cambridge University Press, S. 16–46

Graßhoff G, Renker A, Schröer W (Hrsg.) (2018) Soziale Arbeit: Eine elementare Einführung. Wiesbaden: Springer VS

Grunwald K, Thiersch H (2018) Lebensweltorientierung. In: Graßhoff G, Renker A, Schröer W (Hrsg.) Soziale Arbeit. Eine elementare Einführung. Wiesbaden: Springer VS, S. 303–315

Hanschitz RC, Schmidt E, Schwarz G (2009) Transdisziplinarität in Forschung und Praxis: Chancen und Risiken partizipativer Prozesse. Wiesbaden: Springer VS

Hauser M (2020) Qualität und Güte im gemeinsamen Forschen mit Menschen mit Lernschwierigkeiten. Entwurf und Diskussion von Qualitätskriterien Partizipativer und Inklusiver Forschung. Bad Heilbrunn: Julius Klinkhardt

Hitzler S, Messmer H (2015) Formen der Berücksichtigung. Interaktive Praxen der Ein- und Ausschliessung im Hilfeplangespräch. In: Kommission Sozialpädagogik (Hrsg.) Praktiken der Ein- und Ausschließung in der Sozialen Arbeit. Weinheim, Basel: Beltz Juventa, S. 173–192

Hitzler S, Messmer H (2011) Konversationsanalyse. In: Oelerich G, Otto HU (Hrsg.) Empirische Forschung und Soziale Arbeit. Wiesbaden: Springer VS, S. 307–311

Knauer R, Sturzenhecker B (2013) Demokratische Partizipation in Kindertageseinrichtungen. In: Geisen T, Kessl F, Olk T, Schnurr S (Hrsg.) Soziale Arbeit und Demokratie. Wiesbaden: Springer VS, S. 243–265

Lewin K (1946) Action research and minority problems. In: Lewin K (Hrsg.) Resolving social conflicts: Selected papers on group dynamics. New York: Harper & Brothers, S. 201–216

Nieß M (2016) Partizipation aus Subjektperspektive. Zur Bedeutung von Interessenvertretung für Menschen mit Lernschwierigkeiten. Wiesbaden: Springer VS

Nothdurft W (2001) Die Mode der Mediation – Unzeitgemäße Betrachtungen zur aktuellen Entwicklung unserer Gesprächskultur, Deutschunterricht (6), S. 38–47

Oehler P (2018) Demokratie und Soziale Arbeit. Entwicklungslinien und Konturen demokratischer Professionalität. Wiesbaden: Springer VS

Offe C (Hrsg.) (2003) Demokratisierung der Demokratie. Diagnosen und Reformvorschläge. Frankfurt/M., New York: Campus

Olk T, Hübenthal M (2013) Soziale Arbeit und Demokratie – Skizzen zu einem komplexen Wechselverhältnis. In: Geisen T, Kessl F, Olk T, Schnurr S (Hrsg.) Soziale Arbeit und Demokratie. Wiesbaden: Springer VS, S. 267–296

Perkins L (2003) Negotiating Repair in Aphasic Conversation. In: Goodwin C (Hrsg.) Conversation and Brain Damage. Oxford: Oxford University Press, S. 147–162

Rambausek T (2017) Behinderte Rechtsmobilisierung. Eine rechtssoziologische Untersuchung zur Umsetzung von Artikel 19 der UN-Behindertenrechtskonvention. Wiesbaden: Springer VS

Rathgeb K (Hrsg.) (2012) Disability Studies. Kritische Perspektiven für die Soziale Arbeit. Wiesbaden: Springer VS

Regner M, Schubert-Suffrian F (2015) Partizipation in der Kita: Projekte und den Alltag demokratisch mit Kindern gestalten. Freiburg: Herder

Renn O (2008) Risk governance. Coping with uncertainty in a complex world. London, Sterling: Earthscan

Scheu B, Autrata O (2013) Partizipation und Soziale Arbeit. Wiesbaden: Springer VS

Schmidt M G (2008) Demokratietheorien. Eine Einführung. 4. Aufl. Opladen: Leske & Budrich

Schnurr S (2018) Partizipation. In: Graßhoff G, Renker A, Schröer W (Hrsg.) Soziale Arbeit: Eine elementare Einführung. Wiesbaden: Springer VS, S. 631–648

Shakespeare P (1998) Aspects of Confused Speech. A Study of Verbal Interaction Between Confused and Normal Speakers. Mahwah, NJ: Lawrence Erlbaum

Stark T (2019) Demokratische Bürgerbeteiligung außerhalb des Wahllokals. Vergleichende Politikwissenschaft. Wiesbaden: Springer VS

Straßburger G, Rieger J (2014) Partizipation kompakt – Komplexe Zusammenhänge auf den Punkt gebracht. In: Straßburger G, Rieger J (Hrsg.) Partizipation kompakt. Für Studium, Lehre und Praxis sozialer Berufe. Weinheim, Basel: Beltz Juventa, S. 230–240

Thiersch H, Grunwald K, Köngeter S (2012) Lebensweltorientierte Soziale Arbeit. In: Thole W (Hrsg.) Grundriss Soziale Arbeit. 4. Aufl. Wiesbaden: Springer VS, S. 175–196

Tielking K (2018) Partizipation, Teilhabe und Gesundheit. In: Haring R (Hrsg.) Gesundheitswissenschaften.Springer Reference Pflege – Therapie – Gesundheit. Berlin, Heidelberg: Springer, S. 1–9

von Unger H, Narimani P (2012) Ethische Reflexivität im Forschungsprozess: Herausforderungen in der Partizipativen Forschung. WZB Discussion Paper, No. SP I 2012-304. Berlin: Wissenschaftszentrum Berlin für Sozialforschung (WZB)

von Unger H (2012) Partizipative Gesundheitsforschung: Wer partizipiert woran? [79 Absätze], Forum: Qualitative Sozialforschung/Forum: Qualitative Social Research, 13(1), Art. 7 (https://www.ssoar.info/ssoar/handle/document/29016, Zugriff am: 31.05.2021)

von Unger H (2014) Partizipative Forschung. Einführung in die Forschungspraxis. Wiesbaden: Springer VS

Wagner T (2013) Soziale Arbeit als Ort der (Post)Demokratisierung von Gesellschaft? – Ein kritischer Blick auf das sozialpädagogische Spannungsverhältnis von Ver- und Entbürgerlichung. In: Geisen T, Kessl F, Olk T, Schnurr S (Hrsg.) Soziale Arbeit und Demokratie. Wiesbaden: Springer VS, S. 25–45

Wright MT, Block M, Unger H v. (2007) Stufen der Partizipation in der Gesundheitsförderung: Ein Modell zur Beurteilung von Beteiligung, Infodienst für Gesundheitsförderung, 3, S. 4–5

8 Eine anerkennungstheoretische Grundlegung für die Forschung mit Menschen mit vielfältigen Beeinträchtigungen

Sigrid Graumann

8.1 Wie lassen sich Wünsche von Menschen mit komplexen Beeinträchtigungen empirisch erheben?

Die Frage nach den Wohnwünschen von Menschen mit komplexen Beeinträchtigungen, die einen hohen Unterstützungsbedarf im täglichen Leben haben, folgt dem Grundsatz »assistierter Freiheit« der UN-Behindertenrechtskonvention (UN-BRK). Demnach haben alle Menschen mit Behinderung das Recht auf ein selbstbestimmtes Leben und wenn sie zu dessen Realisierung auf Unterstützung angewiesen sind, haben sie den Anspruch, diese Unterstützung zu erhalten (vgl. Graumann 2011a). Die Erforschung der Wünsche und Bedürfnisse von Menschen mit komplexen Beeinträchtigungen ist allerdings mit der Schwierigkeit konfrontiert, dass die üblichen sozialwissenschaftlichen Erhebungsmethoden wie schriftliche Befragungen oder Interviews mit den Personen selbst kaum möglich sind. Viele von ihnen können verbal nicht oder nur eingeschränkt kommunizieren.

Oft werden in Forschungsprojekten, die Erkenntnisse über die Lebenssituationen von Menschen mit komplexen Beeinträchtigungen gewinnen wollen, daher nicht sie selbst, sondern Menschen aus dem familiären oder professionellen Unterstützungsumfeld befragt. Dahinter steht die Annahme, dass die befragten Personen die Bedürfnisse und Wünsche der Personen, auf die sich die Forschungsinteressen eigentlich richten, aufgrund enger persönlicher Beziehungen zuverlässig einschätzen könnten. Dieses Vorgehen kann allerdings zu verzerrten Ergebnissen führen, weil die befragten Personen Teil von privaten oder professionellen Sorge-Beziehungen in den Unterstützungssystemen sind, innerhalb derer sie ganz eigene Sichtweisen haben.

> **Definition Sorge-Beziehungen**
>
> Sorge-Beziehungen sind asymmetrische Beziehungen, in denen Macht und Angewiesenheit zwischen der sorgenden und der umsorgten Person ungleich verteilt sind.

Verzerrungen, die aus eigenen Interessen und der ungleichen Verteilung von Macht resultieren, werden bei stellvertretenden Befragungen zwangsläufig ausgeblendet.

Sie können jedoch sichtbar gemacht und von den Bedürfnissen und Wünschen der Menschen, um die es eigentlich geht, unterschieden werden, wenn die sozialen Interaktionen in Sorge-Beziehungen selbst untersucht werden. Dies legt nahe, mit ethnografischen Methoden wie der teilnehmenden Beobachtung zu arbeiten, um Wünsche und Bedürfnisse von Menschen mit komplexen Beeinträchtigungen zu erheben.

Ein weiterer Grund dafür, ein ethnografisches Vorgehen zu wählen, ist, dass explizit Wünsche erhoben werden sollen. Während wir von Grundbedürfnissen annehmen können, dass diese alle Menschen gleichermaßen haben und sie daher objektiv bestimmt werden können, zeichnen sich Wünsche dadurch aus, dass sie subjektiv sehr unterschiedlich sein können und damit Teil der individuellen Eigenschaften sind, die eine Persönlichkeit ausmachen.

Diese Unterscheidung ist auch aus menschenrechtlicher Sicht bedeutend: Wohn(grund)bedürfnisse heben auf die minimalen Voraussetzungen ab, die ein menschenwürdiges Wohnen ermöglichen. Dem entspricht das Menschenrecht auf Wohnen, das sowohl in Artikel 25 (1) der Allgemeinen Erklärung der Menschenrechte als auch in Artikel 11 (1) des Sozialpakts der Vereinten Nationen verankert ist. Es beinhaltet den verbindlichen Anspruch, ein Dach über dem Kopf zu haben, das Sicherheit bietet und gegen Hitze, Kälte und Feuchtigkeit schützt. Es ist eine Frage der *Gerechtigkeit*, dass allen Bürger*innen das Recht auf Wohnen in diesem minimalen Sinn staatlich garantiert wird. Vor der Verabschiedung der UN-BRK wurde vielfach angenommen, dass auch ein beliebiger Platz in einem Behindertenheim diesen Ansprüchen genügen sollte. In die UN-BRK ist offensichtlich eine andere Sichtweise eingeflossen. Während Menschen ohne Behinderung zumindest innerhalb gewisser Grenzen selbst bestimmen können, wie sie wohnen wollen, ist das für Menschen mit Behinderung bislang oft nicht der Fall. Sie sollen nun nach Artikel 19 der UN-BRK »gleichberechtigt die Möglichkeit haben, ihren Aufenthaltsort zu wählen und zu entscheiden, wo und mit wem sie leben, und nicht verpflichtet [sein], in besonderen Wohnformen zu leben.« Diese Formulierung geht ganz offensichtlich über die Forderungen des allgemeinen Menschenrechts auf Wohnen hinaus und greift die Geschichte der Unterbringung von Menschen mit Behinderung in Anstalten auf, in denen andere über ihren Kopf hinweg in umfassender Weise über ihr Leben entschieden haben. Die Formulierung in der UN-BRK antwortet auf diese schmerzliche Fremdbestimmungserfahrung; sie folgt der Einsicht, dass Wohnwünsche subjektive Wünsche sind und sich daher der Möglichkeit einer objektiven Bestimmung entziehen, die stellvertretend von Dritten vorgenommen werden könnte.

In einem Forschungsvorhaben, das Bedürfnisse und Wünsche von Menschen in einem Unterstützungssystem erheben will, geht es also um Bedürfnisse und Wünsche sowie um Handlungserwartungen, diese zu respektieren. Es sollte daher auch die Erwartungen in den Blick nehmen, die an die sorgenden Personen bzw. die Personen, die das Unterstützungssystem repräsentieren, gerichtet werden. Letzteres möchte ich im Folgenden als *generalisierte Anerkennungserwartungen* bezeichnen. Diese generalisierten Anerkennungserwartungen spiegeln menschenrechtliche Anforderungen der Umsetzung der UN-BRK in der Eingliederungshilfe. Sie machen den Blick dafür frei, die Bedürfnisse und Wünsche von Menschen mit komplexen Beeinträchtigungen erfassen zu können.

8.2 »Anerkennung« als Grundlage für eine Beobachtungstheorie

Im Folgenden mache ich einen Vorschlag für eine Beobachtungstheorie auf Grundlage des sozialphilosophischen Begriffs der Anerkennung, die die empirische Untersuchung von Bedürfnissen, Wünschen und generalisierten Handlungserwartungen in Sorge-Beziehungen bzw. Unterstützungssystemen anleiten soll. Nun gibt es eine ganze Reihe von sehr unterschiedlich konzipierten Anerkennungstheorien, die hier allerdings nicht umfassend gewürdigt werden können (vgl. Bedorf 2010). Ich möchte mich lediglich auf zwei idealtypische Konzepte stützen, die ich als Theorie »fundierender Anerkennung« und Theorie »qualifizierender Anerkennung« bezeichnen möchte. Dabei beziehe ich mich auf zwei Autoren, Emmanuel Levinas und Axel Honneth, die ich allerdings recht holzschnittartig darstellen und mit Blick auf mein Anliegen, Eckpunkte für eine sozialwissenschaftliche Beobachtungstheorie zu gewinnen, sehr frei interpretiere.[17] Beide Theorien sind sehr stark normativ aufgeladen, wobei ich mir hier auch die Freiheit nehme, die normativen Aspekte auszublenden. Damit kann ich den Autoren selbstredend keineswegs gerecht werden, was aber auch nicht mein Anspruch ist.

Die meisten soziologischen und sozialphilosophischen Theorien thematisieren nicht, ob ein Wesen überhaupt als soziale Person gelten kann, weil sie das für selbstverständlich halten.[18] Dies gilt auch für die meisten Anerkennungstheorien. Von einer sozialen Person spreche ich dann, wenn ein Individuum als Person mit gleicher Würde und gleichen Rechten faktisch gesellschaftlich anerkannt wird. Die Existenz eines Menschen als soziale Person würde etwa dann in Frage stehen, wenn seine Anerkennung an personale Fähigkeiten geknüpft werden könnte. So kann es in den Grenzbereichen am Anfang und am Ende des Lebens in Frage stehen, ab wann bzw. bis wann wir es mit sozialen Personen zu tun haben. Denkbar ist auch, dass Menschen mit eingeschränkten kognitiven und kommunikativen Fähigkeiten die Anerkennung als soziale Person verweigert wird.[19] In der Philosophie sind Positionen, die etwa ein Lebensrecht von Neugeborenen mit Behinderung oder von Patient*innen im Wachkoma in Frage stellen, weit verbreitet (Dederich 2003). Die Geschichte der Euthanasie im deutschen Faschismus hat gezeigt, dass Positionen, die Menschen mit Behinderung das Lebensrecht absprechen, nicht zwangsläufig Theorie bleiben müssen (Aly 2013). Und auch in der aktuellen Debatte über Triage-Entscheidungen auf Intensivstationen in der Coronapandemie wurde kontrovers diskutiert, ob das Lebensrecht von Menschen mit Behinderung im Fall der Fälle gleichberechtigt geachtet würde. (Bundesvereinigung Lebenshilfe e. V. 2021)

---

17 Für eine ausführlichere Ausarbeitung vgl. Graumann 2011b.
18 Eine Ausnahme ist Gesa Lindemann, die explizit danach fragt, wer als soziale Person adressierbar ist und wer nicht (Lindemann 2002, S. 51 f.). Sie beschränkt sich dabei aber auf Fragen der fundierenden Anerkennung im Sinne einer Ja-/Nein-Zuschreibung; eine differenzierte Analyse asymmetrischer Beziehungen hat sie konzeptionell nicht im Blick.
19 In der praktischen Philosophie wird unter dem Stichwort »moralischer Status« kontrovers diskutiert, ob überhaupt Verpflichtungen gegenüber Wesen, die keine entwickelten Personeneigenschaften aufweisen, bestehen (Warren 1997).

Die Anerkennung als soziale Person in der empirischen Forschung als entschieden vorauszusetzen, wäre in Bezug auf Menschen mit komplexen Beeinträchtigungen daher nicht angemessen. Mit der UN-BRK soll für die Zukunft ausgeschlossen werden, dass Menschen mit Behinderung der Status als Person mit gleicher Würde und gleichen Rechten abgesprochen werden kann. Ob das in der Praxis dann vollumfänglich umgesetzt wird, sollte empirisch überprüft werden. Die hier angesprochene, basale Form von Anerkennung adressiere ich mit dem Begriff der »fundierenden Anerkennung«.

Wenn ein Wesen als soziale Person faktisch anerkannt ist, zieht dies umfangreiche generalisierte Handlungserwartungen bzw. Anerkennungszwänge nach sich, die aber nicht immer zufriedenstellend erfüllt werden. Dies kann als kollektive Missachtungserfahrungen von Gruppen mit einer distinkten kulturellen Identität wie ethnischen Minderheiten oder benachteiligte gesellschaftliche Gruppen wie Frauen, Schwule und Lesben oder behinderte Menschen thematisiert werden (vgl. Taylor 1993) oder als Kampf um Anerkennung in Emanzipationsprozessen gedeutet werden (vgl. Honneth 1994). In beiden Fällen geht es um Fragen qualifizierender Anerkennung.

8.2.1 Fundierende Anerkennung (Emmanuel Lévinas)

Für Emmanuel Lévinas ist der Andere, der das Subjekt in Verantwortung nimmt, die ursprüngliche Quelle aller Verpflichtung. Diese »ethische Ursituation« beschreibt Lévinas mit der Figur des Antlitzes. Das Antlitz in seiner Nacktheit und Schutzlosigkeit richte sich an mich mit einem unbedingten und unhintergehbaren Appell: »Du sollst nicht töten«, dem ich mich nicht entziehen könne (Lévinas 2002, S. 285). Nun ist Lévinas' Ethik der Alterität nicht nur ausgesprochen komplex, sondern auch höchst umstritten. Wenn aber mit diesem Ansatz keine Normen begründet, sondern lediglich generalisierte Verhaltenserwartungen in Sorge-Beziehungen erklärt werden sollen, bietet Lévinas' Konzeption von Anerkennung einen wichtigen Ansatzpunkt: Lévinas' Anerkennungsbegriff basiert auf einer grundsätzlich asymmetrischen Konzeptionalisierung sozialer Beziehungen. Die Begegnung mit dem Anderen kann nun so verstanden werden, dass Ego das Aufnehmen einer Beziehung zu Alter (der oder dem Anderen) nicht frei steht, sondern immer schon in normative Erwartungsstrukturen eingebunden ist (Bedorf 2010, S. 138). Aufschlussreich ist hier die unterschiedliche Bedeutung von »Anerkennung« im Deutschen, im Englischen und im Französischen. Nach Honneth (2010) »scheint der Begriff [Anerkennung] im Deutschen im Wesentlichen nur jenen normativen Sachverhalt zu bezeichnen, der mit der Verleihung eines positiven Status verknüpft ist, während er im Englischen und Französischen zusätzlich noch die epistemische Bedeutung des Wiedererkennens oder Identifizierens umfasst« (Honneth 2010, S. 109). Interessant bei Lévinas ist nun, dass das »Identifizieren« offenbar das meint, was ich weiter oben als »fundierende Anerkennung« beschrieben habe. Die fundierende Anerkennung zieht offenbar direkt qualifizierende Anerkennungserwartungen nach sich, die ebenfalls vorgängig Teil der gesellschaftlichen Wirklichkeit sind. Das heißt, wenn ich ein Gegenüber als anderen Menschen erkenne, ist das offenbar direkt mit qualifizierenden Anerkennungserwartungen, die im Folgenden skizziert werden sollen, verbunden.

8.2.2 Qualifizierende Anerkennung (Axel Honneth)

Axel Honneth (1994) geht von den Unrechtserfahrungen einzelner Individuen aus. Diese Unrechtserfahrungen führen dazu, so Honneths Vorstellung, dass die Individuen im Konflikt miteinander zu gegenseitiger Anerkennung gelangen. Das bezeichnet Honneth unter Bezug auf den frühen Hegel als Kampf um Anerkennung. Honneth unterscheidet mit Hegel zunächst drei Formen von Anerkennungsverhältnissen: Liebe, Recht und Wertschätzung. Diese drei Formen von Anerkennung würden im Falle einer Missachtung jeweils einen Grund für soziale Konflikte in sich tragen (Honneth 1994, S. 8). Dabei geht Honneth von drei Interaktionssphären zwischen Menschen aus.

1. Die erste Interaktionssphäre erwächst aus der emotionalen Zuwendung in persönlichen Nahbeziehungen. In persönlichen Nahbeziehungen, besonders in der Eltern-Kind-Beziehung, erwirbt das Individuum durch die umfassende Anerkennung seiner Bedürftigkeit Selbstvertrauen. Das Selbstvertrauen kann durch physische und psychische Verletzungen (z. B. Gewalt, Missbrauch) jederzeit bedroht sein.
2. Die zweite Interaktionssphäre erwächst aus der Zuerkennung von Rechten im gesellschaftlichen Leben. Im gesellschaftlichen Leben erwirbt der heranwachsende junge Mensch durch die reziproke Anerkennung von Rechten Selbstachtung. Die Selbstachtung kann durch gesellschaftliche Ausgrenzung und Entrechtung gefährdet sein.
3. Die dritte Interaktionssphäre erwächst aus der gemeinsamen Orientierung an Werten in der kulturellen Sphäre. Durch die Erfahrung sozialer Wertschätzung, durch die kulturelle Anerkennung, erwirbt der Mensch Selbstschätzung. Das Selbstwertgefühl kann durch die Erfahrung von Abwertung und Geringschätzung (z. B. Sexismus, Rassismus, Behindertenfeindlichkeit) verletzt werden.

Alle drei Formen des Selbstbezugs – Selbstvertrauen, Selbstachtung und Selbstschätzung –, die Honneth beschreibt (Honneth 1994, S. 148–211), stellen konstitutive Aspekte der personalen Identität von Personen dar. Konstitutiv für ihre Entwicklung sind gelingende Anerkennungsbeziehungen auf allen drei Stufen. Alle drei Stufen von Anerkennung werden immer wieder reproduziert und enthalten bei Missachtung, d. h. bei Verletzung des darin vermittelten Selbstverhältnisses, jeweils eine Motivierung zu sozialen Konflikten.

Der »normative Überschuss« besteht in Honneths Konzeption darin, dass er gelingende wechselseitige Anerkennung im Namen der Entwicklung und Bewahrung personaler Identität verbindlich einfordert. Nur wenn dies gewährleistet sei, wären gesellschaftliche Strukturen gerecht (Honneth 2010, S. 63). Dieser Aspekt soll hier ausgeblendet werden; er ist für die Beobachtungstheorie nicht relevant, markiert aber eine Anschlussfähigkeit für spätere sozialethische Reflexionen. Aus soziologischer Sicht ist in erster Linie die Konstitution sozialer Personen von Interesse.

Mein Vorschlag für eine Beobachtungstheorie ist daher, Honneths qualitative Differenzierung nicht als drei ontogenetische Stufen der Konstitution von Personalität, sondern als drei synchron zusammenwirkende Dimensionen geforderter Anerkennung sozialer Personen zu verstehen. Die Konstitution sozialer Personen umfasst damit ihre Anerkennung als Personen mit individuellen Bedürfnissen, gleichen Rechten und besonderen Eigenschaften. Für die Vergesellschaftung[20] reicht die gegenseitige Anerkennung als Person mit gleichen Rechten nicht aus. Wie Honneth festhält, »bedarf es zusätzlich einer Wertschätzung ihrer partikularen Bedürfnisnatur und ihrer individuellen Leistungen« (Honneth 2010, S. 74).

Die drei Dimensionen von Anerkennung müssen als synchron zusammenwirkende »Anerkennungszwänge« gedacht werden. Es steht uns üblicherweise ja nicht frei, ob wir andere als Personen anerkennen wollen. Noch nicht beantwortet ist aber, wie diese »Anerkennungszwänge« in die sozialen Beziehungen gelangen. Das hängt damit zusammen, dass für Honneth die erstrebte Intersubjektivität die »Gestalt einer Dyade« hat (Honneth 2010, S. 268). Damit aber fehlt eine Instanz, über die generalisierte Anerkennungserwartungen vermittelt werden könnten. Der »normative Überschuss« von Anerkennung würde sich damit der analytischen Betrachtung entziehen. Diesen genauer in den Blick zu nehmen, kann nur eine triadische Konzeption von Sozialität leisten.[21] In einer solchen Konzeption wird angenommen, dass die generalisierten Anerkennungserwartungen über eine dritte Instanz (Tertius) zwischen Ego und Alter treten (vgl. Lindemann 2009, S. 233 f.). Das heißt, dass Ego und Alter in Interaktion treten und Tertius die Erwartungen vermittelt, die in dieser Interaktion an Ego und Alter gestellt werden. Dabei bezieht sich Tertius auf informelle (Konventionen oder moralische Regeln) oder formelle (kodifizierte Regeln, Gesetze etc.) Normen.

8.3 Eckpunkte einer Beobachtungstheorie als formale sozialtheoretische Konzeption von Anerkennung

Auf der Grundlage der – zugegeben kursorischen – Entwicklung der Theorien »fundierender Anerkennung« und »qualifizierender Anerkennung« möchte ich nun die Eckpunkte für eine Beobachtungstheorie formulieren, die für die Untersuchung von generalisierten Handlungserwartungen in Sorge-Beziehungen bzw. Unterstützungssystemen geeignet sind.

---

20 Honneth (2010, S. 74) selbst spricht hier von der autonomen Teilhabe am sozialen Leben.
21 Mit einer triadischen Struktur von Sozialität ist hier ein Verhältnis von Ego, Alter und Tertius gemeint. In der aktuellen Diskussion über die Figur des Dritten sind zum Teil auch ganz andere Phänomene gemeint. Vgl. hierzu Bedorf (2010).

Zunächst sind drei Dimensionen von Anerkennung zu unterscheiden (Bedürftigkeit, Rechte, Differenz), die bei der Anerkennung sozialer Personen synchron zusammenwirken. Bei einem neugeborenen Kind zeigt sich das z. B. in den folgenden Aspekten:

> **Beispiel**
>
> Indem die Eltern ihr Kind liebevoll annehmen, machen sie sich seine Bedürfnisse zu eigen und sorgen für deren Befriedigung. Dadurch wird es in seiner Bedürftigkeit anerkannt. Das Kind erhält eine Geburtsurkunde, damit eine Staatsbürgerschaft und legitime Eltern. Es ist jetzt beispielsweise erbberechtigt und hat gegenüber dem Arzt und der Krankenkasse einen eigenständigen Anspruch auf medizinische Versorgung. Das heißt, es wird als Person mit verbürgten Rechten anerkannt. Das Kind erhält einen Namen, es wird als Mädchen oder als Junge angesprochen, und, wenn es krank ist, erhält es eine individuelle Diagnose. Damit wird es in seiner individuellen Differenz anerkannt. Die jeweiligen Anerkennungsakte werden von Dritten beurteilt, für gut befunden, kritisiert oder sogar aktiv eingefordert. D. h. in dieser Konstellation wird den Eltern die Rolle von Ego und dem neugeborenen Kind die Rolle von Alter zugeschrieben. Die Rolle von Tertius wird je nach Situation von Hebammen, Ärztinnen und Ärzten, Freundinnen, Freunden, Familienmitgliedern oder auch Verwaltungsmitarbeitenden übernommen. Die Unterscheidung dieser drei Dimensionen von qualifizierender Anerkennung ermöglicht es so, verschiedene Hinweise auf die Anerkennung des Kindes als soziale Person differenziert empirisch zu erfassen.

Mit diesem Konzept von Anerkennung sozialer Personen wird außerdem zunächst offengehalten, ob ein Individuum überhaupt als soziale Person anerkannt wird bzw. werden soll. Dies lässt sich allerdings nicht direkt beobachten. Das meint Lévinas (2002) wohl mit der Figur »der Unendlichkeit der Verpflichtung«. Das Phänomen der fundierenden Anerkennung als soziale Person kann nur indirekt über die Beobachtung konkreter Akte von qualifizierender Anerkennung als bedürftiges Subjekt, als Subjekt mit gleichen Rechten und als Subjekt mit besonderen Eigenschaften und Fähigkeiten erfasst werden. Wenn derartige konkrete Akte qualifizierender Anerkennung beobachtet werden können und wenn diese von Dritten autorisiert bzw. verbindlich gefordert werden, kann daraus auf die fundierende Anerkennung als soziale Person geschlossen werden.

Im Unterschied zu Honneth und Lévinas wird dabei der »normative Überschuss« von Anerkennung nicht als moralische Forderung, die als solche begründungsbedürftig wäre, beschrieben, sondern als soziales Phänomen, das empirisch untersucht werden soll. Damit wird konsequent zwischen der *moralischen Gültigkeit* von Normen, deren Reflexion Aufgabe der Moralphilosophie ist, und der *sozialen Geltung* von Normen, die sich als empirischer Tatbestand in einer triadischen Konzeption von Sozialität als generalisierte Anerkennungserwartungen sozialwissenschaftlich untersuchen lässt, unterschieden.[22] Durch Beobachtung könnten wir auf die soziale Geltung, nicht jedoch auf die moralische Gültigkeit von Anerkennungsakten schließen. Letzteres wäre Aufgabe ethischer Reflexion. Damit ist zum einen eine Beobachtungstheorie für Fragen fundierender Anerkennung gewonnen. Damit kann untersucht werden, welche menschlichen Wesen in einer bestimmten Gesellschaft zu einem bestimmten historischen Zeitpunkt als soziale Personen anerkannt werden (müssen).

Zum zweiten steht damit aber auch eine Beobachtungstheorie zur Verfügung, mit der Fragen qualifizierender Anerkennung in Unterstützungssystemen differenziert untersucht werden können. Das möchte ich im Folgenden kurz für das Vorhaben, Wohnwünsche von Menschen mit komplexen Beeinträchtigungen zu erheben, skizzieren. Wenn ein Mensch mit komplexen Beeinträchtigungen als soziale Person anerkannt wird, gehen damit konkrete Anerkennungszwänge einher, die beobachtet werden können: Die Thematisierung von (Wohn-)Grundbedürfnissen verweist auf die Anerkennungsdimension als Person mit Bedürftigkeit. Das kann etwa der Fall sein, wenn die Befürchtung im Raum steht, die Person könne in einem bestimmten Wohn- und Unterstützungssetting Schaden nehmen, etwa von Vernachlässigung bedroht sein. Die Thematisierung von Wohnwünschen spricht das Recht auf Selbstbestimmung und damit die Anerkennungsdimension als Person mit gleichen Rechten wie Personen ohne besondere Beeinträchtigungen an. Indem auf subjektive Wohnwünsche geachtet wird, die sich von den Wünschen anderer Personen unterscheiden bzw. von dem abweichen können, was zunächst angenommen wurde, wird gleichzeitig die dritte Dimension qualifizierender Anerkennung, die Anerkennung als Person mit einer besonderen Identität, angesprochen. Dabei ist nicht entscheidend, dass die Person die Anerkennungserwartungen zum Ausdruck bringt, sondern dass ihr diese von Dritten zugeschrieben werden. Das folgt aus der triadischen Konzeption von Sozialität. Ego wäre etwa die Mitarbeiterin oder der Mitarbeiter, die oder der die Wohnwünsche von Alter, der Person mit der komplexen Beeinträchtigung, in Erfahrung bringen möchte. Die Rolle von Tertius können andere Team-Mitglieder, Vorgesetzte, Familienmitglieder oder auch gesetzliche Betreuer*innen einnehmen, die mit Ego und Alter über die Frage sprechen, wie die verbalen und nonverbalen Reaktionen und Äußerungen von Alter zu deuten sind, und fordern deren Beachtung u. U. ein. Dabei beziehen sie sich auf informelle (z. B. professionsethisches Selbstverständnis) oder formelle (Leitbild der Einrichtung, UN-BRK, BTHG etc.) Normen. Auf diese Weise werden generalisierte Handlungserwartungen konstruiert, bestätigt und vermittelt.

Wenn die Teilhabe an Entscheidungsprozessen alle drei Dimensionen qualifizierender Anerkennung zur Geltung bringt, wird damit zum Ausdruck gebracht, dass die Person mit der komplexen Beeinträchtigung als soziale Person mit gleicher Würde und gleichen Rechten zu respektieren ist. Das zieht nach sich, dass ihr zugestanden wird, subjektive Wünsche und Interessen zu haben, die gleichberechtigt

---

22 Das bedeutet auch, dass eine moralphilosophische Reflexion und Kritik sinnvoll an die sozialwissenschaftliche Untersuchung anschließen kann (vgl. Graumann & Lindemann 2009).

mit Wünschen und Interessen anderer Personen als beachtlich anzusehen sind. Dabei kommt den Akten qualifizierender Anerkennung eine Bedeutung zu, die über die konkrete Frage, die zu klären ist, hinausgeht. Die Teilhabe an Entscheidungsprozessen selbst ist mit der Erfahrung von Selbstwirksamkeit als wichtigem Aspekt der Bewahrung personaler Identität verbunden.

Literatur

Aly G (2013) Die Belasteten. ›Euthanasie‹ 1939-1945. Eine Gesellschaftsgeschichte. Frankfurt/M.: Fischer

Bedorf T (2010) Verkennende Anerkennung. Frankfurt/M.: Suhrkamp

Bundesvereinigung Lebenshilfe e. V. (Hrsg.) (2021) Positionspapier der Bundesvereinigung Lebenshilfe e. V. zur medizinischen Versorgung anlässlich der Corona-Pandemie (https://www.lebenshilfe.de/fileadmin/Redaktion/PDF/Wissen/public/Positionspapiere/Positionspapier_BVLH_Januar_2021_Medizinische_Versorgung_in_der_Corona-Pandemie.pdf, Zugriff am: 16.06.2021)

Dederich M (2003) Bioethik und Behinderung. Bad Heilbrunn: Klinkhardt

Graumann S, Lindemann G (2009) Medizin als gesellschaftliche Praxis, sozialwissenschaftliche Empirie und ethische Reflexion: ein Vorschlag für eine soziologisch aufgeklärte Medizinethik, Ethik in der Medizin, 21(3), S. 235–245

Graumann S (2011a) Assistierte Freiheit. Von einer Behindertenpolitik der Wohltätigkeit zu einer Politik der Menschenrechte. Frankfurt/M.: Campus

Graumann S (2011b) Anerkennung und Sorgebeziehungen. In: Lüdtke N, Matsuzaki H (Hrsg.) Akteur – Individuum – Subjekt. Fragen zu ›Personalität‹ und ›Sozialität‹. Wiesbaden: VS, S. 385–399

Honneth A (1994) Das Andere der Gerechtigkeit. Habermas und die ethische Herausforderung der Postmoderne, Deutsche Zeitschrift für Philosophie, 42(2), S. 195–220

Honneth A (2010) Das Ich im Wir. Studien zur Anerkennungstheorie. Frankfurt/M.: Suhrkamp

Lévinas E (2002) Totalität und Unendlichkeit. Versuch über die Exteriorität. Freiburg i. Br.: Alber

Lindemann G (2002) Die Grenzen des Sozialen. Zur sozio-technischen Konstruktion von Leben und Tod in der Intensivmedizin. München: Wilhelm Fink

Lindemann G (2009) Das Soziale von seinen Grenzen her denken. Weilerswist: Velbrück

Taylor C (1993) Die Politik der Anerkennung. In: Taylor C (Hrsg.) Multikulturalismus und die Politik der Anerkennung. Frankfurt/M.: Fischer, S. 13–77

Warren MA (1997) Moral Status. Obligations to Persons and Other Living Things. Oxford: Oxford University Press

9 Wohnen für Menschen mit Komplexer Behinderung

Katrin Schrooten und Karin Tiesmeyer

9.1 Wohnen und seine rechtlichen Grundlagen

Das Recht auf Privatsphäre und Selbstbestimmung im Kontext des Wohnens wird in Deutschland als hohes Gut angesehen und über das Grundgesetz (GG) geschützt. So gewährleistet der Artikel 13 GG das Grundrecht der Unverletzlichkeit der Wohnung. Damit wird vorrangig ein Freiheitsrecht garantiert und der Schutz der räumlichen Privatsphäre vor Eingriffen von staatlicher Seite gesichert. Zugleich verpflichtet es den Staat, die Wohnung vor unbefugten Privatpersonen zu schützen. Für Menschen mit Behinderung, die in vielen Lebensbereichen auf Unterstützung angewiesen sind, gilt dieses Recht ebenso und wird auch durch die UN-Behindertenrechtskonvention mit dem Artikel 19 sowie Artikel 22 als Grundrecht hervorgehoben. In der Realität vieler Menschen mit Komplexer Behinderung stellt sich die Situation jedoch oft anders dar. Nach wie vor leben sie überwiegend in besonderen Wohnformen, die bis Ende 2019 als stationäre Wohneinrichtungen bezeichnet wurden, und in Großeinrichtungen der Behindertenhilfe, sogenannten Komplexeinrichtungen. In diesen sind Leistungen der Unterstützung und räumliche Wohnangebote eng miteinander verwoben.

Mit Blick auf die Hilfen zum Wohnen im Kontext von gemeinschaftlichen, besonderen Wohnformen wird im Folgenden das rechtliche Netz überblicksartig aufgezeigt und Themenkomplexe skizziert, die verdeutlichen, zwischen welchen Rahmenbedingungen sich die Wohnsituation für den Personenkreis von Menschen mit Komplexer Behinderung vorwiegend aufspannt. Hierbei wird – aufgrund der Verortung des Projekts in Nordrhein-Westfalen – bei landesrechtlichen Gesetzesgrundlagen auf das Land Nordrhein-Westfalen Bezug genommen. Damit wird aufgezeigt, dass unterschiedliche Rechtskreise eng miteinander verflochten sind und sich die Hilfen zum Wohnen als rechtlich in besondere Weise reglementiert darstellen.

9.1.1 Baurechtliche Bestimmungen

Bau und Erhalt der besonderen Wohnformen werden unter dem Regime der Baurichtlinien der Eingliederungshilfe-Träger, des Heimgesetzes bzw. seit 2009 des Wohn- und Betreuungsvertragsgesetzes (WBVG) und der landesrechtlich unterschiedlich ausgestalteten Gesetze über den Betrieb von Heimen und anderen Wohnformen für pflegebedürftige Personen und Menschen mit Behinderungen (»Landesheimgesetze«, in Nordrhein-Westfalen auch als Wohn- und Teilhabegesetz bezeichnet) samt den darauf basierenden Anordnungs- und Eingriffsrechten der zuständigen Behörden verwaltet. Das hat spezifische Baustandards und Ausstattungsqualitäten erzeugt (Bessenich et al. 2018). Wohn- und Betreuungseinrichtungen sind nach deutscher Gesetzgebung Sonderbauten, sodass an die entsprechenden Gebäude besondere Anforderungen in Bezug auf die Sicherheit gestellt werden. Hierzu zählt bspw. die Kennzeichnung von Fluchtwegen, das Vorhalten bestimmter technischer Ausstattungen oder eine bestimmte Größe der Flure, sodass die Rettung von Menschen, die in ihrer Selbstrettung eingeschränkt sind, sichergestellt ist (§ 2 Abs. 4 Nr. 11 i. V. m § 51 Musterbauordnung). Hinzu kommen die hohen Sicherheitsanforderungen für öffentliche Gebäude, bspw. in Bezug auf Brandschutzanlagen oder Hygieneschutz (Bessenich et al. 2018), die das Bild des Wohnraums gestalten. Diese Vorgaben in Verknüpfung mit der Tatsache, dass in ebenjenen Gebäuden meist Wohnraum für eine große Zahl an Menschen angeboten wird, führt dazu, dass mit einer bestimmten Betriebsgröße ebenfalls ein bestimmter Grad der Organisation sowie einzuhaltender rechtlicher Vorschriften einhergehen. In der Folge gestaltet sich die Architektur der Wohneinrichtungen räumlich anders als bspw. ein Einfamilienhaus (Reichstein 2020). Das Gesamtkonzept der jeweiligen Einrichtung ist mit dem Träger der Eingliederungshilfe und dem für das Wohnungswesen zuständigen Ministerium abzustimmen. Innerhalb Nordrhein-Westfalens gelten die Fördervorgaben des Landes NRW als grundlegende Vorgaben für die Wohnqualität bei der Neuschaffung von Wohnplätzen. Hier gelten insbesondere die baulichen Anforderungen gemäß dem Wohn- und Teilhabegesetz, der Wohn- und Teilhabegesetz-Durchführungsverordnung sowie die Normen zum Barrierefreien Bauen nach der DIN 18040 als Planungsgrundlage. Normen zum Barrierefreien Bauen bieten dabei als Planungsgrundlage für Wohnungen und Räume einen sinnvollen (Mindest-)Standard der Ausstattungsqualität. Aufgrund der Heterogenität der Gruppe von Nutzer*innen stellt es aber eine Herausforderung dar, verbindliche und allgemeingültige Standards festzulegen, die sämtlichen Nutzer*innen gerecht werden (Metlitzky & Engelhardt 2016).

9.1.2 Leistungsrechtliche Bestimmungen

Ab 1962 differenzierte das Bundessozialhilfegesetz (BSHG) die Unterstützungsleistungen für Menschen mit Behinderung in Hilfe in besonderen Lebenslagen und Hilfe zum Lebensunterhalt als Existenzsicherungsleistung. Die einzelnen Leistungen konnten im Sinne des Sozialrechtlichen Leistungsdreiecks ausschließlich durch die vertragsgemäß mit den Leistungserbringern verknüpften sozialen Einrichtungen und Dienste (§§ 93 ff. BSHG) garantiert werden. Im Kontext der ehemals stationären Wohnangebote entschieden Gesetzgeber und Gerichte seinerzeit, dass die existenzsichernden Leistungen untrennbar mit den Unterstützungsleistungen verbunden seien und sich wechselseitig beeinflussten. In der Folge wurden die Kosten des Lebensunterhaltes innerhalb der Einrichtung der Eingliederungshilfe nicht gesondert betrachtet (Bessenich et al. 2018).

Mit Einführung der Pflegeversicherung 1995 und Umsetzung der zweiten Stufe im Juli 1996 in Bezug auf den Anspruch von stationären Pflegeleistungen kommt es zu neuen leistungsrechtlichen Abgrenzungsfragen zwischen Eingliederungshilfe und Pflegeversicherung. Trotz einer umfassenden Reform der Pflegeversicherung werden Pflegeleistungen für Menschen in besonderen Wohnformen der Eingliederungshilfe bis heute nur mit einem geringen Pauschalbetrag über die Pflegeversicherung (§ 43a SGB XI) mitfinanziert, was nicht ohne Folgen für die Frage der Wohnperspektive für Menschen mit Behinderung und pflegerischem Unterstützungsbedarf bleibt (Tiesmeyer 2015, 2017).

Im Dezember 2016 wurde innerhalb der deutschen Gesetzgebung das Bundesteilhabegesetz (BTHG) verabschiedet und eine Abkehr von der bisherigen Unterscheidung zwischen ambulanten, teilstationären und stationären Wohnangeboten beschlossen (Kruse & Tenbergen 2019). Dies bedeutet konkret, dass das bisher in stationären Wohnformen erbrachte »Gesamtpaket« der mit dem Wohnangebot verknüpften Leistungserbringungen »aufgeschnürt und neu gepackt« wird und unter dem Stichwort der »personenzentrierten Leistungserbringung« existenzsichernde Leistungen (Wohnen und Lebensunterhalt) von Leistungen der Eingliederungshilfe getrennt werden (Kruse & Tenbergen 2019). Im Rahmen von Teilhabeplan- und Gesamtplanverfahren werden Bedarfe erfasst und entsprechende Leistungen gewährt (§ 19 SGB IX).

In Bezug auf die Lebensführung spricht die Rechtsprechung den Einrichtungen der Eingliederungshilfe die Übernahme der »Gesamtverantwortung für die tägliche Lebensführung« des »Hilfebedürftigen« vom »Tag der Aufnahme bis zu seiner Entlassung« zu (Bessenich et al. 2018, S. 414). Hinzu kommt, dass durch die Landesrahmenverträge zwischen den kommunalen Spitzenverbänden, den Vereinigungen der Träger der Einrichtungen und Dienste sowie den überörtlichen Trägern der Sozialhilfe Leistungs-, Vergütungs- und Prüfungsvereinbarungen nach § 75 Abs. 3 SGB XII abgeschlossen werden. Diese Verträge regeln die Rahmenbedingungen für die Gewährung von Leistungen der Sozialhilfe in voll- und teilstationärer Form in und durch Einrichtungen (Leistungsvereinbarungen), die Übernahme von Vergütungen (Vergütungsvereinbarungen), die Qualität der Leistungen (Qualitätsvereinbarung) sowie die Prüfung der Qualität und Wirtschaftlichkeit der Leistungen (Prüfungsvereinbarungen). Der Rahmenvertrag soll sicherstellen, dass sich die Vereinbarungen nach § 75 Abs. 3 SGB XII an dem Auftrag, den Zielen und den Grundsätzen des SGB XII ausgerichtet.

9.1.3 Wunsch- und Wahlrecht in Bezug auf das Wohnen

Wenngleich Menschen mit Behinderung nach § 19 UN-BRK nicht verpflichtet werden können, in besonderen Wohnformen zu leben, so sind die Hilfen zum Wohnen dennoch eng verknüpft mit der Finanzierung des Wohnraums. Der existentielle Lebensbereich des Wohnens und die Standards des Wohnraums sind über Verträge geregelt, die die Leistungsberechtigten selbst nicht umfassend miteinbeziehen, deren Konsequenzen sie aber vollumfänglich tragen.

Die Neuerungen im Rahmen des BTHG zielen darauf ab – im Einklang mit der UN-BRK – ein selbstbestimmtes Leben für Menschen mit Behinderung zu ermöglichen. Das Wunsch- und Wahlrecht wird im BTHG explizit gestärkt (§ 8 SGB IX). Zugleich wird dies in Bezug auf das Wohnen im § 104 SGB IX jedoch mit Blick auf

Kostengesichtspunkte hinsichtlich der »Angemessenheit« normiert. In diesem Rahmen wird darauf verwiesen, dass auf Wunsch des Leistungsberechtigten dem Wohnen außerhalb von besonderen Wohnformen der Vorzug zu geben ist (§ 104 Abs. 3 SGB IX). Dies setzt jedoch voraus, dass der*die Leistungsberechtigte im Rahmen des Gesamtplanverfahrens von seinem*ihrem Wunsch- und Wahlrecht entsprechend Gebrauch macht.

Mit der Aufspaltung in existenzsichernde Leistungen, Leistungen der Eingliederungshilfe sowie Leistungen der Pflege sollen Leistungspakete aufgesplittet und mehr Wahlmöglichkeiten geschaffen werden, so kann bspw. durch den Ausbau des Persönlichen Budgets mehr persönliche Assistenz verwirklicht werden. An der Stelle ist jedoch anzumerken, dass die eigenverantwortliche Nutzung des dadurch entstandenen Handlungsspielraums hohe Anforderungen an die planenden Personen stellt, um ihre sozialrechtlichen Ansprüche zu kennen, zu vertreten sowie entsprechende Anträge zu stellen (Herrmann et al. 2015).

Der General Comment zu Artikel 12 der UN-BRK verdeutlicht, dass die unterstützte Entscheidungsfindung die Zielperspektive darstellt: »[…] the human rights-based model of disability implies a shift from the substitute decision-making paradigm to one that is based on supported decision-making« (CRPD 2014, S. 1). So haben sich bereits barriereärmere Formen der Kommunikation wie bspw. Texte in Leichter Sprache, Gebärdensprache, Braille sowie andere visuelle oder akustische Kommunikationsmedien etabliert. Fraglich bleibt, ob diese Kommunikationsformen ausreichen, um auch Menschen mit Komplexer Behinderung eine weitestgehende Selbstbestimmung in der Rechtskommunikation zu ermöglichen.

9.1.4 Kennzeichen besonderer Wohnformen

Die besonderen Wohnformen für Menschen mit Behinderungen beziehen sich auf bisher noch gültige Vorgaben des Ministeriums für Heimat, Kommunales, Bau und Gleichstellung des Landes Nordrhein-Westfalen (MHKBG NRW) zur Förderung von Wohnraum, wie sie in NRW beispielsweise in dem Papier »Bestimmungen zur Förderung von Wohnraum für Menschen mit Behinderungen in Einrichtungen mit umfassendem Leistungsangebot 2020« (MHKBG NRW 2020) zu finden sind. Demnach ist die Anzahl der Wohnplätze auf maximal 24 zuzüglich vier Wohnplätze für die Nutzung in Krisensituationen oder für die kurzzeitige Unterbringung von Menschen mit Behinderungen begrenzt. Die gruppenbezogenen Wohnplätze sollen höchstens acht Personen umfassen. Auch soll am selben Standort oder in der näheren Umgebung kein weiterer Wohnraum für Menschen mit Behinderung vorhanden oder in der Planung sein. Innerhalb der Einrichtungen werden die Wohnenden folglich vielfach in Gruppen zusammengefasst.

Anhand von Studien zum Wohnen von Menschen mit Komplexer Behinderung wird deutlich, dass die Größe und Struktur von Wohngruppen in der Regel im Rahmen des Gesamtkonzepts von der Einrichtung vorgegeben sind (Seifert 2006). Die dort wohnenden Menschen haben auf die Zusammensetzung der Gruppe häufig keinen Einfluss. Die Aufteilung in die einzelnen Gruppen erfolgt häufig durch die Organisation und orientiert sich an Faktoren wie bspw. dem Unterstützungsbedarf

(Trescher 2017, S. 26). In der Folge entstehen »künstlich hergestellte Gemeinschaften« (Seifert 2006, S. 379), in der sich die dort Wohnenden auf begrenztem Raum mit den Personen arrangieren müssen – unabhängig davon, ob sie ihnen sympathisch sind und möglicherweise zu Freunden werden können oder ob sie gänzlich unterschiedliche Interessen verfolgen und sie ihnen nicht sympathisch sind (Seifert 2006). Im Gegensatz zu familiärem Wohnen oder sonstigen Wohngemeinschaften (WG) sind die Wohngruppen meist unfreiwillig hergestellte Gemeinschaften, bei denen das Engagement, die Kompetenz und der Einfallsreichtum der professionellen Unterstützenden sowie die Anpassungsbereitschaft der Wohnenden den Wohnalltag und die Wohnqualität bestimmen. Auch sind die Wohnenden meist nicht an der Auswahl des Gruppenpersonals beteiligt, welches sie im Alltag begleitet und umfassenden Einblick in ihre Privatsphäre hat. Durch die zentrale Verwaltung werden sämtliche Pflege- und Eingliederungshilfeleistungen in der Regel von einem einzigen Träger erbracht, sodass Wahlmöglichkeiten oder das Nutzen von Leistungen verschiedener Träger nur in einem begrenzten Rahmen möglich ist (Trescher 2017, S. 26). Der Wohnalltag ist häufig an den Dienstplänen und einrichtungsbezogenen Abläufen orientiert und nicht an den individuellen Wünschen und Bedürfnissen der Wohnenden. Wünsche, Entscheidungen oder Vorlieben der Wohnenden sind häufig dem (technischen) Funktionieren der Gruppe untergeordnet (Trescher 2017, S. 26). Trescher (2017) beobachtet eine doppelte Wirkmächtigkeit der Bürokratie. So sieht er in der Dokumentation einerseits eine Verletzung der Privatheit der Bewohner*innen und anderseits wird dies durch die »Hoheit« des Teilhabeplans häufig zum handlungsleitenden Moment der Arbeit. Persönliche Wünsche und die Individualität der Wohnenden sind der Dokumentation und den bürokratischen Vollzügen nachgeordnet (Trescher 2017). Mit dem Ziel, zeitliche Abläufe zu optimieren, finden sich innerhalb des Wohnraums diverse Pläne, die materieller Ausdruck einer inneren, formell vorgegebenen Praxis sind. Durch diese Pläne wird der Wohnalltag in bearbeitbare, zeitlich festgelegte Handlungsanweisungen erfasst. Für die Bewohner*innen führt diese Durchstrukturierung durch Duschpläne, Esspläne, Tagesablaufpläne oder Dienstpläne häufig zu unterschiedlichen Einschränkungen. Außerhalb des Tagdienstes ist bspw. die Teilnahme an Freizeitaktivitäten außerhalb der Wohneinrichtung erschwert, da keine Mitarbeitenden routinemäßig zugegen sind, die diese begleiten könnten (Trescher 2017, S. 171 f.). Hinzu kommt, dass den Mitarbeitenden durch das zeitaufwendige Ausfüllen der Formulare weniger Zeit bleibt, um sich direkt auf die Bewohner*innen einzulassen (Trescher 2017).

9.2 Wohnen in seiner multiperspektivischen Bedeutung – theoretische Annäherung

Wohnen hat grundsätzlich eine hohe und mehrdimensionale Bedeutung und gehört – unabhängig von der Epoche, der jeweiligen Lebenslage und Lebensphase eines

Menschen – zu den Grundbedürfnissen des Menschen (Gern 2014; Thesing 2009). Rausch (2011) hebt hervor, dass das Wohnen zum menschlichen Dasein gehört und Menschen »nicht Nichtwohnen« (Rausch 2011, S. 235) können. Dabei genießt die Wohnung einen verfassungsrechtlichen Schutz, sodass das Wohnen als Menschenrecht verankert und fest in die bürgerliche Werteordnung eingeschrieben ist (▸ Kap. 9.1). Wenngleich Menschen immer »irgendwie und irgendwo« (Rausch 2011, S. 235) wohnen, wird dem Wohnen als solches häufig nicht explizit eine Bedeutung beigemessen. Wohnen erscheint uns vielmehr selbstverständlich und bleibt vorwiegend unhinterfragt, wenn nicht eine Veränderung der Wohnsituation notwendig wird, die uns zu einer Auseinandersetzung mit dem eigenen Wohnen zwingt (Hasse 2009). Im alltäglichen Verständnis stehen vorwiegend die Häuslichkeit, ökonomische Aspekte sowie die alltägliche Haushaltsführung im Fokus, sodass philosophisch-anthropologische Fragen nach der Bedeutung des Wohnens in den Hintergrund treten (Hasse 2019). Hasse (2009) kommentiert die vermeintliche Selbstverständlichkeit des Wohnens folgendermaßen: »Das Wohnen wird – sobald wir uns in eine Wohnung eingelebt haben – schnell zu etwas Gewohntem« (Hasse 2009, S. 13). Und weiter: »Solange die tagtäglich wiederkehrenden Angelegenheiten des Wohnens bewältigt werden können, scheint das Wohnen selbst nicht bedacht werden zu müssen« (Hasse 2009 S. 14). Dies ist insofern verwunderlich, da gutes Wohnen keine Selbstverständlichkeit ist. Obzwar vor allem die Wohnung als gewohnter Ort Geborgenheit und Sicherheit vermittelt, so sind mit dem Wohnen nicht nur rationale Aufgaben verknüpft. Vielmehr spiegelt sich im Wohnen die emotionale Verbundenheit und Zugehörigkeit an einen bestimmten Ort (Hasse 2019). Nach Rausch (2011) bildet Wohnen »die Grundlage der Lebenswelt, hier entstehen Identitäten, Orientierungsmarken und Deutungsmuster« (Rausch 2011, S. 235).

Die Art und Weise, wie Menschen wohnen, ist Spiegelbild von gesellschaftlichen Ideen und Normalitätsvorstellungen. Wohnen repräsentiert damit auch kulturelle Gewohnheiten, Bräuche, Traditionen aber auch technische Standards (Hasse 2018).

Theoretische Bezugnahmen und Auseinandersetzungen mit der Bedeutung des Wohnens finden sich insbesondere in sozialwissenschaftlichen Disziplinen. Nachfolgend werden theoretische Ansätze und Überlegungen zum Wohnen kurz skizziert. Dabei besteht kein Anspruch auf Vollständigkeit. Vielmehr soll ein Einblick in bestehende Betrachtungsweisen gegeben werden.

Philosophisch-phänomenologischen Annäherungen folgend – wie bspw. Bollnows (1984) theoretischen Ausführungen zu Mensch und Raum –, ist das Wohnen »eine Grundverfassung des menschlichen Lebens, die erst langsam, in ihrer vollen Bedeutung erkannt wird« (Bollnow 1984, S. 125). Wohnen ist keine willkürliche Tätigkeit, sondern eine Wesensbestimmung des Menschen. Im Vordergrund steht eine emotionale Bindung an einen bestimmten Ort, wodurch ein Gefühl von »Heimat« (Bollnow 1984, S. 266) entsteht. In seinem Verständnis ist das Wohnen stark an den Ort der Wohnung gebunden. Durch diesen starken Ortsbezug sind mobile Formen des Wohnens, wie bspw. das Wohnen von Nomad*innen oder Bewohner*innen von Wagenburgen, nicht eingeschlossen.

In der qualitativen, soziologischen Studie zu Lebensformen an verdeckten Rändern der Gesellschaft beleuchtet Hasse (2009) das Thema Wohnen theoretisch und verdeutlicht anhand von neun Einzelbildern spezielle »Wohnwelten«, wie z. B. Wohnen als Obdachloser, im Gefängnis oder auf der Belle Etage. Er kritisiert die verengte wissenschaftliche Thematisierung des Wohnens auf die pragmatische Perspektive und sieht vielmehr die Notwendigkeit »das Wohnen« an sich zu bedenken (Hasse 2009, S. 221). In Anlehnung an Heidegger stellt Hasse das Wohnen in einen lebensphilosophischen Kontext. Aus diesem heraus versteht er es »als *Form*, ein Leben zu führen« (Hasse 2012, S. 488, Hervorhebung im Original), sodass sein Wohnverständnis über eine alltagssprachliche Auffassung hinausgeht. In Rückbezug auf philosophisch-phänomenologische Zugänge wird Wohnen nach Hasse (2009) als eine »unauflösbare Einheit von Wohnen und Leben« (Hasse 2009, S. 26) begriffen. Es besteht demnach ein enger Zusammenhang zwischen dem Leben und dem Wohnen. Hasse (2009) hebt hervor, dass sich im Wohnen »vor allem die Situation des eigenen Lebens ausdrückt« (Hasse 2009, S. 21) sowie »ein biographisch und kulturell geprägtes Geschehen [ist], in dem sich das Leben […] verräumlicht« (Hasse 2009, S. 26). Wohnraum ist dabei in seiner Bedeutung als Schutzraum – mitsamt dem Ermöglichen von privaten Freiheiten sowie von sozialem, interaktiv-kommunikativem Miteinander – herauszustellen (Hasse 2009). Nach Hasse (2009) drückt sich im Wohnen Verbundenheit und Zugehörigkeit aus und kann nicht »auf den regelmäßigen Aufenthalt in einem zum Wohnen (mehr oder weniger) geeigneten Raum« (Hasse 2009, S. 25) reduziert werden. Wohnen »ist vielmehr durch Vertrautheit und ein Gefühl des Hingehörens an einen Ort und dessen Gegend gekennzeichnet« (Hasse 2009, S. 33). Insbesondere die aktive Aneignung und die Gestaltung von Raum stellt ein charakteristisches Merkmal des Wohnens dar.

Kulturwissenschaftliche Ansätze fokussieren das Wohnen vor dem Hintergrund der sich entwickelnden kulturellen Rahmenbedingungen und verstehen es als Ausdruck von historischen Lebensformen (Hasse 2012). So wird Wohnen innerhalb des stadtsoziologischen Zuganges von Häußermann & Siebel (2000) als gesellschaftlich und kulturgeschichtlich (re-)produziertes Phänomen verstanden, in dem u. a. auf gesellschaftliche Ideen und Normalitätsvorstellungen Bezug genommen wird. Dem Verständnis folgend spiegeln sich innerhalb der Wohnweisen und -kulturen die soziale Zugehörigkeit sowie gesellschaftliche Normvorstellungen (Häußermann & Siebel 2000). Im Zusammenhang mit den kulturellen Rahmenbedingungen werden spezifische Formen des Wohnens als Ausdruck historischer Lebensformen sichtbar, sodass sich generelle »Lebens- und Denkkulturen« entwickeln und verfestigen. Der Wandel des Wohnens wird durch die Veränderung von Wohnungsgrundrissen und der materiell-dinglichen Ausstattung deutlich (Häußermann & Siebel 2000). Durch DIN-Normen für Wohnungen, Grundrisse sowie Ausstattungen von Wohnungen wird einzelnen Wohnweisen und den damit einhergehenden normativen Vorstellungen der Vorzug gegeben. Wenngleich dieser »Idealtypus des modernen Wohnens« (Häußermann & Siebel 2000, S. 11) im Einzelfall unterschiedlich interpretiert wird und an Bedeutung verlieren kann, so bildet diese Ordnung des Wohnraums nach wie vor den Referenzrahmen für Wohn-Normen. Im Rückschluss ist das, was unter einem guten Wohnen verstanden wird, Spiegel einer Zeit und Ausdruck gesellschaftlicher Standards (Hasse 2009). Nach Häußermann & Siebel (1991) sind mit

»Wohnweise des 20. Jahrhunderts« folgende Schlüsselfragen eng verwoben: »Was tut man, wenn man wohnt? […] Wer wohnt mit wem zusammen? […] Wie wird Wohnen erlebt? […] Wie kommt man zur Wohnung?« (Häußermann & Siebel 1991, S. 72, zit. nach Hasse 2012, S. 485).

Eng verwoben mit dem Wohnen ist das Private. Dabei wird insbesondere die Wohnung oder das eigene Zimmer als Kern des privaten Lebens verstanden (Richter 2016), welcher für andere nicht uneingeschränkt zugänglich ist bzw. sein sollte. Hier ist auf Rössler (2001) zu verweisen, welche in den Ausführungen über den Wert des Privaten argumentiert, dass etwas lediglich dann als privat gilt, »wenn man selbst den Zugang zu diesem ›etwas‹ kontrollieren kann« (Rössler 2001, S. 136). Wer Zugang und wer keinen Zugang hat – bspw. zur Wohnung –, liegt im Ermessen und der Kontrolle des jeweils Wohnenden. Während Rössler (2001) das Private primär an bestimmte Orte bindet, versteht Keckeis (2017) in ihrem Beitrag »Privatheit und Raum« Privatheit im Sinne einer konstruktivistischen Perspektive. In Rückbezug auf die theoretischen Gedanken zu Raumkonzepten von Schroer (2009) versteht sie Räume – und somit auch private Räume – als soziale Phänomene, »die im Handeln und Erleben von Akteuren – also durch soziale Praxis – erst entstehen« (Schroer 2009, S. 139). In Anlehnung an die relationalen Raumtheorien von Löw (2001) und Lefebvre (1991) vertritt Keckeis (2017) die These, dass Privatheit nicht per se vorhanden ist. Sie versteht es als dynamisches, soziales Konstrukt, welches Ergebnis von Grenzziehungen ist und Aushandlungsprozesse impliziert. Räume des Privaten sind demnach »vielmehr ein Produkt gesellschaftlicher Prozesse und Praktiken sowie Ergebnis subjektiver Wahrnehmungs-, Deutungs- und Aneignungsstrategien, die im Handeln und Erleben sozialer AkteurInnen konstituiert und als solche erkannt und identifiziert werden« (Keckeis 2017, S. 37). Somit sind die Menschen aktiv an der Konstitution von räumlicher Privat- und Vertrautheit beteiligt. Öffentliche bzw. private Räume stellen nicht aus sich selbst heraus Privatheit bzw. Öffentlichkeit her, sondern werden erst durch die gesellschaftliche Praxis mit den entsprechenden Bedeutungen aufgeladen (Keckeis 2017, S. 38).

Innerhalb der Teilhabeforschung sowie der pädagogischen Praxis finden sich Rückbezüge zu den oben skizzierten Aspekten des Wohnens wieder. Dabei rücken im Zeitverlauf unterschiedliche Aspekte des Wohnens in den Mittelpunkt der Betrachtung. Speck (1982) vertritt in seinem Grundsatzreferat zur Bedeutung des Wohnens für den geistig behinderten Menschen (das im Rahmen der 10. Studientagung der Bundesvereinigung Lebenshilfe e. V. gehalten wurde) in Rückbezug auf philosophisch-anthropologische Sichtweisen einen ganzheitlichen Ansatz, bei dem Wohnen keine isolierbare Teilfunktion des Lebens darstellt. Als Reaktion auf ein verengtes Wohnverständnis, welches der Befriedigung von Bedürfnissen und der Idee der Unterbringung folgt, versteht er Wohnen vielmehr als einen zentralen Aspekt der gesamten menschlichen Lebensbedürfnisse und -bedingungen. Wohnen kann nicht allein auf physische und psychische Aspekte, wie bspw. Versorgung von Pflegebedürfnissen, Unterkunft oder Ernährung, bezogen werden (Speck 1982).

Insbesondere die Studie von Meuth (2017, 2018) setzt sich mit dem Verhältnis von Wohnen und Pädagogik im Rahmen von Jugendwohnheimen in Deutschland und in England (dort als »Foyers« bezeichnet) auseinander. In Rückbezug auf das soziologische Wohnverständnis von Häußermann und Siebel (1996), den philosophisch-phänomenologischen Annäherungen von Bollnow (1990) sowie Hasse (2009) und den relationalen Raumverständnissen nach Löw (2012 [2001]) und Lefèbvre (1974) entwickelt Meuth ein mehrdimensionales analytisches Modell, um sich dem Phänomen »Wohnen« zu nähern. Das in der Studie entwickelte mehrdimensionale Wohnverständnis fußt auf einer begrifflichen Abgrenzung folgender fünf Gesichtspunkte des Wohnens:

1. Wohnbeschaffenheit,
2. Haushalt,
3. Wohn-Tätigkeit,
4. Zuhause sowie
5. Idee und Funktion des Wohnens.

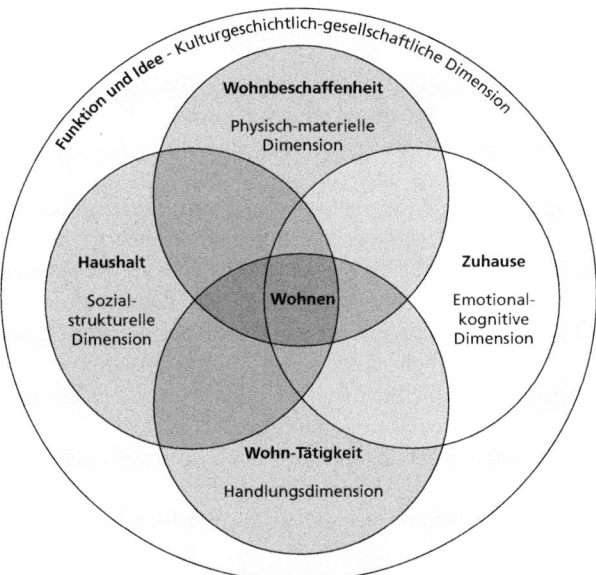

Abb. 9.1: Mehrdimensionales Wohnverständnis (Nachdruck mit Genehmigung der Springer Nature Customer Service Centre GmbH: Springer VS, Theoretische Perspektiven auf Wohnen: Ein mehrdimensionales Wohnverständnis in erziehungswissenschaftlicher Absicht von Miriam Meuth, © Springer Fachmedien Wiesbaden GmbH 2017, S. 113)

1. Der Aspekt der Wohnbeschaffenheit fasst die gesamte physische Beschaffenheit. Dies umschließt sowohl bauliche Strukturen als auch die Ausstattung und Einrichtung. Dabei ist der biografische Stellenwert von Dingen – die persönlichen Erfahrungen und Emotionen mit den Gegenständen – ebenfalls von Bedeutung. Das, was unter Wohnbeschaffenheit gefasst wird, weist dabei auch auf das Soziale (bspw. spezifische bauliche Gestaltungen des Eingangsbereiches, an dem bestimmte soziale Praktiken beobachtbar sind).

2. Mit dem Begriff des Haushalts wird der Zusammenschluss von Personen erfasst, welche gemeinsam am Ort des Wohnens haushalten und wirtschaften. Dabei wird der Haushalt als »sozio-ökonomische Einheit« umfangreicher gefasst als die »sozio-biologische Einheit« der Familie.
3. Der Aspekt der Wohn-Tätigkeit markiert den Alltag des Wohnens. Dies beinhaltet sowohl die einhergehenden Routinen als auch die Haushaltsführung und die Kontakte im Rahmen des Haushalts und des Nahraums sowie die Aneignung und Gestaltung des Wohnortes.
4. Eine weitere Dimension ist die des Zuhauses. Der normativ stark geprägte Begriff bezeichnet die emotional-kognitive Zusammengehörigkeit mit einem (vorgestellten) Ort. Er bezieht sich auf damit verbundene, subjektive Gefühle, Vorstellungen, Erinnerungen und Ideen.
5. Abschließend verweist Meuth auf den Aspekt der Funktion und Idee. Hierunter wird die kulturgeschichtlich-gesellschaftliche Dimension von Wohnen verstanden. Kennzeichnend dafür ist, dass die zuvor genannten Aspekte von gesellschaftlich-kulturell dominanten und geprägten Funktionen und Ideen des Wohnens geprägt sind. Die entsprechenden historisch gewachsenen Vorstellungen bilden dann das Modell eines »Normal-Wohnens« bzw. einer Normalbiografie.

Wohnen konstituiert und vollzieht sich wechselseitig zwischen den benannten Aspekten bzw. der abstrahierten Dimensionen. Das mehrdimensionale Wohnverständnis zielt darauf ab, einen fundierten Zugang zum Wohnen zu bieten (▶ Abb. 9.1).

Trescher (2017) beschäftigt sich in seiner qualitativen Forschung mit Lebenslagen institutionalisiert lebender Menschen mit Behinderung. Die Grundlage bilden Beobachtungen, Interviews sowie Strukturbeschreibungen, welche innerhalb zweier unterschiedlicher institutionalisierter Wohnangebote der Behindertenhilfe durchgeführt wurden. Trescher (2017) beleuchtet dabei die Bedingungen der Konstitution von Wohnraum und stellt vor allem die Konstitution des Raums sowie Aspekte der Aneignung in den Fokus. In Anlehnung an Löws (2001) relationales Raumverständnis versteht er Raum als Ausdruck für eine gesellschaftliche Ordnungsrelation, in der die Relationen und Beziehungen der Dinge betont werden. Die aktive Aneignung und die Gestaltung von Raum stellen in dem Wohnverständnis ein charakteristisches Merkmal dar. Die Wohnenden eignen sich den Raum u. a. durch die aktive Gestaltung an und fühlen sich diesem dadurch verbunden und zugehörig. Dies schließt die emotionale Aneignung in der Form mit ein, dass die eigene Wohnung als »Zuhause« wahrgenommen wird, in der eine Person Geborgenheit erfährt. Wohnen wird in seinem Verständnis innerhalb des Privaten im Sinne von Rössler (2001) kontextualisiert: »Die Wahrung von Privatsphäre, Privatheit und Privatangelegenheit konstituiert den Erhalt der Würde des Menschen« (Trescher 2017, S. 23). Ein privater Bereich der Lebensgestaltung, »der nicht angetastet werden darf und der der Einwirkung der öffentlichen Gewalt entzogen ist« (Trescher 2017, S. 24), ist damit von besonderer Bedeutung. Doch kommt er zu dem Ergebnis, dass die Wahrung der Privatsphäre, die Aufrechterhaltung der Privatheit sowie der Respekt vor der Entscheidungsfreiheit in Privatangelegenheiten – insbesondere im pflegerisch-fürsorglichen Kontext – vielfach durch Spannungen und Ambivalenzen gezeichnet ist – speziell, wenn Menschen umfassende Unterstützung benötigen (Trescher 2015).

9.3 Wohnen in empirischen Studien

Wenngleich das Thema Wohnen in Wohnangeboten der Eingliederungshilfe sowohl für die dort Wohnenden als auch für die dort beschäftigten Fachkräfte alltägliche Praxis darstellt, finden sich theoretische Auseinandersetzungen sowie Fragen nach der Bedeutung des Wohnens sowohl im Rahmen von methodischen oder konzeptionellen Überlegungen als auch innerhalb der Fachdebatte zum Unterstützten Wohnen von Menschen mit komplexem Unterstützungsbedarf nur bedingt wieder. Im Fokus empirischer Untersuchungen zu dem Thema stehen insbesondere die durch den Wandel von Leitbegriffen resultierenden Veränderungen – wie z. B. der Abbau der institutionellen Strukturen mitsamt den Forderungen nach Selbstbestimmung und Empowerment sowie die Etablierung neuer Wohnangebote (vgl. ex. Franz & Beck 2015; Metzler & Springer 2010). Dabei hat sich auch gezeigt, dass diese Angebote nicht von allen Menschen mit Behinderungen gleichermaßen in Anspruch genommen werden. So sind Menschen mit hohem Unterstützungsbedarf und sogenannter »geistiger Behinderung« in ambulanten Settings bisher deutlich unterrepräsentiert (Seifert 2010, S. 377 f.; Thimm et al. 2018).

Vor dem Hintergrund des Erkenntnisinteresses der eigenen Studie wurden theoretische Zugänge zur Lebenswelt der Zielgruppe in den Blick genommen. Die Frage war, inwieweit Wohnwünsche – jenseits von eindeutigen verbalen oder nonverbalen Wunschäußerungen – überhaupt erhoben werden können und welche methodischen und empirischen Ansätze diesbezüglich zielführend sind. So ist innerhalb der Lebensqualitätsforschung belegt, dass die Zufriedenheit mit der Wohnsituation einen hohen Einfluss auf die Lebensqualität des Einzelnen hat (ex. Dworschak 2004; Seifert et al. 2001; Schäfers 2008). Doch wenngleich der Einfluss des subjektiven Wohlbefindens auf die Lebensqualität belegt ist (Schäfers 2008), finden Fragen nach den Wohnwünschen der Zielgruppe und deren Umsetzungsmöglichkeiten bisher in Studien kaum Beachtung. Infolgedessen rücken u. a. zentrale Aspekte des Wohnens, die für das Erleben eines Wohnortes als Zuhause bedeutsam sind, wie sie z. B. von Meuth (2017) herausgearbeitet wurden, bei Forschungsvorhaben in den Hintergrund. Die Auswirkungen dieser eingeschränkten Perspektive auf das Wohnen von Menschen mit Behinderung sind vielfältig und zeigen sich in unterschiedlichen Studien, die im Folgenden in chronologischer Reihenfolge kurz skizziert werden:

Die Studien von Seifert et al. (2001) sowie Seifert (2009) zur Lebensqualität von Menschen mit schweren Behinderungen beschäftigen sich mit der Lebensqualität in unterschiedlichen Wohnformen. Im Rückbezug auf das Konzept Lebensqualität nähern sie sich durch teilnehmende Beobachtungen und Introspektion den subjektiven Befindlichkeiten der Wohnenden an und liefern hierzu wichtige Erkenntnisse (Seifert et al. 2001, S. 130 ff.). In Form von 22 Einzelfallstudien wurden »Menschen mit schweren Behinderungen« in der Studie miteinbezogen. Die Ergebnisse belegen, dass aufgrund von strukturellen und situativen Bedingungen (z. B. Überforderung durch homogene Gruppenstrukturen, unzureichende Personalsituation), Unterstützungsleistungen in den Wohnangeboten nicht durchweg personenzentriert angeboten werden (können) (Seifert et al. 2001; Seifert 2009).

Schäfers (2008) hat in seiner Studie »Lebensqualität von Menschen mit geistiger Behinderung« ein Erhebungsinstrument entwickelt, welches aus quantitativer Sicht der Frage nach der individuellen Lebenssituation nachgeht. Einbezogen wurden 142 Personen aus Baden-Württemberg (Nordbaden) und Nordrhein-Westfalen (Ostwestfalen). Personen, die sich nicht verbalsprachlich äußern, sind aufgrund der sprachlichen Gebundenheit der Interviewstudie und dem entwickelten Fragebogenkatalog nicht miteinbezogen. Doch zeigt Schäfers in seiner Untersuchung ebenso wie die bereits benannten Studien von Seifert et al. (2001) sowie Seifert (2009), dass die persönlichen Vorstellungen der Klient*innen in Bezug auf die Gestaltung von Räumen, insbesondere im Rahmen von institutionalisierten Wohnsettings, vielfach nicht vollumfänglich realisiert werden können. Speziell institutionelle Vorgaben und alltägliche Bedingungen verringern vielmehr Handlungsspielräume und Einflussmöglichkeiten. Die Wohnenden haben wenig Möglichkeit, gestaltend Einfluss auf ihr Wohnumfeld zu nehmen. Hier ist zudem wichtig zu bedenken, dass gerade Menschen mit hohem Unterstützungsbedarf Gestaltungs- und Veränderungswünsche nicht immer direkt verbal äußern, sodass die Erfassung der persönlichen Vorstellungen des Wohnens erschwert ist (Schäfers 2008).

Die Kundenstudie zum Bedarf an Dienstleistungen zur Unterstützung des Wohnens von Menschen mit Behinderung von Seifert (2010) stellt einen wichtigen Beitrag dar, die Perspektive der Menschen mit Behinderung in Bezug auf die Bedarfserfassung zum Wohnen systematisch mit einzubeziehen. Sie fußt auf einer berlinweiten Studie, bei der Menschen mit Behinderung mittels Fragebögen, Interviews und Workshops befragt wurden. An der Fragebogenerhebung beteiligten sich 207 Frauen und Männer mit sog. geistiger und mehrfacher Behinderung. Ergänzt wurde dies mit der Auswertung von 70 qualitativen Angehörigeninterviews. In der Studie wird die Vorliebe zum Wohnen in einer eigenen Wohnung sichtbar. Von den Befragten der Kundenstudie geäußerte Veränderungswünsche bezogen sich auf ein Leben in einer eigenen Wohnung mit individuell erforderlicher »Assistenz, in sozialen Bezügen und einem sozialen Umfeld, das eine gute Infrastruktur bietet [...]« (Seifert 2010, S. 22). Darüber hinaus werden die Beschaffenheit des Wohnumfeldes sowie die Wohnung selbst, Wahl- und Entscheidungsfreiheit und Angebote gegen Vereinsamung (bspw. Treffpunkte für Menschen mit Behinderung) als erstrebenswerte Aspekte geäußert.

Ähnliches zeigt sich ebenfalls in der qualitativen Studie zum Selbstbestimmten Leben für Menschen mit geistiger Behinderung im betreuten Wohnen von Jaewoo (2014). Die Ergebnisse fußen auf Interviewaussagen von 26 Personen aus dem Raum Marburg und Umgebung sowie der Region Mittelhessen. Anzumerken ist, dass zwei Personen aufgrund von »Schwierigkeiten in der Kommunikation [...] vollständig aus der Untersuchung herausgenommen [wurden]« (Jaewoo 2014, S. 75). In dieser Studie wird deutlich, dass in Folge erhöhter organisatorischer Anforderungen und Vorgaben innerhalb des Unterstützten Wohnens zentrale Wohnbedürfnisse sowie wichtige Wohnfunktionen, wie bspw. die Wohnung als Raum für Geborgenheit und Schutz, nicht erfüllt werden (Jaewoo 2014).

Im Zusammenhang mit den Dezentralisierungsprozessen und der Auflösung von Komplexeinrichtungen wurden auch Studien zum Wohnen und Wohnwünsche durchgeführt. In der qualitativen Studie zu »Wohnwünschen von Menschen mit geistiger Behinderung im Kontext des Dezentralisierungsprozesses einer Komplexeinrichtung« (Fischer & Molnár-Gebert 2015) wurden 60 Personen aus einer Komplexeinrichtung in Unterfranken einbezogen und mit leitfadengestützten Interviews befragt. Wohnwünsche und Bedürfnisse von Personen, welche kaum oder nur bedingt lautsprachlich kommunizieren, wurden bei den leitfadengestützten Interviews durch enge Bezugspersonen unterstützt und die Erhebung durch teilnehmende Beobachtungen ergänzt. Ferner wurden Dokumentenanalysen sowie leitfadengestützte Interviews mit Fach- und Leitungskräften sowie Hospitationen durchgeführt. Die Befragten bewerteten die einzelnen Wohnsituationen unterschiedlich. Verbindende, wünschenswerte Aspekte waren der Besitz von Eigentum (persönliche Andenken, Möbel, technische Geräte etc.), die individuelle Gestaltung des unmittelbaren Nahraums sowie ein Zugewinn an Privatsphäre. Zudem spielte die Gestaltung der sozialen Umwelt eine entscheidende Rolle. Sympathien bzw. Antipathien einzelner Personen gegenüber erhöhten bzw. senkten die Zufriedenheit mit der individuellen Wohnsituation.

Franz & Beck (2015) führten eine umfassende Evaluationsstudie zum Ambulantisierungsprogramm in Hamburg durch. Sie basiert auf einer Vorerhebung zur Platzzahlentwicklung sowie der quantitativen Erhebung von 188 Selbsteinschätzungen der Nutzer*innen, 19 Angehörigenbefragungen sowie der Befragung von 55 Fachkräften. Hinzu kamen Netzwerk- und Dokumentenanalysen sowie sieben qualitative Interviews mit Trägervertretern und Gruppendiskussionen mit Angehörigen. Daten in Bezug auf Menschen mit hohem Hilfebedarf wurden in Form von Fremdeinschätzungen durch Führungskräfte (sechs Trägerinterviews, vier Experteninterviews) einbezogen (Franz & Beck 2015). Im Ergebnis stellen Franz und Beck fest, dass es einen Zusammenhang zwischen Betriebsgröße – und zwar unabhängig von der Zuordnung zu ambulanten oder stationären Settings – und dem Grad der Organisation und einzuhaltenden rechtlichen Vorschriften gibt. Diese Rahmenbedingungen stehen mitunter im Gegensatz zu dem Anspruch, Unterstützung im Kontext privater Wohnräume anzubieten. So müssen bspw. Diensträume vorhanden sein sowie Dokumentationen und Medikationen aufbewahrt werden, die die Räumlichkeiten prägen.

Trescher (2017) sieht im Konzept Lebensqualität die Gefahr, dass das bestehende Kategorienschema den Blick auf eine ergebnisoffene Forschung verstellt und Veränderungen nur in dem vorgegebenen Rahmen erhoben werden. Trescher (2017) verzichtet daher in seiner Studie zur »Lebenslage von institutionalisiert lebenden Menschen mit Behinderung« auf ein festgelegtes Kategorienschema und passt die Erhebungs- und Auswertungsmethode bewusst an die jeweiligen Sinnebenen der Forschungsfragen an. Empirisch arbeitet er mit Beobachtungsprotokollen, Interviews und Strukturbeschreibungen, um über objektiv-hermeneutische Analysen den Strukturahmen der Wohneinrichtung herauszuarbeiten. Um zu erfassen, wie Personen mit »verbal- und schriftsprachlichen Einschränkungen« die Lebenspraxis erfahren, setzt er passive, nicht maskierte Beobachtungen und ein psychoanalytisches-tiefenhermeneutisches Auswertungsverfahren ein (Trescher 2017, S. 44 f.). Die Protokollierung von subjektiven Wahrnehmungen und affektiven Empfindungen der Foscher*innen sowie verschiedene Gruppenauswertungsprozesse stellen in der Studie ein zentrales Element dar, um sich der Perspektive der Wohnenden anzunähern.

Die Studie zeigt, dass nicht immer eine klare Trennung zwischen privatem und öffentlichem Raum herrscht. Er kommt zu dem Schluss, dass das Wohnen in den untersuchten Institutionen nicht dem »lebenspraktischen normalen Zuhause« (Trescher 2017, S. 197) entspricht, da eine Aneignung des Wohnraums im physischen, sozialen sowie emotionalen Sinne nicht stattfindet. Dies ist besonders kritisch zu betrachten, da die aktive Gestaltung von Wohnraum den Wohnenden ermöglicht, die Institution als Zuhause und Privatraum wahrzunehmen (Trescher 2017). Um der Entfremdung entgegenzuwirken, sieht Trescher (2017) u. a. die Auseinandersetzung mit den biografischen und individuellen Lebensentwürfen der Bewohner*innen als zentral an.

In jüngster Zeit wird der Blick in Studien auch auf das Thema Wohnen im Alter von Menschen mit Behinderung und zunehmendem Pflegebedarf gelenkt. In der Mixed-Methods-Studie von Schuck (2016) zur »Subjektiven Lebensqualität von Menschen mit geistiger Behinderung in der Lebensphase Alter« wurden Daten aus der quantitativen Erfassung der subjektiven Lebensqualität (n = 39 Einrichtungen) mit Daten aus einer Interviewstudie (n = 22) verknüpft. Teilnehmende waren Menschen mit einer sog. geistigen Behinderung mit unterschiedlichem Schweregrad und unterschiedlicher Ursache aus dem Bundesland Hessen. In Anbetracht der Fokussierung auf die subjektive Zufriedenheit, welche mithilfe von Interviews erhoben wurde, wurden ausschließlich Personen eingeschlossen, die verbal kommunizieren. Im Ergebnis kommt Schuck (2016) zu dem Schluss, dass bei Menschen mit zunehmendem Pflege- und Hilfebedarf der Fokus der Begleitung und Unterstützung vermehrt auf der Sicherung des Unterstützungsbedarfs liegt. So besteht mit steigendem Pflegebedarf die Gefahr, dass die Wohnsituation »auf einen Unterbringungs- und Versorgungscharakter« (Schuck 2016, S. 223) reduziert wird und individuelle Lebensmuster mit einem Umzug in eine stationäre Wohneinrichtung verloren gehen (Schuck 2016).

Das Forschungsprojekt »Modelle für die Unterstützung der Teilhabe von Menschen mit geistiger Behinderung im Alter innovativ gestalten (MUTIG)« von Thimm et al. (2018) beschäftigt sich auf der Grundlage einer quantitativen statistischen Auswertung von Daten der Träger der Eingliederungshilfe sowie leitfadengestützter Interviews mit Bewohner*innen, Angehörigen und Leitungskräften mit der Wohnsituation Erwachsener mit geistiger Behinderung und Umzüge im Alter. Die Studie belegt, dass Wohnveränderungen von Menschen mit Behinderung wenig systematisch in den Blick genommen werden. Zudem wird deutlich, dass das Leben in stationären Wohneinrichtungen von Angehörigen und Mitarbeitenden aufgrund des hohen Unterstützungsbedarfs oft als alternativlos angesehen wird.

Dieckmann et al. (2019) widmen sich in ihrer Studie der Frage nach Umzugsentscheidungen in Pflegeeinrichtungen bei älteren Menschen mit geistiger Behinderung. In der Stadt Münster sowie im Kreis Warendorf wurden quantitative Befragungen in 22 Einrichtungen durchgeführt. Zudem fokussierten Fallstudien in drei verschiedenartigen Pflegeeinrichtungen Umzugsentscheidungen aus unterschiedlicher Perspektive. So wurden qualitative Interviews mit acht Bewohner*innen und sechs Angehörigen bzw. rechtlichen Betreuer*innen geführt. Jedoch zogen zwei davon ihr Einverständnis im Nachhinein wieder zurück. Die Studie hebt hervor, dass die Entscheidungen in Bezug auf einen Umzug in ein Pflegeheim stark von den

Empfehlungen und Vorstellungen der Mitarbeitenden, der rechtlichen Betreuer*innen sowie der Angehörigen bestimmt sind.

In dem partizipativ angelegten Projekt »Wohnen selbstbestimmt!« wurde das Ziel verfolgt, »innovative Wohnformen für Menschen mit komplexen Behinderungen und hohem Unterstützungsbedarf im nordrhein-westfälischen Kontext zu entwickeln« (Redaèlli et al. 2019, S. 10). Auf Basis einer sehr umfassenden, systematischen Literaturanalyse sowie von Einzel- und Fokusgruppeninterviews wurden Wohnwünsche von Menschen mit Behinderung ermittelt und politische, wirtschaftliche und soziale Rahmenbedingungen untersucht. Zusammenfassend wird gefolgert, dass die Wahlfreiheit zur Wohnform vor allem einen positiven Einfluss auf Lebensqualität und Wohlbefinden hat. Wohnen kommt demnach in Bezug auf die vier Kernbereiche des Lebensqualitätsmodells von Schück 2016 (Würde und Akzeptanz, Entwicklung und Dasein, Funktionalität und Gesundheit und insbesondere in Bezug auf Anerkennung und Sicherheit) eine wichtige Bedeutung zu (Redaèlli et al. 2019, 34 ff.). In World Cafés und Expertengruppen wurden die Ergebnisse mit verschiedenen Beteiligungsgruppen, Menschen mit Behinderung, Anbietern von Wohn- und Unterstützungsangeboten, Architekturbüros, Sozialleistungsträgern, Investoren und Landschaftsverbände beraten und umfassende Handlungsempfehlungen entwickelt. Wichtige zusammenfassende Erkenntnisse sind, dass Menschen mit Behinderung heute mehrheitlich in inklusiven Wohnformen mit anderen Menschen ihrer Wahl entsprechend ihrer Lebens- und Wohnvorstellungen leben möchten (Redaèlli et al. 2019, S. 143). Zugleich lebten im Jahr 2016 noch 40 % aller Menschen in NRW, die Wohnleistungen in der Eingliederungshilfe erhalten, in einer stationären Wohneinrichtung (Bunn et al. 2018, zit. nach Redaèlli et al. 2019, S. 143). Es fehlen demnach alternative, ergänzende Wohnformen, die in der Regel auch über die Wohnraumförderung umgesetzt werden können. Menschen möchten dabei Unterstützungssicherheit und Wahlfreiheit, die bereichsübergreifend, sozialraumbezogen sowie unter Berücksichtigung technischer Unterstützungssysteme geplant werden müssen (Redaèlli et al. 2019, S. 149). Zur Sicherung der Wahlfreiheit brauchen Menschen mit Behinderung Beratung und Unterstützung. Hierzu bedarf es auch einer Transparenz zu Wohn- und Unterstützungsangeboten sowie über Bedarfe und Bedürfnisse von Menschen mit Behinderung, die bisher nicht hinreichend gegeben ist (Redaèlli et al. 2019, S. 151 f.).

Zusammenfassend lässt sich an dieser Stelle festhalten, dass die Forschung zum Thema Wohnen durch sozialrechtliche oder programmatische Veränderungen, wie die Einführung der Pflegeversicherung oder die Umsetzung von Ambulantisierungsprogrammen, mit angestoßen wurde. Im Fokus stehen Fragen von Selbstbestimmung, Lebensqualität oder auch Unterstützungsbedarfe. Wohnwünsche werden in wenigen Studien explizit erhoben, jedoch wird in diesen Studien deutlich, dass Bedürfnisse oder Wünsche im Kontext der Wohnangebote nicht immer hinreichend realisiert werden können, da organisatorische Rahmenbedingungen dem entgegenstehen (können). Zugleich wird sichtbar, dass Menschen mit Komplexer Behinderung in Studien zu Wohnwünschen oft nicht umfassend einbezogen sind. Dies liegt u. a. darin begründet, dass durch die vielfach fehlende oder eingeschränkte Möglichkeit, Wünsche verbalsprachlich zu formulieren, die Erfassung nicht einfach ist. Hierdurch bleiben Personen mit fehlender oder eingeschränkter Verbalsprachlichkeit in Studien oft unberücksichtigt, so dass weitergehende Erkenntnisse zu ihren Wohnwünschen und zur Erfassung ihrer Wohnwünsche fehlen. Hierdurch entsteht eine Forschungslücke, die dazu führt, dass die Perspektive von Menschen mit Komplexer Behinderung, die sich nicht verbalsprachlich äußern, unzureichend erfasst ist, damit nicht sichtbar wird und in Bezug auf (ihre) Wohnperspektiven vielfach unbedacht bleibt.

Hinsichtlich der Erkenntnisse zu Wohnwünschen wird deutlich, dass diese – sofern sie erhoben werden – vor allem auf Aspekte der Sicherung der Privatheit, Selbstbestimmung und der individuellen Wohnraum- und Unterstützungsgestaltung verweisen. Ein weiterführendes Verständnis des Wohnens, bei dem die enge Verknüpfung von Wohnen und Leben bedeutsam wird, findet sich in dem bisherigen Literatureinblick nur marginal wieder. So werden bspw. weitere Aspekte des Wohnens, wie Raum für Privatheit, individuelle Entfaltungsmöglichkeiten oder Aneignung, nur selten damit assoziiert. Wohnen scheint vielmehr im Alltag vorwiegend mit rationalen Aufgaben, der alltäglichen Haushaltsführung, den ökonomischen Aspekten oder der Häuslichkeit verknüpft zu sein, als mit der philosophischen Frage nach der Bedeutung des Wohnens. Die Bedeutung des Wohnens in seiner Mehrdimensionalität, so wie sie von Meuth (2017, 2018) herausgearbeitet wurde, wird im Kontext der Eingliederungshilfe bisher wenig in Studien berücksichtigt. Dies ist insofern von Bedeutung, da vor dem Hintergrund der interdisziplinären Zugänge zur Bedeutung des Wohnens davon auszugehen ist, dass sich in den jeweiligen Wohnweisen und Wohnkulturen eine Vorstellung von einem gesellschaftlichen Zusammenleben wiederfindet. Folglich spiegeln sich auch in der Gestaltung der Wohnsituationen von Menschen mit Komplexer Behinderung gesellschaftliche Normvorstellungen davon, was unter einem guten Wohnen für den Personenkreis verstanden wird.

Literatur

Beck I, Franz D (2015) Evaluation des Ambulantisierungsprogramms in Hamburg. Hamburg: Arbeitsgemeinschaft der Freien Wohlfahrtspflege (AGFW) Hamburg e. V.

Bessenich J, Jungeilges P, Steinfeld S, Pöld-Krämer S (2018) Die Finanzierung der Unterkunftskosten in »besonderen Wohnformen« nach dem BTHG: Existenzsicherungs- oder Teilhabeleistung? – NDV 2018, S. 409–416 (Teil 2).

Bollnow OF (1984) Mensch und Raum. 10. Aufl. Stuttgart: Kohlhammer

CRPD Committee on the Rights of Persons with Disabilities (Hrsg.) (2014) General comment on Article 12: Equal recognition before the law (https://www.ohchr.org/Documents/HRBodies/CRPD/GC/DGCArticle12.doc, Zugriff am: 09.05.2021)

Dieckmann F, Rodekohr B, Mätze C (2019) Umzugsentscheidungen in Pflegeeinrichtungen bei älteren Menschen mit geistiger Behinderung, Zeitschrift für Gerontologie und Geriatrie, 52 (3), S. 241–248. DOI: 10.1007/s00391-019-01536-0

Dworschak W (2004) Lebensqualität von Menschen mit geistiger Behinderung. Theoretische Analyse, empirische Erfassung und grundlegende Aspekte qualitativer Netzwerkanalyse. Zugl.: München, Univ., Diss., 2004. Bad Heilbrunn/Obb.: Klinkhardt (Klinkhardt Forschung)

Fischer E, Molnár-Gebert T (2015) Wohnwünsche von Erwachsenen mit geistiger Behinderung im Kontext des Dezentralisierungsprozesses einer Komplexeinrichtung, Zeitschrift für Heilpädagogik, (3), S. 120–127

Gern W (2014) Und die ohne Obdach führe ins Haus: Theologische Anmerkungen zum Thema Wohnen. In: Keicher R, Gillich S (Hrsg.) Wenn Würde zur Ware verkommt. Soziale Ungleichheit, Teilhabe und Verwirklichung eines Rechts auf Wohnraum; [… Bundeskongress der Evangelischen Obdachlosenhilfe, der vom 17. bis 19. November 2012 in Nürnberg mit dem Titel »Wohnung gut – alles gut?« stattgefunden hat.]. Wiesbaden: Springer VS (Research), S. 33–39

Hasse J (2009) Unbedachtes Wohnen. Lebensformen an verdeckten Rändern der Gesellschaft. Unter Mitarbeit von Jessica Witan. Bielefeld: Transcript Verlag (Kultur- und Medientheorie)

Hasse J (2012) Wohnen. In: Eckardt F (Hrsg.) Handbuch Stadtsoziologie. Wiesbaden: VS, S. 475–502

Hasse J (2018) Was bedeutet es, zu wohnen?, Aus Politik und Zeitgeschichte, 68(25-26), S. 4–8

Hasse J (2019) Wohnen – eine existentielle Herausforderung, Bürger und Staat, (2/3), S. 88–93

Häußermann H, Siebel W (2000) Soziologie des Wohnens. Eine Einführung in Wandel und Ausdifferenzierung des Wohnens. 2., korr. Aufl. Weinheim: Juventa (Grundlagentexte Soziologie)

Herrmann D, Salomon M, Rischer C (2015) Voruntersuchung zur inhaltlichen und räumlichen Fortentwicklung der Unterstützungs- und Beratungsangebote beim Persönlichen Budget. MOBILE – Selbstbestimmtes Leben Behinderter e. V. (https://www.mobile-dortmund.de/files/abschlussbericht_voruntersuchung_pb.compressed.pdf, Zugriff am: 09.05.2021)

Jaewoo P (2014) Selbstbestimmtes Leben für Menschen mit geistiger Behinderung im betreuten Wohnen. Diss., 2013. Marburg: Philipps-Universität Marburg (https://archiv.ub.uni-marburg.de/ubfind/Record/urn:nbn:de:hebis:04-z2013-0488, Zugriff am: 06.05.2021)

Keckeis C (2017) Privatheit und Raum – zu einem wechselbezüglichen Verhältnis. In: Beyvers E, Helm P, Hennig M et al. (Hrsg.) Räume und Kulturen des Privaten. Wiesbaden: Springer VS, S. 19–56

Kruse K, Tenbergen S (2019) BTHG: Was ändert sich für erwachsene Bewohner stationärer Einrichtungen ab 2020? Merkblatt des Bundesverbandes für körper- und mehrfachbehinderte Menschen e. V. (https://verlag.bvkm.de/wp-content/uploads/Merkblatt_BTHG_Website.pdf, Zugriff am: 06.05.2021)

Löw M (2001) Raumsoziologie. Frankfurt/M.: Suhrkamp (Suhrkamp-Taschenbuch Wissenschaft, 1506)

Metlitzky N, Engelhardt L (2016) Barrierefreies Wohnen – Ausstattungsqualität aus bauordnungsrechtlicher Sicht. In: Theunissen G, Kulig W (Hrsg.) Inklusives Wohnen. Bestandsaufnahme, Best Practice von Wohnprojekten für Erwachsene mit Behinderung in Deutschland. Stuttgart: Fraunhofer IRB Verlag, S. 95–106

Metzler H, Springer A (2010) Umwandlung von Wohnangeboten in Groß- und Komplexeinrichtungen zu gemeindeorientierten Wohnmöglichkeiten für Menschen mit Behinderung. Tübingen: Eberhard Karls Universität Tübingen (https://docplayer.org/32693819-Umwandlung-von-wohnangeboten-in-gross-und-komplexeinrichtungen-zu-gemeindeorientierten-wohnmoeglichkeiten-fuer-menschen-mit-behinderung.html, Zugriff am: 31.08.2021)

Meuth M (2017) Theoretische Perspektiven auf Wohnen: Ein mehrdimensionales Wohnverständnis in erziehungswissenschaftlicher Absicht. In: Meuth M (Hrsg.) Wohn-Räume und pädagogische Orte. Wiesbaden: Springer VS, S. 97–122

Meuth M (2018) Wohnen. Erziehungswissenschaftliche Erkundungen. Weinheim: Juventa (Edition Soziale Arbeit)

MHKBG NRW – Ministerium für Heimat, Kommunales, Bau und Gleichstellung des Landes Nordrhein-Westfalen (Hrsg.) (2020) Förderjahr 2020 – Öffentliche Wohnraumförderung des Landes Nordrhein-Westfalen 2018–2022. Bestimmungen zur Förderung von Wohnraum für Menschen mit Behinderungen in Einrichtungen mit umfassendem Leistungsangebot, Februar 2020 (https://www.mhkbg.nrw/sites/default/files/media/document/file/Bestimmungen_zur_Foerderung_von_Wohnraum_fuer_Menschen_mit_Behinderungen_in_Einrichtungen_mit_umfassendem_Leistungsangebot2020.pdf, Zugriff am: 06.05.2021)

Rausch G (2011) Mensch kann nicht Nichtwohnen. WOHNEN - Ware oder Menschenrecht? In: Elsen S (Hrsg.) Solidarische Ökonomie und die Gestaltung des Gemeinwesens. Perspektiven und Ansätze der ökosozialen Transformation von unten. Neu-Ulm: AG-SPAK-Bücher (Münchener Hochschulschriften für angewandte Sozialwissenschaften, M 244), S. 235–268

Redaèlli M, Tebest R, von Lonski M et al. (2019) Abschlussbericht Wohnen selbstbestimmt (http://wohnen-selbstbestimmt.de/wp-content/uploads/2020/07/2020-07-Abschlussbericht_Wohnen-selbstbestimmt.pdf, Zugriff am: 05.05.2021)

Reichstein MF (2020) »Wenn du ein Haus baust…« Zur Wechselbeziehung von Einrichtung und Sozialraum am Beispiel gemeinschaftlicher Wohneinrichtungen für Menschen mit Behinderungen. In: Meier S, Schlenker K (Hrsg.) Teilhabe und Raum. Interdisziplinäre Perspektiven. Leverkusen: Barbara Budrich (Beiträge zur Sozialraumforschung), S. 99–114

Richter PG (2016) Architekturpsychologie. Eine Einführung. 4. überarb. Aufl. Lengerich: Pabst Science Publishers

Rössler (2001) Der Wert des Privaten. Frankfurt/M.: Suhrkamp (Suhrkamp-Taschenbuch Wissenschaft, 1530)

Schäfers M (2008) Lebensqualität aus Nutzersicht. Wie Menschen mit geistiger Behinderung ihre Lebenssituation beurteilen. Wiesbaden: VS Verlag für Sozialwissenschaften/GWV Fachverlage GmbH Wiesbaden

Schroer M (2009) »Bringing space back in«. Zur Relevanz des Raums als soziologischer Kategorie. In: Döring J, Thielmann T (Hrsg.) Spatial Turn. Das Raumparadigma in den Kultur- und Sozialwissenschaften. 2., unveränd. Aufl. Bielefeld: Transcript (Sozialtheorie), S. 125–148

Schuck HM (2016) Subjektive Lebensqualität von Menschen mit geistiger Behinderung in der Lebensphase Alter. Gießen, Justus-Liebig-Universität, Diss., 2016. Gießen: Universitätsbibliothek (http://geb.uni-giessen.de/geb/volltexte/2016/11884/, Zugriff am: 06.05.2021)

Seifert M, Fornefeld B, Köning P (2001) Zielperspektive Lebensqualität. Eine Studie zur Lebenssituation von Mneschen mit schwerer Behinderung im Heim. Bethel Beiträge 57. Bielefeld: Bethel-Verlag

Seifert M (2006) Pädagogik im Bereich des Wohnens. In: Wüllenweber E, Theunissen G und Mühl H (Hrsg.) Pädagogik bei geistigen Behinderungen. Ein Handbuch für Studium und Praxis. Stuttgart: Kohlhammer, S. 376–393

Seifert M (2009) Lebensqualität von Menschen mit schweren Behinderungen. Forschungsmethodischer Zugang und Forschungsergebnisse, Zeitschrift für Inklusion, 1(2) (https://www.inklusion-online.net/index.php/inklusion-online/article/view/186, Zugriff am: 15.09.2021)

Seifert M (2010) Kundenstudie. Bedarf an Dienstleistungen zur Unterstützung des Wohnens von Menschen mit Behinderung. Berlin: Rombos

Speck O (1982) Die Bedeutung des Wohnens für den geistig behinderten Menschen aus philosophisch-anthropologischer Sicht. In: Bundesvereinigung Lebenshilfe für geistig Behinderte e. V. (Hrsg.) Humanes Wohnen – seine Bedeutung für das Leben geistig behinderter Erwachsener. Bericht der 10. Studientagung der Bundesvereinigung Lebenshilfe für geistig Behinderte e. V. 2. Aufl. Marburg/Lahn, S. 5–15

Thesing T (2009) Betreute Wohngruppen und Wohngemeinschaften für Menschen mit geistiger Behinderung. 4., neu bearb. und erg. Aufl. Freiburg im Breisgau: Lambertus

Thimm A, Rodekohr B, Dieckmann F, Haßler T (2018) Wohnsituation Erwachsener mit geistiger Behinderung in Westfalen-Lippe und Umzüge im Alter. Erster Zwischenbericht zum Forschungsprojekt »Modelle für die Unterstützung der Teilhabe von Menschen mit geistiger Behinderung im Alter innovativ gestalten« (MUTIG). Münster: Katholische Hochschule NRW, Abteilung Münster

Tiesmeyer K (2015) Unterstützung von älteren Menschen mit Behinderung und erhöhtem Pflegebedarf – wissenschaftliche Herausforderungen, Pflege & Gesellschaft, 20(3), S. 241–262

Tiesmeyer K (2017) Pflege von Menschen mit Behinderung – Herausforderungen und Handlungserfordernisse. In: Jacobs K, Kuhlmey A, Greß S et al. (Hrsg.) Pflege-Report 2017. Stuttgart: Schattauer, S. 39–50

Trescher H (2015) Die Würde des Privaten. Zur Diskussion institutionalisierter Lebensbedingungen von Menschen mit kognitiver Beeinträchtigung, Behindertenpädagogik, 54(2), S. 136–153

Trescher H (2017) Wohnräume als pädagogische Herausforderung. Lebenslagen institutionalisiert lebender Menschen mit Behinderung. 2. Aufl. Wiesbaden: Springer VS

Teil III Praktische Umsetzung des Projekts

10 Methodische Ansätze der Wohnwunscherhebung im Projekt

Friederike Koch und Detlef Thiel-Rohwetter

Im Dezember 2016 wurde das Gesetz zur Stärkung der Teilhabe und Selbstbestimmung von Menschen mit Behinderungen verabschiedet (Bundesteilhabegesetz – BTHG).[23] Das Gesetz wird aktuell sukzessive in allen Bundesländern umgesetzt. Es hat eine grundlegende Umgestaltung der Eingliederungshilfe zufolge und betont die personenzentrierte Ausrichtung der Unterstützungsleistung:

> »Die Eingliederungshilfe wird durch das BTHG zu einem modernen Teilhaberecht weiterentwickelt und aus dem ›Fürsorgesystem‹ der Sozialhilfe herausgeführt. Dem gewandelten Rollenverständnis von Menschen mit Behinderungen wird damit Rechnung getragen. Es soll nicht mehr über den Menschen mit Behinderungen, sondern mit ihm gemeinsam beraten und gehandelt werden, um seine individuelle Lebensplanung und Selbstbestimmung zu unterstützen.« (BMAS 2018, o. S.)

Für die Planung und Umsetzung von Unterstützungsleistungen für Menschen mit Behinderungen fordert das BTHG also eine personenzentrierte Perspektive und Haltung und meint damit, die Lebensvorstellungen und den Willen der Person in das Zentrum des fachlichen Handelns zu stellen. Einen eigenen Willen zu bilden, setzt allerdings eine Vorstellung darüber voraus, was in der näheren oder ferneren Zukunft möglich sein könnte. Dies kann insbesondere bei Menschen mit Komplexer Behinderung nicht einfach angenommen werden. Vielmehr muss es hier darum gehen, Wege und Methoden zu entwickeln, um Alternativen überhaupt erst erlebbar und beurteilbar zu machen (Conty & Pöld-Krämer 2018). Voraussetzung dafür ist,

> »einen Perspektivenwechsel einzunehmen, sich von eigenen Vorstellungen zu verabschieden und sich auf die Ebene der Betroffenen einzulassen, um herauszufinden, was im Einzelfall für einen gelingenden Alltag bedeutsam ist« (Deutsche Heilpädagogische Gesellschaft 2021, S. 22).

Dass es dafür zum einen Aufmerksamkeit und Zeit braucht, zum anderen auch eine vorbehaltlose Unvoreingenommenheit, um diesen Erkundungsprozess konsequent am Individuum ausgerichtet zu gestalten, war eine der Grundannahmen bei der Anlage der Wohnwunscherhebungen mit den beteiligten Klient*innen. Im Wesentlichen wurden hierbei Methoden aus den Bereichen der personenzentrierten Planung und der Unterstützten Kommunikation genutzt und z. T. durch weitere Ansätze modifiziert und ergänzt.

---

23 Weitere Ausführungen zum BTHG in ▶ Kap. 16

10.1 Personenzentrierte Planung

Um dem Willen einer Person möglichst nahe zu kommen, um in unserem Fall also herauszufinden, wie ein Mensch mit Komplexer Behinderung leben und wie er unterstützt werden will, wurden im Projekt u. a. auch Methoden der personenzentrierten Planung eingesetzt. Dieser Ansatz stellt den Menschen mit seinen Stärken, Fähigkeiten und Möglichkeiten in den Mittelpunkt; Diagnosen und Defizite treten in den Hintergrund. Es geht darum, eine Vorstellung von einer guten Zukunft zu entwickeln, Ziele zu setzen und diese gemeinsam mit anderen Menschen Schritt für Schritt umzusetzen.

10.1.1 Verbreitung

Verschiedenste personenzentrierte Ansätze wurden zunächst ab ca. Mitte der 1970er Jahre in den USA und in Kanada entwickelt. Sie resultierten aus der Bürgerrechtsbewegung, die das in Skandinavien entstandene Normalisierungsprinzip aufgriff und für verbesserte Rechte von Menschen mit Beeinträchtigungen eintrat, angetrieben von der Überzeugung, dass Menschen mit Beeinträchtigungen einen wertgeschätzten Platz inmitten des Gemeinwesens einnehmen sollten.

Ab den 1990er Jahren wurden diese Ansätze auch in Europa und insbesondere im deutschsprachigen Raum (Deutschland, Österreich, Schweiz) vermehrt diskutiert. Der englische Oberbegriff »person centred planning« wurde dabei nicht übernommen; stattdessen hielt der Begriff »Persönliche Zukunftsplanung« in den Folgejahren nach und nach Einzug in die soziale Arbeit. Ziel der dabei entwickelten personenzentrierten Ansätze war es, gemeinsam mit Menschen mit Beeinträchtigungen, ihren Angehörigen und Freund*innen etc. Veränderungsprozesse auf der Ebene der Person, der Organisation und des Gemeinwesens anzustoßen und umzusetzen. Wesentliche Vorreiter*innen für die Entwicklung in Deutschland waren und sind u. a. Stefan Doose, Susanne Göbel, Ines Boban, Andreas Hinz und Carolin Emrich (Hinz & Kruschel 2015). Über das »Netzwerk Persönliche Zukunftsplanung« wird inzwischen ein regelmäßiger, länderübergreifender intensiver Austausch interessierter Personen gewährleistet und es werden Erfahrungen, Informationen und Materialien zur Verfügung gestellt (Netzwerk Persönliche Zukunftsplanung e. V. 2021).

10.1.2 Theoretischer Hintergrund

Die Persönliche Zukunftsplanung geht von der Grundannahme aus, dass jeder Mensch unabhängig von der Art und Schwere seiner Beeinträchtigung selbst über seine Zukunft bestimmen kann, ggf. mit Unterstützung. »Persönliche Zukunftsplanung« ist dabei kein fest definiertes Instrument oder Verfahren, sondern vielmehr ein Mix aus Methoden. Mit einem kreativen Instrumentarium gelingt es, sehr individuelle, personenzentrierte Planungsprozesse mit Menschen mit unterschiedlichen Beeinträchtigungen zu gestalten. Einig ist allen Methoden und Ansätzen, dass sie mit demselben Grundgedanken arbeiten: Die als »planende Person« bezeichnete Person im Mittelpunkt ist immer zunächst ein Mensch mit Wünschen und Ressourcen und nicht mit Beeinträchtigungen. Die planende Person ist Experte*in in eigener Sache und verfügt über eine eigene Zukunftsvorstellung, die gemeinsam aufgespürt und für alle sichtbar gemacht werden kann (Doose 2013).

Personenzentrierte Planung beinhaltet verschiedene Methoden und Ansätze, die aber nach O'Brien und Lovett (2015) auf einer gemeinsamen Grundvorstellung basieren:

- »Die Hauptperson und ihre Angehörigen sind primär verantwortlich für die Richtung, in die sich das Leben dieser Person bewegt. […]
  - Das Wissen aus engen, respektvollen und kontinuierlichen Beziehungen zur Hauptperson ist entscheidend […].
  - Informationen aus fachlichen Gutachten über die Person können hilfreich sein, allerdings nur im Kontext einer sachkundigen Berücksichtigung der persönlichen Geschichte und der angestrebten Zukunft der Person. Die Unterordnung der professionell-fachlichen Informationen unter die persönlichen Kenntnisse stellt den typischen Entscheidungsprozess innerhalb von Diensten auf den Kopf.
- Die Zielsetzung personenzentrierter Planung besteht im Lernen durch gemeinsame Handlungen. […] Der Weg entsteht, wenn Menschen ihn gemeinsam gehen.« (O'Brien & Lovett 2015, S. 20).

In den Wohnwunschprozessen im Rahmen des Projekts wurden – in unterschiedlicher Form und Ausprägung – Methoden aus dem Repertoire der Persönlichen Zukunftsplanung eingesetzt, überwiegend in adaptierter Form. Die Projektmitarbeitenden gingen in jedem einzelnen Prozess offen und neugierig auf eine Entdeckungsreise, um die Person so gut wie möglich kennenzulernen und im nächsten Schritt ihre Wünsche und ihren Willen zu erfassen.

10.2 Unterstützte Kommunikation

Der Mensch als soziales Wesen lebt vom Austausch mit seinesgleichen. Kommunikation im weitesten Sinn spielt für unsere Entwicklung eine zentrale Rolle. Diejenigen, die der Lautsprache nicht mächtig sind, erhalten durch die Methoden der Unterstützten Kommunikation (UK) die Möglichkeit, auch ohne Lautsprache mit anderen Menschen in Beziehung zu treten und soziale Kontakte aufnehmen und gestalten zu können. Ausgehend von den aktuellen Kompetenzen einer Person entwickelt Unterstützte Kommunikation individuelle Maßnahmen für eine bessere Verständigung und mehr Mitbestimmung im Alltag.

10.2.1 Die Entwicklung eines internationalen Netzwerks

»Unterstützte Kommunikation (UK)« ist die deutsche Bezeichnung für das Fachgebiet der »Augmentative (ergänzenden) and Alternative (ersetzenden) Communication (AAC)« mit dem Ziel der Verbesserung der kommunikativen Möglichkeiten von Menschen mit schwer verständlicher oder fehlender Lautsprache (Braun 2014). Zum Ende der 1970er Jahre wuchs zunächst im angloamerikanischen Ausland der Einfluss von Vertreter*innen aus dem Gebiet der AAC, bis sich 1983 Wissenschaftler*innen, Therapeut*innen, Lehrer*innen, aber auch Betroffene und deren Angehörige und Freund*innen auf der ganzen Welt zusammenschlossen und die ISAAC, die »International Society for Augmentative and Alternative Communication« (die internationale Gesellschaft für ergänzende und alternative Kommunikation), gründeten. Sie ist bis heute eine internationale Vereinigung mit Vertretungen in mehr als 63 Ländern mit Hauptsitz in Toronto, Kanada.

In Form eines Projektes und unter wissenschaftlicher Begleitung begann in den Folgejahren in der Schweiz eine rasante Entwicklung der Unterstützten Kommunikation im deutschsprachigen Raum. Über erste Kongresse zur Thematik und erste Lehraufträge an Universitäten erfuhr das Thema Aufmerksamkeit in den Kreisen der Sonderschulen für Körperbehinderte und es gründete sich eine deutschsprachige Sektion von ISAAC, die ab Dezember 1990 eine eigene Zeitschrift herausbrachte. Innerhalb von zehn Jahren wuchs die deutschsprachige Sektion zur weltweit mitgliederstärksten Untergruppe von ISAAC heran und trug durch Veröffentlichungen, Veranstaltungen und Facharbeitsgruppen erheblich zur Verbreitung des Themas bei.

Mit der Gründung des deutschsprachigen Verbandes ISAAC – Gesellschaft für Unterstützte Kommunikation e. V. im Jahr 1990 als Chapter von ISAAC International (ISAAC – GSC) konnte auch in Deutschland, Österreich und der Schweiz ein festes UK-Netzwerk aufgebaut werden, welches auf lokaler, regionaler, nationaler und internationaler Ebene Informationsaustausch und Zusammenarbeit ermöglichte.

10.2.2 Einsatzfelder der Unterstützten Kommunikation

Fehlende Kommunikationsmöglichkeiten können viele negative Folgen haben; Missverständnisse und Gefühle von Isolation können zu Rückzugstendenzen und problematischen Verhaltensweisen führen und letztlich die Lebensqualität sehr beeinträchtigen. Durch den Einsatz individuell passender Kommunikationsformen kann dies vermieden werden (von Tetzchner & Martinsen 2000; Kitzinger et al. 2003).

Unterstützte Kommunikation muss die individuelle Art zu kommunizieren nicht ersetzen, sondern kann sie ergänzen und unterstützen. Dabei können Rituale und Routinen einen sozialen Rahmen bieten, der zur Kommunikation anregt und motiviert. Durch den Einsatz von Gebärden, Objekten, grafischen Symbolen oder technischen Hilfen kann die Kommunikation im Alltag intensiviert und verbessert werden.

Um sich wirksam mitteilen zu können bzw. um das Gegenüber zu verstehen, können sowohl körpereigene Kommunikationsformen eingesetzt werden (wie z. B.

Blickkontakt, Gestik, Handzeichen, Gebärdensprache o. Ä.) als auch nichtelektronische (wie z. B. Bilder, Symbolkarten, Kommunikationstafeln) oder elektronische Kommunikationshilfen (wie z. B. Talker).

Die Methoden der Unterstützten Kommunikation beinhalten dabei alle pädagogischen und therapeutischen Hilfen, die Personen ohne oder mit erheblich eingeschränkter Lautsprache zur Verständigung und zur Verbesserung ihrer kommunikativen Möglichkeiten angeboten werden (Wilken 2014). Unterstützte Kommunikation leistet somit einen elementaren Beitrag zur Erreichung von Teilhabe und Partizipation im Sinne der Internationalen Klassifizierung der Funktionsfähigkeit, Behinderung und Gesundheit (ICF), indem durch Methoden der UK der einzelne Mensch seine fehlende oder eingeschränkte Lautsprache in allen Lebensbereichen ausgleichen kann.

10.2.3 Zielgruppe der Unterstützten Kommunikation

Die Zielgruppe von UK umfasst damit alle Personen, deren aktive Verbalsprache nicht ausreicht, um vollumfänglich im Alltag zu agieren und mit anderen zu interagieren: Dies sind Menschen aller Altersklassen von Kindern bis Erwachsene und mit angeborenen oder erworbenen (Sprach- bzw. Sprech-)Beeinträchtigungen. Unterstützte Kommunikation kann dabei eine zeitlich befristete und vorübergehende Hilfe darstellen, um z. B. Kindern in die Verbalsprachentwicklung zu helfen, bei Personen die kurzzeitig nicht sprechend sind (Beatmungspatient*innen) oder für Menschen, die nur langsam, z. B. nach einem Schlaganfall, in die Sprache zurückfinden. Daneben kann UK auch dauerhaft für Nutzer*innen notwendig sein (z. B. bei Nutzer*innen mit starken motorischen Einschränkungen wie Cerebralparese, Behinderungen wie Rett-Syndrom oder auch Zustand nach Laryngektomie): entweder als sogenannte Ersatzsprache oder als permanente Ergänzung zu den vorhandenen Verbalsprachmöglichkeiten (von Tetzchner & Martinsen 2000).

10.2.4 Kommunikationsmethoden

Die Methoden der UK werden innerhalb des sogenannten »multimodalen Kommunikationssystems« der einzelnen Personen oft nach »körpereigenen« und »externen« Formen gruppiert.

> **Definition Multimodalität**
>
> Multimodalität bezeichnet dabei die Nutzung von verschiedenen Kommunikationsformen wie Lautsprache, Gesten und Mimik, Gebärden, Kommunikationstafeln und -geräten.

Dabei können die vorhandenen Kommunikationsformen kombiniert oder auch gegenüber verschiedenen Gesprächspartner*innen variabel eingesetzt werden, um eine effektive Kommunikation herzustellen. Zu körpereigenen Kommunikationsformen gehören neben konventionellen Formen wie Lautsprache, Mimik und Gestik auch Gebärden und auch basale physiologische Kommunikation (Atemrhythmus, Tonusveränderungen etc.). Wird zur Nutzung der Kommunikationsform ein körperfremdes Hilfsmittel benötigt, ist das als externe Kommunikationsform zu bezeichnen: Neben der Kommunikation über Realgegenstände, Fotos oder einzelne Symbole gehören auch Kommunikationsbücher und Sprachcomputer dazu.

Die Kommunikationsform der UK wird individuell nach Kompetenzen und Bedarf der Nutzer*innen gewählt und entsprechend angepasst. So sind die Inhalte von erster Kommunikation und Kontaktaufnahme bis zur komplexen Kommunikation über Schriftsprache variabel. Auch die Eingabemethode in die Sprachcomputer ist je nach motorischen Kompetenzen anpassbar. Neben der manuellen Bedienung können Geräte auch im Scanning, mit Mausersatzgeräten oder sogar mit den Augen gesteuert werden. Durch die Anpassung von Kommunikationshilfen im Hinblick auf deren Ansteuerung ist innerhalb des Fachgebietes der UK die Schnittstelle zur »Assistiven Technologie« gegeben: dem Fachgebiet, das sich mit der Anpassung technischer Hilfen zum Ausgleich einer Behinderung befasst. Sie spielt für einige UK-Nutzer*innen eine große Rolle, z. B. wenn der PC an motorische Möglichkeiten angepasst werden oder eine Umfeldsteuerung die Bedienung des Wohnumfeldes (z. B. Licht, Türöffner, Unterhaltungselektronik etc.) ermöglichen soll.

In den durchgeführten Einzelprozessen zur (Wohn-)Wunschermittlung wurden überwiegend körpereigene und nichtelektronische Kommunikationshilfen eingesetzt. So wurde über Mimik, Blickkontakte, Körperkontakte, Zeigegesten, Lautieren, Realgegenstände, Bilder und Symbole kommuniziert. Neben den aufgezählten köpereigenen und nichtelektronischen Kommunikationsmitteln wurden weitere verwandte Methoden und Kommunikationsstrategien eingesetzt (▶ Kap. 10.3.2), u. a.

- Intensive Interaction (Samuel et al. 2008),
- Prompting (Romski et al. 2010),
- Kommunikationsprofil (Kristen 2014),
- Kommunikation einschätzen und unterstützen (Leber 2009).

10.3 Die angewandten Methoden und Ansätze im Überblick

Die Projektmitarbeitenden, die die Prozesse zur Wohnwunscherhebung mit den Klient*innen durchführten, hatten die Möglichkeit, unbelastet von Alltagserfordernissen mit den Personen in Kontakt zu treten und deren Kommunikationsformen zu entdecken. In Kombination mit ausreichend zur Verfügung stehenden zeitlichen Ressourcen ermöglichte dies eine experimentelle und kreative Umgehensweise mit verschiedenen Instrumenten und Ansätzen, die in den Prozessen zur Wohnwunscherhebung eingesetzt wurden. Die wesentlichen sind hier im Überblick dargestellt.

10.3.1 Methoden aus der Personenzentrierten Planung

Persönliche Zukunftsplanung

Unter dem Begriff »Persönliche Zukunftsplanung« sind verschiedene Methoden Personenzentrierter Planung zusammengefasst; Persönliche Zukunftsplanung zielt darauf, die planende Person im Mittelpunkt kennenzulernen, mit ihr ihre Ziele zu entdecken und die Umsetzung dieser Ziele zu planen. Hierzu gehören verschiedene Methoden, die es ermöglichen, die planende Person und ihre Interessen in den Mittelpunkt zu rücken, so z. B.:

- »MAP – Making Action Plan«: In einem 6-schrittigen Prozess werden die Geschichten, die Träume, die Albträume und die Gaben der Hauptperson erkundet, um dann gemeinsam zu erarbeiten, wie sie diese Gaben in die Gemeinschaft einbringen kann.
- »PATH – Planning Alternatives Tomorrows with Hope«: Dieser Prozess umfasst acht Schritte und beginnt zunächst damit, 1. die Werte und Ziele, die die Hauptperson leiten, zu erkunden, um daraus 2. die Vision einer positiven Zukunft zu beschreiben. Mit dieser Vision werden dann aus der Gegenwart heraus in mehreren Schritten (drittens bis achtens) Maßnahmen überlegt, die helfen sollen, die Zukunftsvision zu verwirklichen.

Eine Reihe sogenannter »Mini-Methoden« unterstützt den Prozess, die eigenen Ziele und Lebenswünsche herauszufinden, so z. B.:

- »Eine Seite über mich«: Gemeinsam mit der Hauptperson wird ein Plakat oder eine Papier-Seite gestaltet, die die Person mit ihren Stärken, Ressourcen, Vorlieben, Abneigungen etc. beschreibt.
- »Wichtige Menschen in meinem Leben«: Hierzu wird überwiegend eine Plakat-Vorlage des »Netzwerks Persönliche Zukunftsplanung« genutzt, die einen in verschiedene »Tortenstücke« geteilten Kreis darstellt. Der Name oder ein Foto der planenden Person steht im Mittelpunkt, rundherum platziert sie je nach Nähe, Bedeutung und Rolle die Personen, die aktuell in ihrem Leben wichtig sind. Die Überlegungen, wer im Leben der Person einen wichtigen Platz hat, helfen dabei, zu erkunden, wer in einen Planungsprozess einbezogen werden soll und z. B. zu einer Lagebesprechung oder einem Unterstützungskreis (s. u.) eingeladen wird.
- »Wichtige Orte«: Auf einem großen Blatt oder Plakat zeichnet, klebt oder schreibt die Person selbst oder mit Unterstützung zentrale Orte auf, an denen sie sich gern aufhält, ebenso aber Orte, an denen sie eine bestimmte Rolle einnimmt, z. B. als Kunde*Kundin, als Mitglied, als Nachbar*in etc. So wird der Sozialraum, in dem die Person lebt, lebendig.
- »Ein Tag in meinem Leben«: Wie sieht ein normaler Tag aus? Dabei werden neben den üblichen Abläufen auch Pausen deutlich, die Leerläufe wie die kleinen Alltagsrituale. All das wird auf einem Plakat festgehalten.
- »Was ist der Person wichtig? Was ist für die Person wichtig?«: Diese beiden Fragestellungen (ebenfalls visualisiert) ermöglichen das Nebeneinanderstellen beider

Perspektiven: Was der Person selbst wichtig und bedeutend ist, mag sich für Angehörige oder Fachleute anders darstellen. Und Dinge, denen Angehörige und Professionelle eine hohe Bedeutung beimessen, mögen für die Person selber eher unbedeutend sein.

Bei der Gestaltung der Plakate kommen je nach individueller Vorliebe der Hauptperson unterschiedliche Materialien zum Einsatz, wie verschiedene Stifte und Farben, Fotos, Dekobilder, Klebebänder etc. – alles nach dem Geschmack der Person, um die es jeweils geht. Das gemeinsame kreative und lustvolle Gestalten der Plakate und der Spaß, den die Beteiligten dabei erleben, ermöglichen andere und neue Zugänge zur Person.

Literatur/weitere Informationen

Doose S (2013) »I want my dream!« Persönliche Zukunftsplanung. Neue Perspektiven und Methoden einer personenzentrierten Planung mit Menschen mit und ohne Beeinträchtigungen. 10. Aufl. Neu-Ulm: AG SPAK Bücher

Netzwerk Persönliche Zukunftsplanung e. V.: https://www.persoenliche-zukunftsplanung.eu/

Persönliche Lagebesprechung

In der Lagebesprechung trifft sich eine Gruppe von ausgewählten Personen mit der Person, um die es geht, um einen aktuellen Überblick über die Lebenssituation zu erhalten und gemeinsam die nächsten Schritte zu planen.

Elemente:

- Der Ablauf der Treffen ist festgelegt und besteht aus neun Elementen, die in drei Prozessphasen bearbeitet werden:
  - Ankommen und Orientierung
  - Ideen zusammentragen
  - Aktionsplan erstellen
- Die Lagebesprechung wird von einer erfahrenen Person moderiert.
- Die Persönliche Lagebesprechung kann als Methode und Fahrplan für den Ablauf eines Unterstützungskreises genutzt werden.

Literatur/weitere Informationen

Netzwerk Persönliche Zukunftsplanung e. V.: https://www.persoenliche-zukunftsplanung.eu/

Unterstützungskreise

Im Mittelpunkt steht dabei die Haupt- bzw. Fokusperson. Wer zu ihrem Unterstützungskreis gehört, entscheidet sie – die planende Person – allein. Sie lädt dazu Menschen, die ihr nahestehen, persönlich ein, um mit ihr über ihre (nähere oder fernere) Zukunft nachzudenken. Das können Freund*innen, Familienangehörige, Fachleute, Nachbar*innen, Alltagskontakte etc. sein. Die Treffen des Unterstützungskreises werden von einer erfahrenen Person moderiert, eine weitere Person visualisiert alle (Teil-)Ergebnisse an einer für alle sichtbaren Wand. Ziel des Unterstützungskreises ist die Entdeckung der Wünsche und Interessen der Hauptperson sowie die Sicherstellung der Realisierung.

Das erste Treffen eines Unterstützungskreises ist daher oft der Beginn eines Prozesses: Hier werden Ideen entwickelt und Vereinbarungen zur Umsetzung getroffen. Am Ende kann ein Plakat »Aktionsplan« entstehen, das die Vereinbarungen festhält.

Elemente:
Es gibt keine festgelegten Methoden, die im Unterstützungskreis zum Einsatz kommen können, bewährt haben sich aber neben der Persönlichen Lagebesprechung (s. o.) auch

- MAPS (Making Action Plans) s. o.
- PATH (Planning Alternatives Tomorrows with Hope) s. o.

Beide Methoden – MAPS und PATH – stellen in ihrer Reinform hohe Anforderungen an die Hauptperson. Im Projekt haben wir uns daher gegen diese komplexen Prozesse entschieden und in Unterstützungskreisen die Persönliche Lagebesprechung als strukturierende Methode gewählt oder eigene Abläufe entwickelt – z. T. auch gemeinsam mit der Person im Mittelpunkt. Doose selbst räumt ein:

> »Bei Menschen mit schweren und mehrfachen Beeinträchtigungen sind es manchmal die Familien, die einen MAPS-Prozess für die Person machen. Die Person mit der schweren und mehrfachen Behinderung ist die Person, die im Blickpunkt steht, aber die Eltern bzw. die Familie planen. Die Hauptperson und ihre Sichtweisen sollten soweit wie möglich einbezogen werden.« (Doose 2013, S. 66)

Literatur/weitere Informationen

Doose S (2013) »I want my dream!« Persönliche Zukunftsplanung. Neue Perspektiven und Methoden einer personenzentrierten Planung mit Menschen mit und ohne Beeinträchtigungen. 10. Aufl. Neu-Ulm: AG SPAK Bücher

Netzwerkanalyse

Die Netzwerkanalyse dient der Ermittlung sozialer Beziehungen, erkundet wichtige Peer-Kontakte und bietet sich zu Beginn Personenzentrierter Planungen an.

Elemente:

- »Wichtige Menschen in meinem Leben«
- Netzwerkkarte
- Persönliche Teilhabenetze

Literatur/weitere Informationen

Doose S (2013) »I want my dream!« Persönliche Zukunftsplanung. Neue Perspektiven und Methoden einer personenzentrierten Planung mit Menschen mit und ohne Beeinträchtigungen. 10. Aufl. Neu-Ulm: AG SPAK Bücher

Seifert M (2010) Kundenstudie. Bedarf an Dienstleitungen zur Unterstützung des Wohnens von Menschen mit Behinderung. Berlin: Rombos

Sozialraumerschließung

Mit der Sozialraumerschließung wird ein Prozess bezeichnet, in dem die Person – mit Unterstützung – ihren Sozialraum erkundet und beschreibt: Welche Orte sind wichtig und gut, welche Angsträume gibt es, welche Bezüge ins Quartier gibt es etc.

Elemente:

- Sozialraumbegehung
- »Wichtige Orte in meinem Leben«
- Kiezgänge zur Erstellung »Persönlicher Kiezkarten«

Literatur/weitere Informationen

Seifert M (2010) Kundenstudie. Bedarf an Dienstleitungen zur Unterstützung des Wohnens von Menschen mit Behinderung. Berlin: Rombos

 Netzwerk Persönliche Zukunftsplanung e. V.: https://www.persoenliche-zukunftsplanung.eu/

10.3.2 Methoden aus der Unterstützten Kommunikation

Intensive Interaction

Fehlende Fähigkeiten zur Kommunikation und Interaktion tragen dazu bei, dass eine Person z. T. sehr passiv und »abgeschottet« sein kann und kaum soziale Interaktion initiiert. »Intensive Interaction« ist ein Ansatz zur Verbesserung von kommunikativen und sozialen Fähigkeiten von Menschen mit Komplexer Behinderung. Die Kommunikationspartner*innen richten sich dabei nach der Person, indem sie in Interaktionssituationen Nachahmungstechniken anwenden.

Elemente:

- Ein wichtiges Element dieses Ansatzes ist die veränderte Rolle der Bezugsperson. Sie ist bereit, jegliches Verhalten der Kommunikationspartner*innen als intentional zu verstehen, gibt das Angebot nicht vor und verfolgt auch kein bestimmtes Ziel.
- Sie greift das auf, was ihr Gegenüber anbietet.

> **Literatur/weitere Informationen**
>
> Samuel J, Nind M, Volans A, Scriven I (2008) An evaluation of Intensive Interaction in community living settings for adults with profound intellectual disabilities, J Intellect Disabil, 12(2), S. 111–126
> Intensive Interaction Institute: www.intensiveinteraction.org

Kommunikationsprofil

Das Kommunikationsprofil bezeichnet einen Beratungs- und Diagnosebogen, der sich an den Kommunikationsfunktionen orientiert. Zusammen mit weiteren aktuellen Daten zu Motorik, Kognition und Wahrnehmung kann das Kommunikationsprofil zur individuellen Einschätzung einer Person dienen und somit die Planungsgrundlage für weitere Schritte in der Unterstützten Kommunikation sein.

Elemente:

- Ein Beratungs- und Diagnosebogen, der sich an den Kommunikationsfunktionen orientiert.
- Erfassung der Ausdrucksweisen einer Person in verschiedenen Lebens- und Kommunikationsbereichen.

> **Literatur/weitere Informationen**
>
> Kristen U (2014) Das Kommunikationsprofil – Ein Beratungs- und Diagnosebogen. In: von Loeper Literaturverlag, isaac – Gesellschaft für Unterstützte Kommunikation e. V. (Hrsg.) Handbuch der Unterstützten Kommunikation. 6. Aufl. Karlsruhe: von Loeper Literaturverlag, S. 12.017.001–12.038.001

Kommunikation einschätzen und unterstützen

Das Diagnostik-Instrument ermöglicht einen systematischen Überblick über mögliche Kommunikations-Angebote für einen kommunikativ beeinträchtigen Menschen, von ersten Hilfen zum besseren Verstehen bis hin zum Aufbau eines komplexen Kommunikationssystems.

Elemente:

- Fragebögen sowie ein Poster mit Begleitheft konkretisieren und differenzieren Annahmen und Beobachtungen.
- Maßnahmen werden gemeinsam mit den betroffenen Menschen, Fachleuten Angehörigen etc. geplant.

> **Literatur/weitere Informationen**
>
> Leber I (2009) Kommunikation einschätzen und unterstützen. Poster und Begleitheft zu den Fördermöglichkeiten in der Unterstützten Kommunikation. Karlsruhe: von Loeper

Schau hin

Mit der als Aufruf formulierten Methode sind die Anerkennung und Erfassung individueller Ausdrucksformen gemeint. Persönliche Gesten- oder Wörterbücher können dem Kommunikationsumfeld im Umgang mit prä-intentional Kommunizierenden helfen, die individuellen Kommunikationssignale zu erkennen, zu deuten und entsprechend gleichförmig zu reagieren.

Elemente:

- Zu beobachtende Kommunikationsformen des Kommunikationspartners (»das mache ich«) werden mit der zugeschriebenen Absicht (»das könntest du meinen«) und konkreten Handlungshinweisen (»was du machen/sagen könntest«) in einem Erhebungsbogen dargestellt.

> **Literatur/weitere Informationen**
>
> Gesellschaft für Unterstützte Kommunikation e.V.: www.gesellschaft-uk.org
> REHAVISTA GmbH (Hrsg.) (2014) Schau hin – Vorsymbolische Kommunikationssignale und motivierende Elemente finden: https://www.rehavista.de/index.php/download/system/e5LmKd

Ko-Konstruktion

Die Ko-Konstruktion bezieht sich auf die Erkenntnis, dass Kommunikation gemeinsam erzeugt wird. Ist eine Äußerung un- oder missverständlich, versuchen beide Partner*innen gemeinsam, die unklaren Inhalte zu entschlüsseln.

Elemente:

- Nachfragen: »Was hast du gemeint?«
- Zusammenfassen: »Du hast mir gerade erzählt, dass …«

- Bestätigen lassen: »Habe ich dich richtig verstanden: Gestern ist dir... passiert?«
- Auf Zwischentöne achten und herausfinden, was wirklich gemeint war: »War das gerade ein Witz?«
- Geschlossene Fragen stellen, die mit »Ja« oder »Nein« beantwortet werden können.

Literatur/weitere Informationen

Gesellschaft für Unterstützte Kommunikation e.V.: www.gesellschaft-uk.org
Nonn K (2011) Unterstützte Kommunikation in der Logopädie. Stuttgart: Thieme

Prompting

Mit dem englischen Wort »Prompting« – zu Deutsch: Aufforderung – wird eine Methode beschrieben, mit der die lautsprachlich kommunizierende Person die lautsprachlich beeinträchtigte Person ermutigt, sich aktiv in das Gespräch einzubringen, wenn diese die Gelegenheit nicht spontan nutzt.

Elemente: Fünf systematisch aufgebaute Stufen, die dann gesteigert werden, wenn der*die unterstützt kommunizierende Partner*in kommunikativ nicht reagiert:

- Stufe 1: Natürliche Gelegenheiten zur Kommunikation schaffen
- Stufe 2: Erwartungsvolle Zeitverzögerung
- Stufe 3: Indirekte Aufforderungen geben
- Stufe 4: Aufnahme von Körperkontakt
- Stufe 5: Gemeinsames Ausführen der Handlung

Literatur/weitere Informationen

Nonn K (2011) Unterstützte Kommunikation in der Logopädie. Stuttgart: Thieme
Romski MA, Sevcik RA, Adamson LA et al. (2010) Randomized comparison of augmented and nonaugmented language interventions for toddlers with developmental delays and their parents, J Speech Lang Hear Res, 53(2), S. 350–364

Tagesuhr

Die Tagesuhr erfasst und strukturiert Informationen in Bezug auf die Interaktion des sozialen Umfeldes mit der unterstützt kommunizierenden Person sowie in Bezug auf deren kommunikative Situationen und soziale Tagesabläufe.

Elemente:

- Beobachtungsmethode
- Verschafft einen Überblick über den Tagesablauf der Person

> **Literatur/weitere Informationen**
>
> Boenisch J, Sachse S (2007) Diagnostik und Beratung in der Unterstützten Kommunikation. Karlsruhe: von Loeper Literaturverlag

Photovoice

Mit Photovoice wird eine niedrigschwellige und anpassbare Methode bezeichnet, um Dinge, Ereignisse oder auch Personen aus der Perspektive der Person darzustellen.

Elemente:

- Beteiligte machen Fotos (aus der Sicht der Hauptperson) zu einer bestimmten Fragestellung und reflektieren darüber.
- Ergebnisse sind greifbar, Sichtbarmachung gelingt

> **Literatur/weitere Informationen**
>
> Wang C, Burris MA (1997) Photovoice: Concept, Methodology and Use for Participatory Needs Assessment, Health Educ Behav., 24(3), S. 369–387

10.3.3 Methoden aus der Biografiearbeit

Biografiearbeit ist ein zentraler Bestandteil in vielen sozialen und therapeutischen Arbeitsfeldern. Sie dient dazu, die Lebensgeschichte einer Person sichtbar werden zu lassen und die Person vor dem Hintergrund ihrer Geschichte und ihrer Lebensleistung zu verstehen und wertzuschätzen. Das Erzählen bzw. Zusammentragen der eigenen Geschichte stellt aktuelles Handeln in einen lebensgeschichtlichen Kontext und wirkt identitätsstiftend. Für den Zugang zu kommunikativ beeinträchtigten Personen mit Komplexer Behinderung stellt die individuelle Biografie einen wichtigen Baustein dar. Das Wissen über die Lebensgeschichte ist allerdings in den Dokumentationssystemen der Wohnangebote nicht immer hinreichend erfasst, sondern oftmals an einzelne Bezugspersonen gebunden. Wichtige Partner*innen in der Herausarbeitung der Biografie sind daher neben der Person selbst ihre Angehörigen, Freund*innen oder auch Mitarbeitende, die die Person lange kennen und begleitet haben. Im Projekt wurde neben dem Zusammentragen von Geschichten und Daten mit dem *Ich-Buch* gearbeitet.

Ich-Buch/Lebensbuch

Ein persönlich gestaltetes Kommunikationsbuch enthält Bilder und/oder Texte von der Person und über die Person. Es dokumentiert sowohl die Lebensgeschichte als auch weitere Informationen.

Elemente:

- Wesentliche biografische Daten
- Wichtige Informationen über die Person (Tagesabläufe, Routinen, Vorlieben, Abneigungen, wichtige Personen und Kontakte etc.)
- Einfache Sprache, Fotos, Bilder, Symbole
- Kann fortgeschrieben und ergänzt werden

> **Literatur/weitere Informationen**
>
> Informationen zu Unterstützter Kommunikation und iPads: www.die-uk-kiste.de/themen/unterstützte-kommunikation-1/ich-bücher
> Birchler Hofbauer K (2015) »Ich-Buch« für die Unterstützte Kommunikation. Ein Hilfsmittel für die aktive Interaktionsgestaltung mit kommunikativ beeinträchtigten Menschen. Riga: AV Akademikerverlag

Wohn-o-Mat

Der Wohn-o-Mat ist ein didaktisches Instrument zur Unterstützung von Menschen mit kognitiven Beeinträchtigungen bei der Klärung von Wohnwünschen und der Auseinandersetzung mit möglichen Wohnformen, Wohnsettings und Wohnangeboten. Er wurde in Bethel.regional vor einigen Jahren im Rahmen eines Projekts zur »Barrierefreien Kommunikation« entwickelt und wird nur intern eingesetzt.

Auf einem Spielfeld sind über sechs Aktionsfelder verschiedene Leitfragen zu bearbeiten:

1. Wohnort/Wohnumgebung: Wo möchte ich wohnen?
2. Möchte ich allein oder gemeinsam wohnen? Mit wem?
3. Wohnungsgröße – wie soll die Ausstattung der Räume sein?
4. Wohnumgebung – was soll in der Nähe sein?
5. Grundversorgung – wo brauche ich Unterstützung?
6. Haushalt – wo brauche ich Unterstützung?

Zu jeder Frage werden über Karten, auf denen Bilder der Leichten Sprache abgebildet sind, spielerisch Antwortmöglichkeiten angeboten, die zu einer Auseinandersetzung mit den persönlichen Wohnwünschen führen. Die anwendende Person kann damit allein oder mit Unterstützung einer anderen Person die eigenen Wünsche erheben. Möglich ist auch der Einsatz des Wohn-o-Mats in einer Gruppe von Personen, die sich gut kennen und sich gegenseitig beraten können. Anhand des Materials schafft sich die Person ein sichtbares Bild ihrer persönlichen Wohnwünsche.

Mit Menschen mit Komplexer Behinderung empfiehlt sich die Anwendung des Wohn-o-Mats mit weiteren Personen wie Angehörige, Freund*innen, Mitarbeitende. Im Zusammentragen der verschiedenen Ideen und Blickwinkel kann so ein gemeinsames Bild der Wünsche der Hauptperson in Bezug auf ein gutes und sicheres

Leben entstehen (vgl. hierzu auch den Beitrag von Imke Niediek, die die Zielgruppen von Unterstützter Kommunikation beschreibt und die Möglichkeiten, mit ihnen zu kommunizieren, ▶ Kap. 6).

Der Wohn-o-Mat wurde im Projekt sowohl mit Einzelpersonen als auch in kleinen Gruppen durchgeführt und diente dazu, Wohnalternativen überhaupt erst einmal als Möglichkeit zu entdecken. Eine Überarbeitung und Aktualisierung des Instruments ist sicherlich grundsätzlich notwendig: So sollten die Antwortmöglichkeiten eine größere Variationsbreite bieten und der Blick insgesamt stärker auf die Ressourcen (und nicht auf die Unterstützungsbedarfe) einer Person gelenkt werden. Dennoch war das Instrument in einigen Prozessen ein guter Einstieg in das Thema, um im gemeinsamen Bearbeiten der einzelnen Felder erste Zukunftsvorstellungen zu entwickeln.

Peer-Beratung

Peer-Beratung (oder Peer Counseling) beschreibt den Grundsatz der Beratung durch Menschen mit vergleichbarer Lebenssituation bzw. mit vergleichbarem sozialem oder kulturellem Hintergrund. »Betroffene beraten andere Betroffene« als Grundsatz bedeutet, dass Berater*in und Ratsuchende*r gleichgestellt sind. Und auch wenn sie im Beratungsprozess unterschiedliche Rollen haben, so teilen sie doch eine ähnliche Lebenserfahrung. Peer-Beratung wird in den verschiedenen Feldern der sozialen Arbeit eingesetzt, in Deutschland im Schwerpunkt in der Beratung von Menschen mit Beeinträchtigungen.

Im Rahmen des ersten Expert*innenworkshops im Projekt (▶ Kap 2.4) wurden potentielle Methoden zur Wohnwunscherhebung beraten. Hierbei wurde insbesondere die Frage nach dem Mehrwert, den Peer Counseling für Menschen mit Komplexer Behinderung haben könnte, diskutiert. Kritisch wurde angemerkt, dass die Methode Beratungskompetenzen voraussetzt, die nicht von allen Menschen mit Komplexer Behinderung erfüllt werden können. Eine Modifikation der Methode im Sinne von »Peer Erfahrungen« wurde als Lösungsansatz entwickelt. Hierbei steht nicht die Beratung an sich, sondern die erlebbar gemachte Erfahrung im Fokus, bspw. durch den Besuch von Personen, die bereits in anderen Wohnformen leben.

Im Projekt kamen Elemente der Peer-Beratung bzw. Peer-Erfahrungen an verschiedenen Stellen zum Einsatz: in den Einzelprozessen, z. B. darüber, dass Freund*innen die jeweilige Person in einzelnen Prozessphasen begleiteten, »Übersetzungsleistungen« erbrachten und ihre eigenen Erfahrungen sowie gemeinsame Erfahrungen mit der Person einbrachten. Im Transferprozess der Fortbildungsreihe »So will ich leben« (▶ Kap. 12.2) bildeten wir im Verlauf der Reihe kleine Dreiergruppen von Teilnehmer*innen, die sich vertraut waren und gut kannten. In dieser Konstellation trugen sie ihre (Wohn-)Erfahrungen zusammen und berieten sich gegenseitig zur aktuellen Wohn- und Lebenssituation und zu möglichen Alternativen.

Sowohl in den Einzelprozessen als auch im Verlauf der Fortbildungsreihe fanden Besuche in anderen Wohnformen statt: Die dort lebenden Personen berichteten auf ihre jeweils individuelle Art der Kommunikation von ihrem Alltag und ließen die »Gäste« an ihren Erfahrungen teilhaben.

> **Literatur/weitere Informationen**
>
> Jordan M, Wansing G (2016) Peer Counseling: Eine unabhängige Beratungsform von und für Menschen mit Beeinträchtigungen – Teil 1: Konzept und Umsetzung. Fachbeitrag D32-2016, https://www.reha-recht.de/fachbeitraege/beitrag/artikel/beitrag-d32-2016/
> Bildungs- und Forschungsinstitut zum selbstbestimmten Leben Behinderter e. V.: www.peer-counseling.org

Literatur

BMAS (Hrsg.) (2018) Fragen und Antworten zum Bundesteilhabegesetz (BTHG). Was bedeutet Personenzentrierung im BTHG (https://www.bmas.de/DE/Soziales/Teilhabe-und-Inklusion/Rehabilitation-und-Teilhabe/Fragen-und-Antworten-Bundesteilhabegesetz/faq-bundesteilhabegesetz.html, Zugriff am: 12.05.2021)

Braun U (2014) Was ist Unterstützte Kommunikation? In: von Loeper Literaturverlag, isaac – Gesellschaft für Unterstützte Kommunikation e. V. (Hrsg.) Handbuch der Unterstützten Kommunikation, 6. Aufl. Karlsruhe: von Loeper Literaturverlag, 01.003.001–01.006.001

Conty M, Pöld-Krämer S (2018) »Behinderung« und ihre Feststellung – neue Anforderungen des Bundesteilhabegesetzes (BTHG). In: Sappok T (Hrsg.) Psychische Gesundheit bei intellektueller Entwicklungsstörung. Stuttgart: Kohlhammer, S. 473–489

Deutsche Heilpädagogische Gesellschaft (2021) Standards zur Teilhabe von Menschen mit kognitiver Beeinträchtigung und komplexem Unterstützungsbedarf. Stuttgart: Kohlhammer

Doose S (2013) »I want my dream!« Persönliche Zukunftsplanung. Neue Perspektiven und Methoden einer personenzentrierten Planung mit Menschen mit und ohne Beeinträchtigungen. 10. Aufl. Neu-Ulm: AG SPAK Bücher

Hinz A, Kruschel R (2015) Geschichte und aktueller Stand von Zukunftsplanung. In: Kruschel R, Hinz A (Hrsg.) Zukunftsplanung als Schlüsselelement von Inklusion. Bad Heilbrunn: Julius Klinkhardt, S. 35–52

Kitzinger A, Kristen U, Leber I (2003) Jetzt sag ich's Dir auf meine Weise! Erste Schritte in Unterstützter Kommunikation mit Kindern. Karlsruhe: von Loeper Literaturverlag

Kristen U (2014) Das Kommunikationsprofil – Ein Beratungs- und Diagnosebogen. In: von Loeper Literaturverlag, isaac – Gesellschaft für Unterstützte Kommunikation e. V. (Hrsg.) Handbuch der Unterstützten Kommunikation. 6. Aufl. Karlsruhe: von Loeper Literaturverlag, S. 12.017.001–12.038.001

Leber I (2009) Kommunikation einschätzen und unterstützen. Poster und Begleitheft zu den Fördermöglichkeiten in der Unterstützten Kommunikation. Karlsruhe: von Loeper

Netzwerk Persönliche Zukunftsplanung (Hrsg.) (2021) Startseite (http://www.persoenliche-zukunftsplanung.eu, Zugriff am: 12.05.2021)

O'Brien J, Lovett H (2015) Auf dem Weg zu Alltagsleben – der Beitrag personenzentrierter Planung. In: Kruschel R, Hinz A (Hrsg.) Zukunftsplanung als Schlüsselelement von Inklusion. Bad Heilbrunn: Julius Klinkhardt, S. 19–34

Romski MA, Sevcik R, Adamson L et al. (2010) Randomized comparison of augmented and nonaugmented language interventions for toddlers with developmental delays and their parents, J Speech Lang Hear Res, 53(2), S. 350–364

Samuel J Nind M, Volans A (2008) An evaluation of Intensive Interaction in community living settings for adults with profound intellectual disabilities, J Intellect Disabil, 12(2), S. 111–126

von Tetzchner S, Martinsen H (2000) Einführung in Unterstützte Kommunikation. Heidelberg: Winter

Wilken E (2014) (Hrsg.) Unterstützte Kommunikation: Eine Einführung in Theorie und Praxis. 4., überarbeitete Aufl. Stuttgart: Kohlhammer

11 Erhebung und Umsetzung von Wohnwünschen – Fallstudien

Friederike Koch, Detlef Thiel-Rohwetter und Christiane Wilking

Das Kernstück der Arbeit im Projekt bildeten elf Begleitprozesse zur Ermittlung von Wohnwünschen von und mit Menschen mit Komplexer Behinderung, die zum Zeitpunkt der Erhebung in besonderen Wohnformen von Bethel.regional lebten. Alle im Projekt durchgeführten Prozesse zur Wohnwunscherhebung wurden federführend von zwei ausgewiesenen Fachkräften mit langjähriger Erfahrung in der Eingliederungshilfe begleitet, die zudem über Zusatzqualifikationen verfügten: Eine Projektmitarbeiterin war ausgebildete Moderatorin für Persönliche Zukunftsplanung, ein Projektmitarbeiter war klinischer Linguist und Kommunikationspädagoge für Unterstützte Kommunikation. Die wissenschaftliche Begleitung aller Prozesse erfolgte durch die Mitarbeiterinnen der Ev. Hochschule Rheinland-Westfalen-Lippe/Bochum.

11.1 Zugang zum Personenkreis

Die im Fokus des Projekts stehende Zielgruppe waren Personen, die kognitiv und körperlich erheblich beeinträchtigt waren, in vielen Lebensbereichen umfassende – auch pflegerische – Unterstützung benötigten und sich verbalsprachlich nicht oder kaum äußern konnten. Darüber hinaus war ein weiteres wesentliches Kriterium für die Beteiligung im Projekt, dass die Personen bereits seit mehr als zehn Jahren in besonderen Wohnformen lebten.

Da wir als Projektteam keinen direkten Zugang zu der Personengruppe hatten, baten wir die Leitungsverantwortlichen der Wohn- und Assistenzangebote von Bethel. regional, mögliche Personen (und rechtliche Betreuer*innen) für die Wohnwunschermittlungs-Prozesse anzusprechen. Trotz der Informationen zu den Projektzielen und der differenzierten Darstellung der Zielgruppe in Form von Informationsveranstaltungen über interne Medien und persönliche Gespräche wurden zunächst überwiegend Personen benannt, die entweder einen geringen Assistenzbedarf oder ihre Wünsche und Vorstellungen bereits klar kommuniziert hatten und auf die nächsten Schritte, z. B. den Umzug in die eigene Wohnung, warteten. Oder es handelte sich um Personen, für die aufgrund krisenhafter Zuspitzungen in der Wohngruppe ad hoc eine alternative – bessere – Wohnmöglichkeit gefunden werden musste.

In den anschließenden Gesprächen und Informationsrunden mit Fach- und Führungskräften, Angehörigen und/oder den rechtlichen Betreuer*innen wurde deutlich, dass die Ermittlung von Wohnwünschen und damit das Thema Veränderung nicht zwangsläufig auch mit dem Personenkreis der Menschen mit umfassendem Assistenzbedarf und mangelnder Verbalsprachfähigkeit assoziiert worden war. Auch wurde sowohl von einigen Fach- und Führungskräften als auch von Angehörigen die Sorge geäußert, dass der Prozess der Wohnwunscherhebung Ängste und Verunsicherung bei den Klient*innen bzw. ihren Angehörigen auslösen könne, da als Konsequenz eines solchen Prozesses nur ein Umzug denkbar schien. Solche Veränderungen wurden weniger mit Chancen als vielmehr mit großen Risiken im Sinne einer Verschlechterung für die Person verbunden. Ein starkes Motiv für diese Bedenken und Vorbehalte war die Sorge vor einem Beziehungsverlust, da in der Regel die bekannten und vertrauten Mitarbeitenden bei einem Umzug nicht ebenfalls wechseln. Das Zu- und Vertrauen, diese Übergänge so zu begleiten und zu gestalten, dass sie von den Klient*innen gut bewältigt werden konnten, fehlte oftmals. Nicht bei allen Beteiligten konnten wir diese Vorbehalte ausräumen, so dass einzelne Personen nicht in das Projekt aufgenommen werden konnten.

Neben dieser anfänglichen Skepsis begegnete uns aber auch ein großes Maß an fachlichem Interesse und Neugier. Viele Fachkräfte und auch Angehörige verknüpften mit dem Projektvorhaben die Hoffnung auf neue Erkenntnisse und Perspektiven für und mit den ausgewählten Personen und unterstützten deren Beteiligung.

Die Unterstützung der Fachkräfte sowie der Angehörigen war in allen Projektphasen von zentraler Bedeutung für das Gelingen des Projektvorhabens, insbesondere aber in der Phase des ersten Zugangs zu den projektbeteiligten Klient*innen. Da es für die wenigsten Klient*innen möglich war, sich eigeninitiativ für das Projekt anzumelden, geschah die erste Auswahl der Personen über den Austausch mit langjährigen Fachkräften und Angehörigen (Eltern und/oder Geschwister). Nach anschließenden umfassenden Informations- und Aufklärungsrunden – auch mit den beteiligten Klient*innen und rechtlichen Betreuer*innen – folgten schließlich die Einverständniserklärungen für die Erhebungsprozesse.

11.2 Durchführung der Wohnwunscherhebungen – Fallstudien

Für die Einbeziehung von Menschen mit Komplexer Behinderung in Forschungsvorhaben existieren nach wie vor kaum Methoden und Ansätze. Wie die Ermittlung und Umsetzung der Wohnwünsche dieses Personenkreises gelingen kann, war daher zum Zeitpunkt des Projektstarts kaum evaluiert. Daher wurde in der ersten Projektphase von Seiten der Mitarbeiter*innen der Ev. Hochschule Rheinland-Westfalen-Lippe eine systematische Literaturrecherche durchgeführt, durch die mögliche und anwendbare Methoden sowie Vorgehensweisen zur Erhebung von Wohnwünschen identifiziert wurden (Bössing et al. 2020). Die Ergebnisse dieser Recherche wurden im Folgenden sowohl im Projektteam als auch im ersten Expert*innenworkshop diskutiert und konsentiert (▶ Kap. 2) und bildeten dann die Grundlage für die Planung der Wohnwunscherhebungen. Der Start in die Praxisphase geschah zunächst über einen Pilotprozess, in dem jeder Schritt im Projektteam von Wissenschaft und Praxis gemeinsam vor- und nachbereitet wurde.

Nach der Gesamtauswertung des Pilotprozesses wurden die weiteren Prozesse geplant. Alle Termine, alle Prozessschritte und Phasen der Wohnwunschermittlung im Praxisfeld wurden eng durch das Team der Ev. Hochschule Rheinland-Westfalen-Lippe begleitet. So fanden zu Beginn eines jeden Prozesses zunächst im Wohnbereich Alltagsbeobachtungen durch die wissenschaftlichen Mitarbeiterinnen statt; im Anschluss wurden einzelne Termine der Wohnwunscherhebung beobachtet und im Gesamtteam wiederum ausgewertet. Darüber hinaus wurden von Beginn an die Erfahrungen aus den Prozessen in regelmäßigen Reflexionsrunden aus verschiedenen Blickwinkeln diskutiert und das weitere Vorgehen gemeinsam abgestimmt. Je nach Fragestellung geschah dies unter Beteiligung von Selbstvertretungsorganisationen, weiteren Praxispartner*innen, Netzwerken, Fachleuten oder Wissenschaftler*innen anderer Hochschulen (▶ Kap. 2).

Ein wesentliches Kriterium für die Auswahl der Methoden zur Wohnwunscherhebung stellten die Möglichkeiten, Interessen und Vorlieben der Person im Mittelpunkt dar. Jeder Prozess wurde daher sehr persönlich gestaltet. So individuell jeder einzelne Prozess in Bezug auf Anzahl der Termine, Gesamtdauer, eingesetzte Methoden, beteiligte Personen und Ergebnisse auch war – eines einte alle Prozesse: Immer wurde die Methodik der Visualisierung (in Form von gezeichneten Bildern, Piktogrammen, Plakaten, Fotos, individuellen Mappen o. Ä.) eingesetzt, sei es zur Ergebnissicherung einzelner Prozessschritte oder um vereinbarte Umsetzungsmaßnahmen festzuhalten. Die Visualisierung war der Versuch, die Wünsche und Ziele der beteiligten Menschen in einer möglichst wiedererkennbaren und »lesbaren« Form zu dokumentieren und ihre Bedeutung damit sichtbar zu machen.

Die einzelnen Prozesse waren von unterschiedlicher Dauer, zogen sich i. d. R. aber über mehrere Wochen hin. Als sinnvoll und hilfreich erwies sich, nach Möglichkeit einmal wöchentlich einen gemeinsamen Termin mit der planenden Person (gemeint ist damit die Person, deren Wohnwünsche erhoben wurden) zu vereinbaren – z. T. auch unter Beteiligung der Bezugsmitarbeitenden –, um so immer wieder gut an den Themen der letzten Sitzung anknüpfen zu können.

Um zu verdeutlichen, mit welchen Personen die Wohnwünsche erhoben wurden, werden diese nachfolgend kurz vorgestellt. Während der Fokus in den Prozessen weniger auf den Einschränkungen als vielmehr auf der Persönlichkeit mit ihren Interessen und Ressourcen lag, werden an dieser Stelle z. T. Diagnosen und Erkrankungen genannt, um die Beeinträchtigungen zu verdeutlichen. Alle Personen eint, dass bei ihnen eine mittelgradige bis schwere Intelligenzminderung diagnostiziert wurde, dass sie seit vielen Jahren in stationären bzw. besonderen Wohnformen leben und verbalsprachlich nur eingeschränkt, kaum oder nicht kommunizieren.

- Frau A. ist Mitte 30 und lebt seit ca. 15 Jahren in einer stationären bzw. besonderen Wohnform[24], zunächst im Kinder- und Jugendbereich, nun seit mehr als zehn Jahren in einem Angebot für Erwachsene. Sie hat eine spastische Hemiparese sowie eine aktive Epilepsie, die täglich zu Anfallsgeschehen führt.
- Herr B. ist Anfang 30 und lebt seit knapp zehn Jahren in einer besonderen Wohnform. Bei ihm wurde eine seltene, genetisch bedingte Erkrankung diagnostiziert, die mit einer kognitiven Beeinträchtigung sowie vielfältigen somatischen und sozialen Besonderheiten einhergeht.
- Frau C. ist Mitte 40 und lebt seit ca. zwölf Jahren in einer stationären/besonderen Wohnform. Frau C. selbst und ihr Wohnwunschermittlungs-Prozess werden in ▶ Kap. 11.2.1 genauer vorgestellt.
- Frau D. ist Mitte 60 und lebt seit Ende der 1980er Jahre in besonderen Wohnformen, seit Mitte der 1990er Jahre im jetzigen Angebot. Auch dieser Prozess wird im weiteren Verlauf in ▶ Kap. 11.2.2 ausführlicher vorgestellt.
- Herr E. ist Anfang 50 und lebt seit 14 Jahren in einer besonderen Wohnform. Bei ihm wurde ein Syndrom diagnostiziert, das zu vielfältigen mentalen und körperlichen Beeinträchtigungen führt.
- Herr F. ist Mitte 50 und bereits als 10-Jähriger in eine besondere Wohnform gezogen – zunächst in ein Angebot für Kinder und Jugendliche, aus dem er dann als junger Mann in ein Angebot für erwachsene Menschen wechselte. Er hat eine aktive Epilepsie, außerdem wurde eine Persönlichkeits- und Verhaltensstörung diagnostiziert.
- Frau G. ist Ende 40 und hat bis vor einigen Jahren bei ihren Eltern gelebt, bevor sie in eine besondere Wohnform umgezogen ist. Eine ihrer Diagnosen lautet: gemischte schizoaffektive Störung.
- Herr H. ist mit Anfang 30 der jüngste Teilnehmer und lebt seit mehreren Jahren in einer besonderen Wohnform. Seine genetisch bedingte Erkrankung zeigt sich in einer Kombination von kognitiver Beeinträchtigung und körperlichen Einschränkungen. Zudem fällt er durch pathologisches Stehlen auf.
- Herr I. ist Anfang 50 und lebt seit den 1980er Jahren in besonderen Wohnformen. Er hat unter der Geburt eine hypoxische Hirnschädigung erlitten, die neben der schweren kognitiven Beeinträchtigung auch zu vielfältigen weiteren Beeinträchtigungen führt: So ist er sowohl motorisch beeinträchtigt als auch hör- und sehbehindert und daher in allen Lebensbereichen auf umfassende Assistenz angewiesen.
- Herr J. ist Ende 30 und ist aufgrund einer genetisch bedingten Erkrankung stark kognitiv beeinträchtigt. Er ist mit Anfang 20 in eine besondere Wohnform gezogen.
- Herr K. ist Mitte 40 und lebt seit 20 Jahren in einer besonderen Wohnform. Aufgrund einer spastischen tetraplegischen Zerebralparese ist er körperlich erheblich beeinträchtigt.

---

24 Durch die sukzessive Umsetzung des BTHG wird nicht nur die Finanzierungssystematik der bisherigen stationären Einrichtungen auf eine neue Grundlage gestellt, auch deren Bezeichnungen ändern sich. Stationäre Einrichtungen werden zu »besonderen Wohnformen« oder auch zu »gemeinschaftlichen Wohnformen«.

Wie beschrieben, leben alle Personen zum Zeitpunkt der Wohnwunscherhebung in besonderen Wohnformen, bei denen sich in einem Gebäude mehrere Wohngruppen befinden. Ganz überwiegend leben sie in einer Wohngruppe mit fünf bis sieben weiteren Personen zusammen. Alle haben ein Einzelzimmer und teilen sich in der Regel Bad, Wohnzimmer und Küche mit den Mitbewohner*innen der Gruppe. Rückzugsmöglichkeiten bietet in den meisten besonderen Wohnformen nur das eigene Zimmer, da alle übrigen Räume gemeinschaftlich genutzt werden.[25] Die Alltagsbegleitung in den Wohngruppen für diesen Personenkreis wird tagsüber über ein multiprofessionelles Team sichergestellt; nachts ist entweder eine Nachtwache oder eine Schlafbereitschaft im Haus, so dass für alle Personen rund um die Uhr jemand erreichbar ist.

Zur Veranschaulichung der Vorgehensweise in den Wohnwunscherhebungs-Prozessen werden im Folgenden zwei Fallstudien ausführlich vorgestellt: Zum einen der Prozess mit Frau C., die noch vergleichsweise jung ist, einen engen und regelmäßigen Kontakt zu ihren Angehörigen hat (im Wesentlichen zu ihren Eltern, aber auch zu ihrer Schwester), und zum anderen Frau D., die schon Jahrzehnte in dem Wohnangebot lebt und deren Angehörige vor vielen Jahren bereits verstorben sind.

Die Darstellung der Fallstudien orientiert sich am zeitlichen Verlauf der Wohnwunscherhebungs-Prozesse, weicht allerdings in einem Aspekt vom realen Verfahren ab: Während die Prozesse mit dem Grundsatz der Unvoreingenommenheit und daher nur mit wenigen Informationen über die Person starteten, beginnen die Fallbeschreibungen mit einer differenzierteren Vorstellung, um ein Bild der Person entstehen zu lassen. Diese Informationen sind in den Prozessen immer erst im Verlauf über die verschiedenen Methoden und über die Einbeziehung weiterer Personen zusammengetragen worden.

Geschildert werden die Prozesse aus Sicht der Person des Projektteams, die den Prozess verantwortlich begleitet hat. Wie oben beschrieben, waren das eine ausgebildete Moderatorin für Persönliche Zukunftsplanung sowie ein klinischer Linguist und Kommunikationspädagoge für Unterstützte Kommunikation. Die Darstellung der beiden Prozesse stützt sich auf Gedächtnisprotokolle der durchführenden Prozessbegleiter*innen, auf die Beobachtungsprotokolle der wissenschaftlichen Begleitung sowie auf Foto- und Filmmaterial aus den einzelnen Sitzungen.

11.2.1 Wohnwunscherhebung mit Frau C. (aus Sicht der Prozessbegleiterin Christiane Wilking)

Kurzbiographie und aktuelle Lebenssituation

Frau C. ist Mitte 40. Sie lebte mit ihrer Schwester bei den Eltern in einem Dorf. Die Familie hat ein Haus mit Garten. In ihrem kleinen Heimatort kennt Frau C. sich aus und fährt dort ihr einige bekannte Wege auf einem Dreirad für Erwachsene. Sie kennt dort Nachbarn und andere Dorfbewohner*innen. Auch sie selbst ist natürlich

---

25 Zu den Vorgaben in Bezug auf bauliche Bedingungen für besondere Wohnformen
▶ Kap. 9.1

bekannt. Manchmal hält sie an und nimmt mit Gestik und Mimik Kontakt zu Menschen auf ihrem Weg auf. Als Kind besuchte sie einen heilpädagogischen Kindergarten, danach eine Förderschule. Sie hat eine kognitive Beeinträchtigung, verbunden mit einer zentralen Sprech- und Sprachstörung. Nach dem Schulabschluss nahm sie an einem berufsbildenden Training in einer Werkstatt für Menschen mit Behinderungen teil.

Die Eltern von Frau C. suchten nach einer Wohnmöglichkeit für ihre Tochter, in der sie rund um die Uhr betreut werden konnte. Sie entschieden sich für eine besondere Wohnform. Das Gebäude ist umgeben von weiteren Wohnangeboten für Menschen mit und ohne Assistenzbedarf. Einkaufs- und Freizeitmöglichkeiten sowie Werkstätten sind fußläufig gut erreichbar. In dieser Wohnform leben mehr als 30 Frauen und Männer mit verschiedenen Assistenzbedarfen in Wohngruppen zusammen. Das Angebot bietet Assistenzleistungen für Menschen mit einer kognitiven Beeinträchtigung, auch in Verbindung mit einer Epilepsie, seelischen oder körperlichen Einschränkungen und mehr oder weniger ausgeprägten Verhaltensproblemen sowie autistischen Störungen.

Frau C. wohnt in einem Einzelzimmer auf einer Wohngruppe. Das hat sie mit ihren Eltern zusammen eingerichtet. Sie teilt sich ein Bad mit einer Mitbewohnerin. Frau C. ist motorisch geschickt. Sie geht gern einkaufen. Sie schaut sich in ihrer Freizeit ausgiebig Prospektbeilagen und Kataloge an. Manchmal besucht sie eine Mitbewohnerin. Frau C. geht offen und fröhlich auf andere Personen zu, sie versucht aktiv Kontakte herzustellen. Die fehlende Sprachfähigkeit ersetzt sie durch Laute und eine sehr lebendige Gestik und Mimik. Sie kann sehr deutlich zeigen, wenn ihr etwas gefällt oder nicht.

Frau C. hat eine Sehbehinderung. Sie hat ein »Ohne-Wörter-Buch für Weltenbummler« mit vielen, kleinen Symbolen. Sie nutzt das Buch wenig, weil zu viele Symbole darin sind, die mit ihrem Alltag nichts zu tun haben. Die für sie richtigen Symbole zu finden, ist manchmal schwierig für sie. Frau C. beobachtet gern andere Personen und Alltagssituationen. Sie ist eine gute Beobachterin. In der Wohneinrichtung werden ihre Mimik, ihre Laute und Gesten von Mitarbeiter*innen und Mitbewohner*innen häufig nicht sofort verstanden.

Frau C. besitzt einen Talker. (Hier handelt es sich um ein sogenanntes Boardmaker Activity Pad. Dieses Pad ist ein elektronisches Kommunikationsgerät mit einem umfangreichen Speicherplatz für natürliche Sprachaufzeichnungen. Es dient zur Vertonung von symbolbasierten Kommunikationstafeln, die mit einem zusätzlichen Programm erstellt werden und speziell auf diesem Gerät Anwendung finden.) Eine Logopädin initiierte die Anschaffung. Das Gerät wurde mit sehr viel Zeitaufwand von einer Mitarbeiterin eingerichtet. Frau C. trägt es nun jeden Tag zur Arbeit. Sie selbst nutzt den Talker nicht zur Kommunikation. Niemand kann sagen, warum nicht. Mitarbeiter*innen des Wohnbereichs, der Werkstatt und die Eltern sprechen Informationen bzw. Nachrichten darauf und nutzen das aufwendige Gerät, um Informationen über Frau C. weiterzugeben. Frau C. hat eine gute, intensive Beziehung zu ihrer Familie – besonders zu den Eltern, die sie mehrfach im Monat besucht.

Erster Kontakt/Informationsveranstaltung

Wir, das Projektteam, laden Frau C., ihre Eltern, die Bezugsmitarbeiterin (BZMA), den Leiter der Wohneinrichtung und die Teilhabeberaterin zu einem Treffen ein. Alle können sich einen Eindruck vom Inhalt des Projektes, den Methoden und den Personen im Projektteam verschaffen. Alle können herausfinden, ob eine gemeinsame Arbeit gut möglich ist. Die Stimmung bei diesem Treffen ist, aus meiner Sicht, sehr wohlwollend. Alle sind interessiert.

Frau C. schafft es, die gesamte Zeit (90 Minuten) im Raum zu bleiben (angekündigt war eine maximale Ausdauer von 15 Minuten). Sie nimmt nach einer Weile von sich aus Blickkontakt zu mir auf. Ich versuche sie immer wieder anzusprechen und einzubeziehen. Frau C. beobachtet alles ganz genau. Die Eltern entscheiden sich mit ihrer Tochter für eine Teilnahme am Projekt. Nun werden alle Formalitäten erledigt und die ersten Termine geplant.

Tag 1 – Besuch in der Wohneinrichtung

Beim Betreten der Wohneinrichtung treffe ich in den öffentlichen Räumen, in den Fluren und im Treppenhaus auf viele Menschen, die hier wohnen und arbeiten. In der 1. Etage erwartet uns Frau C. mit einem Heilerziehungspfleger (HEP) in Ausbildung in einem kleinen Esszimmer mit Tisch. Das kleine Esszimmer ist ein öffentlicher Raum und hinter den Türen, die aus diesem Raum führen, scheinen weitere Personen zu wohnen.

Ich begrüße Frau C., stelle mich noch einmal vor, sie erkennt mich, sie lächelt. Sie möchte sich und uns einen Tee zubereiten. Der HEP-Auszubildende begleitet sie in die kleine Küche. Frau C. kann den Wasserkocher bedienen, einen bestimmten Tee auswählen und das heiße Wasser in die Tasse gießen. Wir sitzen alle am Tisch, ich breite mein vorbereitetes Material auf dem Tisch aus. Da Frau C. nicht sprechen kann, habe ich verschiedene Bilder aus der Leichten Sprache und Fotos mitgebracht. Meine Idee war, damit eine Art Kommunikation zu ermöglichen und herauszufinden, was sie versteht und wie sie Zustimmung und Ablehnung signalisiert. Frau C. zeigt deutlich, dass sie keinen Gefallen daran findet. Sie mag weder die Fotos noch die Bilder.

Was soll ich tun? Ich packe alles wieder ein und frage Frau C., was sie tun möchte. Sie scheint guter Laune zu sein und schaut den Mitarbeiter an. Wir bleiben am Tisch sitzen und der Mitarbeiter erzählt, im Beisein von Frau C., was sie alles gut kann. Er zählt auf: Sie kann allein ihre Zähne putzen, ihren Kleiderschrank einräumen, den Tisch decken, sich ein Brot schmieren, Teewasser kochen und einen Tee zubereiten, sie kann gut ausdrücken, was sie mag und was sie nicht mag. Frau C. bestätigt die Informationen mit ihrer Mimik, sie lächelt und lautiert entspannt. Wir sind immer wieder im Blickkontakt, wir suchen und finden ihn beide.

Der Schüler erzählt weiter: Frau C. malt nicht gern, sie macht auch nicht gern Basteleien oder Spiele. Sie lacht sehr gern. Sie mag Fotos von sich und anderen. Sie geht gern früher von der Arbeit und mag Besuch, aber nicht in ihrem Zimmer. Sie geht gern spazieren, dabei hakt sie sich ein. Inzwischen kommen freundliche Mitbewohner*innen in die kleine Küche, die in ihre Zimmer gehen oder die Teeküche nutzen wollen. Eine unruhige Atmosphäre entsteht. Ungestört Zeit miteinander verbringen zu können, ist hier – wie in vielen anderen besonderen Wohnformen auch – nicht gut möglich. Wir verabschieden uns bis zum nächsten Tag.

Tag 2 – Besuch in der Wohneinrichtung

Heute hole ich Frau C. aus der Werkstatt ab, um gemeinsam in die Wohneinrichtung zu gehen. Frau C. freut sich, mich zu sehen, sie steht sofort auf und lacht. Der Werkstatt-Mitarbeiter kommt zu uns. Er erzählt uns von einer anderen Beschäftigten, die Frau C. gern mag, sie unterstützt sie gern und an manchen Tagen führt sie Frau C. sicher bis an die Straße zur Wohneinrichtung.

In der Wohneinrichtung ist es sehr unruhig. Viele Personen halten sich im Treppenhaus und in den Fluren auf. Niemand grüßt oder beachtet Frau C. besonders. Frau C. geht in ihr Zimmer, sie will sich umziehen. Währenddessen informiert mich die BZMA in darüber, dass sie an diesem Termin nicht – wie geplant – teilnehmen kann, weil eine unvorhersehbare Situation ihre Begleitung notwendig macht. In der Wohneinrichtung steht kein Raum zur Verfügung, in dem wir uns ungestört treffen können. Wir gehen wieder in das kleine Esszimmer. Frau C. bekommt einen Tee. Sie ist einverstanden, mit uns allein zu bleiben.

Am Tisch sitzen nun Frau C., die wissenschaftliche Mitarbeiterin (Beobachterin) und ich. Ich frage Frau C. nach Familienfotos, nach wichtigen Menschen. Frau C. holt ein Fotoalbum, wir schauen es gemeinsam an. Sie zeigt auf Familienangehörige und lacht. Frau C. bezieht die Beobachterin immer wieder durch Blickkontakte in unsere Interaktionen ein. Ein etwas beleibter Onkel bereitet ihr besonders Vergnügen. Er trägt auf dem Foto einen lustigen Anzug. Wir lachen zusammen. Sie versteht mich. Wenn ich sie nicht verstehe, sage ich, was ich meine, verstanden zu haben – und sie zeigt mit Mimik, Gestik und Lauten, ob es stimmt oder nicht. Wie am Tag zuvor kommen andere Personen in den Raum. Sie sind freundlich und dennoch stören sie.

Dadurch, dass es keinen Raum gibt, in dem wir ungestört miteinander arbeiten können, braucht es einen wiederholten oder verstärkten Impuls, um die Aufmerksamkeit aufrechtzuerhalten. Ich will das ändern und schlage einen Spaziergang vor. Frau C. ist interessiert und geht guter Dinge mit. Ich bin erleichtert, die Wohneinrichtung zu verlassen. Die Nähe beim Spaziergang (Frau C. hakt sich ganz selbstverständlich ein) ermöglicht einen entspannten Kontakt. Ich beschreibe Frau C., wohin wir gehen, und erzähle ihr ein paar persönliche Alltagsgeschichten. Sie wirkt fröhlich, interessiert. Wir verabschieden uns bis zur nächsten Woche.

Tag 3 – nächster Besuch in der Wohneinrichtung

Frau C. ist bereits in der Wohneinrichtung. Heute sollen mit der BZMA weitere Termine geplant werden und wie und bis wann »Eine Seite über Frau C.« entstehen kann. Frau C. steht mit uns im Treppenhaus herum. Wir warten auf die Mitarbeiterin, die noch mit einer anderen Klientin beschäftigt ist. Die Situation ist mir unangenehm: Ich bin einerseits Gast in der Wohneinrichtung und andererseits verantwortlich für die Gestaltung des Termins. Endlich kommt die Mitarbeiterin, die auch heute nur kurz Zeit haben wird, weil eine Kollegin erkrankt ist, für die sie einspringen muss. Eine Prozessbegleitung durch die Mitarbeiterin, wie wir sie geplant hatten, ist daher nicht möglich. Wir gehen alle in das Teambüro und stimmen weitere Termine mit der Mitarbeiterin ab.

An dieser Stelle hätte die Planung geändert werden können, unabhängig von der Mitarbeiterin. Frau C. ist in der Lage, die Termine allein wahrzunehmen. Da dies der erste Prozess im Projekt ist, halten sich alle Beteiligten jedoch zunächst an die ursprünglichen Verabredungen. In diesem Fall: die vereinbarte Prozessbegleitung durch die Bezugsmitarbeiterin.

Draußen ist es noch warm und die Mitarbeiterin schlägt vor, auf die Terrasse zu gehen. Frau C. macht alles mit, sie beobachtet das muntere Hin und Her. Eine Freundin von Frau C. setzt sich zu uns. Sie beginnt sofort ungefragt und ununterbrochen Geschichten zu erzählen. Frau C. beobachtet alles gelassen und begrüßt ihre Freundin. Die Mitarbeiterin muss gehen. Frau C. ist nun mit ihrer Freundin beschäftigt. Ich verabschiede mich bis zum nächsten Termin. Es entsteht keine entspannte Stimmung, ich bin angestrengt und kann den Kontakt zu Frau C. nicht zu meiner Zufriedenheit halten oder gestalten. Der ständige unvorbereitete Ortswechsel vermittelt mir den Eindruck, Umstände zu machen. Ein Besuch in der Wohneinrichtung ist nur in einem öffentlichen oder sehr privaten Bereich (das eigene Zimmer) möglich. Frau C. möchte keine Besuche in ihrem Zimmer.

Tag 4 – wieder in der Wohneinrichtung

Heute sind wir in der kleinen, öffentlichen Küche. Die fertige »Seite über mich« bringt die BZMA mit. Frau C. begrüßt uns fröhlich mit einem Lachen. Als wir alle am Tisch sitzen, wird von der Mitarbeiterin die »Seite über mich« gezeigt. Es sind Fotos, die Frau C. in verschiedenen Lebenssituationen zeigen. Die Mitarbeiterin hat auf einem Spaziergang mit Frau C. Fotos an verschiedenen Orten gemacht, diese entwickeln lassen und auf eine Leinwand geklebt. Einige Fotos zeigen Frau C. vor Türen von Gebäuden, die Frau C. kennt.

Hier zeigt sich nun ein großes Missverständnis. Die BZMA hatte – entgegen unserer Annahmen – wenig Erfahrung oder Kenntnis über die Methode und so die »Seite über mich« selbst und nicht gemeinsam mit Frau C. erstellt. Frau C. zeigt kein Interesse, die Seite selbst anzuschauen oder uns die Seite vorzustellen. Sie schaut weg, wirkt etwas gelangweilt. So wie ich sie inzwischen kennengelernt habe, hat sie nicht die Aufmerksamkeit, die sie benötigt. Ich biete zum Abschluss unseres Termins einen Spaziergang an. Frau C. ist einverstanden, sie steht gleich auf und wir beenden das Treffen mit einer kleinen Runde um die Wohneinrichtung.

Tag 5 – Tapetenwechsel

Ich organisiere einen Raum, den ich vorbereiten kann und der für alle gut zu erreichen ist. Ich hole Frau C. aus der Werkstatt ab. Sie lacht, als ich komme, um sie abzuholen. Wir spazieren in ihrem Tempo. Frau C. erkennt den Raum. Sie hatte dort bereits einmal ein Teilhabe-Gespräch. Sie freut sich darüber. Der Raum ist vorbereitet. Der Tisch ist gedeckt, Getränke stehen für alle bereit. Die BZMA kommt dazu und wir beginnen zusammen zu überlegen, was Frau C. gern mag, was sie gern macht und gut kann.

Auf einem Flip Chart male und schreibe ich alles auf. Es ist eine entspannte Stimmung. Frau C. und die Mitarbeiterin bringen viele Informationen zusammen. Die Mitarbeiterin bezieht Frau C. immer ein, fragt nach und lässt sich ihre Eindrücke und Erfahrungen von ihr bestätigen. Frau C. beteiligt sich aktiv 60 Minuten. Die Mitarbeiterin bestätigt die positive Stimmung, die durch den Ortswechsel möglich war.

Tag 6 – Besuch in der Werkstatt

Ich besuche Frau C. in ihrer Werkstatt für behinderte Menschen (WfbM). Ich kann an einem Platz neben ihr sitzen und ähnliche Arbeiten machen wie sie. Sie lacht viel mit der Kollegin, die ihr gegenübersitzt. Ein Kollege schaut immer wieder freundlich in unsere Richtung. Die Arbeitsanleiterin berichtet von Frau Cs. guter Stimmung. Diese zeigt auch hier deutlich ihre Meinung. Sie hat an der Arbeitsstelle besonderen Kontakt zu zwei Beschäftigten. Frau C. kann den Weg von der Werkstatt zur Wohneinrichtung nicht allein gehen. Der freundlich schauende Kollege bringt sie manchmal nach der Arbeit bis nach Hause.

Tag 7 – Besuch im neuen Raum

Heute habe ich Frau C. und ihre Eltern in mein Büro eingeladen. Gemeinsam wollen wir Folgendes herausfinden: Was ist Frau C. wichtig? Was ist für Frau C. wichtig? Die erste Frage soll ganz aus der Sicht von Frau C. beantwortet werden; zur Beantwortung der 2. Frage können die Eltern und die Mitarbeiterin ihre Aspekte ergänzen. Frau C. kommt mit ihrer BZMA. Wir bearbeiten die beiden Fragen nacheinander. Frau C. wird von allen immer wieder angesprochen, ihr Einverständnis zu ihren Aussagen wird eingeholt. Alle sind rege beteiligt. Die Eltern erzählen kurze, humorvolle Geschichten aus der Vergangenheit ihrer Tochter. Frau C. freut sich darüber und trägt auf ihre Weise ihre Erinnerungen bei. Sie bestätigt durch Gesten die Erzählungen und fügt, oft nur für die Eltern verständlich, mit Lauten ihre Erinnerungen hinzu. Am Ende des Treffens ist gemeinsam mit Frau C. ein Plakat mit vielen wichtigen Informationen entstanden.

Tag 8 und 9

Ein Sprachtherapeut und Klinischer Linguist wird heute hinzugezogen und versucht herauszufinden, warum Frau C. den Talker nicht nutzen kann, sondern ganz offensichtlich ablehnt. Dazu werden verschiedene Methoden aus der Unterstützten Kommunikation eingesetzt. Es geht darum, die Gedächtnisleistung und das Symbolverständnis zu prüfen. Ergebnis: Das Gerät ist für Frau C. nicht geeignet. Auf der Oberfläche befinden sich zu viele Symbole, die Anwendung ist für Frau C. viel zu komplex. Für mich wird darüber deutlich, warum sie kein Interesse zeigt. Was sie braucht, sind Kommunikationspartner*innen, die die körpereigenen Kommunikationsformen, die sie vielfältig nutzt, verstehen. Die Eltern von Frau C. können das auf ihre Weise. Eine symbolbasierte Kommunikation würde Frau C. die Kontakte zu anderen Menschen erleichtern. Diese Form der Kommunikation muss mit Frau C. gemeinsam gestaltet und praktiziert werden.

Tag 10 – Besuch im neuen Raum

Heute kommen Frau C., ihre Eltern, die BZMA und die zuständige Mitarbeiterin aus der Werkstatt zu einem gemeinsamen Termin in mein Büro. Frau C. findet den kurzen Weg von der Werkstatt zu meinem Büro selbständig. Bis sie kommt, entwickelt sich ein Gespräch zwischen den Eltern und der Mitarbeiterin der Werkstatt. Die Eltern sind erstaunt über die Kontakte, die Frau C. in der WfbM hat, und freuen sich darüber.

Heute geht es zunächst um die Fragen: Welche Menschen kennt Frau C.? Wie steht sie mit ihnen in Beziehung? Wer ist besonders wichtig für sie und kann sie gut unterstützen? Aus den Antworten sollen mit Frau C. die Personen für den Unterstützungskreis ausgewählt werden. Der Unterstützungskreis ist als ein wichtiger Bestandteil des Prozesses bereits terminiert. Alle beteiligen sich engagiert. Die Eltern erzählen von der zugewandten Beziehung zwischen Frau C. und ihrer Schwester. Die Mitarbeiterin der Werkstatt benennt zwei Personen, zu denen Frau C. eine besondere Beziehung hat. Alle Beziehungen werden auf dem Plakat »Wichtige Menschen« eingetragen.

Aus allen Menschen, die genannt wurden, wird mit Frau C., ihren Eltern und der Mitarbeiterin der Werkstatt der Unterstützungskreis ausgewählt. Frau C. beteiligt sich nach ihren Möglichkeiten. Die Einladungen für den Unterstützungskreis werden, mit Frau Cs. Zustimmung, mit Bildern aus der Leichten Sprache erstellt. Frau C. schaut interessiert zu und »unterschreibt« die Einladungen auf ihre Weise.

Der Unterstützungskreis

Dabei sind: Frau C., ihre Eltern, die Teilhabeplanerin, zwei Freund*innen aus der Werkstatt, die Mitarbeiterin aus der Werkstatt, eine Zeichnerin, der Sprachtherapeut und aus dem Projektteam zwei wissenschaftliche Mitarbeiterinnen und ich. Die Mitarbeiterin der Wohneinrichtung war plötzlich erkrankt und konnte leider nicht teilnehmen.

Auszug aus dem Beobachtungsprotokoll der wissenschaftlichen Mitarbeiterin:

»Die Stimmung ist fröhlich und gelöst, alle wirken sehr aufmerksam. Es wirkt, als wenn sich alle auf Augenhöhe in einen gemeinsamen Arbeitsprozess begeben. Die Moderatorin bezieht sich dabei immer wieder auf Frau C. und ermöglicht so, dass diese immer direkt einbezogen bleibt.«

Das wichtigste Thema im Unterstützungskreis ist immer wieder Kommunikation und wie sie für andere Personen mit Frau C. ermöglicht werden kann. Aus Sicht der Unterstützer*innen läuft Folgendes nicht gut:

- Wenige Ansprechpartner*innen im Wohnumfeld
- Keine Person mit ähnlicher Beeinträchtigung im Wohnumfeld
- Keine Mitarbeiter*innen mit vertieften Kenntnissen von Methoden der Unterstützten Kommunikation

Frau C. werden lediglich Möglichkeiten wie das »Ohne-Worte-Buch« oder der »Talker« angeboten, die sie ohne fremde Unterstützung nicht nutzt oder nutzen kann. Diese Hilfsmittel scheinen eher den Fachkräften als Frau C. zu dienen.

Dazu gibt es heute einige Verabredungen:

- Erneuter Antrag auf Sprachtherapie zur Förderung der symbolbasierten Kommunikation
- Mitarbeiter*innen, Mitbewohner*innen und Familie werden über die Ergebnisse der Therapie informiert und lernen ebenfalls Kommunikationsmöglichkeiten kennen, die Frau C. die Kontakte erleichtern.
- Individuelle Piktogramme werden mit und für Frau C. entwickelt.

Zum Thema Wohnen wird der Standort der Wohneinrichtung positiv erwähnt. Er ist zentral und für Frau C. sind Geschäfte und die Werkstatt leicht zu erreichen. Auch kann Frau C. in und um die Wohneinrichtung herum viel beobachten, was sie gern tut. Ebenso wird über die Zimmergestaltung gesprochen und wo ein gemütlicher Beobachtungsplatz in der Wohneinrichtung für Frau C. entstehen kann. In der Runde entsteht allerdings keine Energie, darüber zu sprechen, wie eine tolle – andere – Wohnung für Frau C. aussehen könnte. Alle Unterstützer*innen begrenzen sich hier auf das, was in der aktuellen Wohnform veränderbar ist.

Diskussion im Projektteam

Im Anschluss an den Unterstützungskreis wird der Prozess in einer Sitzung des Projektteams reflektiert. Hierbei kommt die Frage auf, warum es nicht möglich war, alternative Wohnmöglichkeiten ins Gespräch zu bringen, obwohl die aktuelle Wohnform für Frau C. nicht optimal geeignet zu sein scheint. Daraus entsteht die Idee, noch einmal mit den Eltern und der BZMA von Frau C. reflektierend zu sprechen. Vereinbart wird in dem dann folgenden Elterngespräch, ein inklusives Wohnangebot zu besuchen und mit den dort lebenden Personen ins Gespräch zu kommen. Das Besondere: barrierefreie Apartments mit einer großen Gemeinschaftsküche mitten im Quartier. Hier leben Menschen mit den unterschiedlichsten Unterstützungsbedarfen zusammen.

Ein paar Wochen später: Besichtigung im »Quartier«

Es ist ein fröhliches Wiedersehen für Frau C., ihre Eltern und mich. Wir werden freundlich vom Mitarbeiter des Quartiers-Angebots empfangen. Frau C. wirkt ein wenig angespannt und unsicher. Sie sucht meine Nähe. Der Vater bemerkt: »Das sieht hier ja aus wie in einer ganz normalen Wohnung, schön und ruhig.«

Der Mitarbeiter führt uns zunächst herum. Eine Mieterin des Angebots kommt aus ihrem Apartment und begrüßt uns. Sie kennt Frau C. aus der Werkstatt. Frau C. freut sich, sie zu sehen. Nun wirkt auch Frau C. entspannter. Ein Mieter mit einem sehr hohen Hilfebedarf zeigt uns sein Apartment. Er benötigt viele Hilfsmittel, die alle bereitstehen. Die Familie ist erstaunt, dass der Mieter, der stets eine 1:1-Unterstützung benötigt, so selbständig leben kann. Frau C. kennt auch diesen Mieter und lacht ihn freundlich an.

Familie C. wird ausführlich und praxisnah über die ambulante Betreuung informiert. Frau C. hört aufmerksam zu. Die Eltern stellen Fragen: Muss jeder hier einkaufen gehen und sich selbst versorgen? Das kann unsere Tochter nicht. Gibt es Freizeitangebote? Wer kümmert sich um die Gesundheit? An dem Beispiel des Mieters im Rollstuhl, der eine 24-Stunden-Betreuung benötigt, werden all diese »Sorgenfragen« ganz praktisch beantwortet.

Die Eltern von Frau C. sind zufrieden mit dem Besuch, sie haben etwas Neues kennengelernt und sind beeindruckt von der Wohnmöglichkeit. Nach einiger Zeit fragt Frau C. Senior ihre Tochter, wie sie das alles findet. Sie sagt laut und deutlich: Nein! Obwohl den Eltern das Angebot sehr gut gefällt, akzeptieren sie das Nein ihrer Tochter. Sie erklären, dass ihre Tochter in ihrer jetzigen Wohnform Mitarbeitende und Mitbewohner*innen gut kennt und ihr auch das Umfeld vertraut ist – und dass sie zu Veränderungen immer zuerst »Nein« sagt. Daher ist es schwierig, zu entscheiden, ob jetzt ein Umzug gut und richtig wäre.

Reflexion des Pilotprozesses

Dieser Prozess zu Beginn der Phase der Wohnwunscherhebungen wurde in allen Schritten intensiv durch das Projektteam reflektiert und auch nach Abschluss fand eine differenzierte Bewertung dessen, was gut und was vielleicht auch nicht so gut funktioniert hat, statt. Einige zentrale Aspekte, die in der Gestaltung der weiteren Prozesse Berücksichtigung fanden, waren:

- Die Informationsveranstaltung zu Beginn des Prozesses mit allen Beteiligten (die Person selbst, deren Bezugsmitarbeitende, Angehörige, gesetzliche*r Betreuer*in, das gesamte Projektteam und die*der zuständige Teilhabeberater*in) erwies sich als ein guter und notwendiger gemeinsamer Startpunkt. Ein Effekt der großen Runde war, dass das Projektvorhaben ein »Gesicht« erhielt, weil alle Projektverantwortlichen anwesend waren. Ein weiterer Effekt: Bereits hier stand die Person selbst (in diesem Fall Frau C.) im Mittelpunkt, weil alle Projekt-Informationen zunächst an sie gerichtet wurden. Dadurch entstand hier für alle eine Art »Aufbruchstimmung«. Auch wenn in diesem Fall – wie in vielen weiteren

Prozessen im Verlauf – noch Fragen geklärt werden mussten, bildete die Informationsveranstaltung eine gute Grundlage für alle, um eine Entscheidung über die Teilnahme zu treffen. In allen weiteren Prozessen fand daher diese Auftaktsitzung statt.
- Für den Prozess braucht es Orte bzw. Räume, in denen ein ungestörtes miteinander Kommunizieren, in Kontakt kommen und Arbeiten möglich ist. In den Wohnangeboten ist das nicht immer gegeben. Das Leben in einer Wohngruppe bedeutet, dass Wohnzimmer und Küche für alle Bewohner*innen da sind. Das eigene Zimmer der Person ist i. d. R. ein eher kleiner Raum, der als Schlaf-Wohn-Raum dient. Hier möchte die Person vielleicht Freund*innen empfangen, nicht aber – zunächst – fremde Personen. In den folgenden Prozessen wurden daher alternative Räumlichkeiten gefunden.
- Im ersten Prozess wurde deutlich, dass die Beobachtungssituation durch die wissenschaftlichen Mitarbeiterinnen weniger von dem Menschen mit Beeinträchtigung als vielmehr zunächst von den (Projekt-)Mitarbeitenden als irritierend und belastend erlebt wurde. Erschwerend hinzu kam die aufwendige Auswertung der Beobachtungen, die nur eine verzögerte Rückmeldung ermöglichte. Hier musste erst Vertrauen aufgebaut werden, auch um diese Irritation offen ansprechen zu können. Die Beobachtungsprotokolle wurden in Projektsitzungen gemeinsam besprochen und für die weiteren Prozesse wurde gemeinsam beraten, welche Sitzungen beobachtet werden sollten.
- Hilfreich waren in diesem Pilotprozess die sehr engagierten Angehörigen. Sie haben an vielen Stellen »Übersetzungshilfe« geleistet, wenn es darum ging, die Kommunikation ihrer Tochter wie auch deren Verhaltensweisen zu verstehen. Ihre Unterstützung des Projektvorhabens (die Bereitschaft zum Austausch, zu gemeinsamen Besuchen und zu Reflexionsgesprächen) ermöglichte es auch, schnell mit ihrer Tochter in Kontakt zu kommen. Diese Erfahrung wiederholte sich auch in weiteren Prozessen, in denen Angehörige sich für das Vorhaben interessierten und zu Gesprächen bereit waren. So bemühten wir uns in allen Prozessen aktiv, Kontakt zu den Angehörigen aufzunehmen und sie einzubinden.
- Auch wenn am Ende des Prozesses für die Angehörigen wie für die Mitarbeitenden klar war, dass Frau C. im aktuellen Wohnangebot nicht viele Kommunikationspartner*innen hatte, war die Bereitschaft zur Veränderung nur sehr zögerlich da: aus der Sorge und Unsicherheit heraus, ob es woanders wirklich besser für Frau C. sein könnte. Und da Frau C. selbst eine Veränderung verneinte, wurden keine Vereinbarungen zur Wohnveränderung getroffen. Das Fazit aus Projektsicht war, dass dieser Unsicherheit und Sorge bei allen Beteiligten nur beggegnet werden kann, wenn diese Gefühle zwar ernst genommen werden, gleichzeitig aber die Prüffrage nach Wohnalternativen nicht aufgegeben wird. Um Menschen wie Frau C. Sicherheit in Bezug auf alternative Szenarien und damit eine sichere Grundlage für Entscheidungen zu ermöglichen, müssen sie ebenso wie ihr soziales Umfeld (gemeint sind Angehörige wie Mitarbeitende) die Alternativen unmittelbar erleben können.

11.2.2 Wohnwunscherhebung mit Frau D. (aus Sicht des Prozessbegleiters Detlef Thiel-Rohwetter)

Kurzbiographie und aktuelle Lebenssituation

Frau D. wurde Ende der 50er Jahre geboren und hat keine Geschwister. Ihre Eltern versorgten sie in den ersten drei Lebensjahrzehnten im elterlichen Haushalt. Bei Frau D. liegt eine degenerative Erkrankung vor, verbunden mit einer schweren kognitiven Beeinträchtigung. Sie hat keine Kulturtechniken wie Lesen und Schreiben erlernt. Ihr expressiver Wortschatz umfasst ca. sechs bis maximal zehn Worte. Mimische und gestische Fähigkeiten sind schwer zu beurteilen, da häufig unwillkürliche Bewegungen auftreten. Ihr Erscheinungsbild ist durch die für ihre Erkrankung typischen Unruhebewegungen der Gesichts-, Zungen- und Kaumuskulatur geprägt. Ihr Bewegungsmuster ist gekennzeichnet durch Spasmen der oberen Extremitäten als Folge einer zugrundeliegenden Muskelhypotonie. Ebenfalls zu beobachten sind Kontrakturen der Beine. Ferner werden Störungen der Schmerzsensibilität und der Temperaturregulation von den Mitarbeitenden beschrieben. Darüber hinaus ist eine Torsionsskoliose diagnostiziert. Die beschriebenen Beeinträchtigungen führen häufig dazu, dass Frau D. den Tag auf eigenen Wunsch im Bett verbringt. Darüber hinaus wird ein beginnender demenzieller Prozess vermutet. Eine Sehstörung ist nicht bekannt.

Da aufgrund der Unruhebewegungen der Zungen-, Kau- und Schluckmuskulatur und der Spasmen in den oberen Extremitäten eine ausreichende orale Ernährung nicht sichergestellt werden konnte, wurde bei Frau D. eine PEG-Sonde (perkutane endoskopische Gastrostomie) angelegt. Diese PEG-Sonde dient der langfristigen künstlichen Ernährung. Gelegentlich wählt Frau D. aber kleinere Mengen meist herzhafter Speisen aus und genießt diese. Die Flüssigkeitszufuhr erfolgt nahezu ausschließlich über die PEG-Sonde.

Frau D. lebt seit fast 25 Jahren in einer sog. besonderen Wohnform für erwachsene Menschen mit Unterstützungsbedarf. Das Haus liegt ländlich, umgeben von verschiedenen Wohnangeboten für Menschen mit und ohne Assistenzbedarf. Einkaufs- und Freizeitmöglichkeiten sowie Werkstätten sind fußläufig gut erreichbar. Dieses Angebot bietet Assistenzleistungen für Menschen mit einer geistigen Behinderung, auch in Verbindung mit einer Epilepsie, seelischen oder körperlichen Einschränkungen und mehr oder weniger ausgeprägten Verhaltensproblemen sowie autistischen Störungen. Das Angebot bietet Platz für fast 30 Personen. Je nach Assistenzbedarf bestehen Wohnmöglichkeiten in Wohngruppen mit Einzelzimmern oder in Einzelapartments mit eigener Küche und Bad. Frau D. bewohnt ein Einzelzimmer auf einer Wohngruppe.

Kontaktaufnahme (bereits vor Projektstart)

Da ich Frau D. bereits vor Projektbeginn aus meiner Arbeit als Sprachtherapeut und Kommunikationspädagoge für Unterstützte Kommunikation kannte und wir schon viel Beziehungsarbeit geleistet hatten, entfiel ein »erstes Kennenlernen« über die

Zusammenarbeit im Projekt. Ohne diese zuvor erarbeitete Beziehungsebene hätte eine Zusammenarbeit mit Frau D. einen deutlich umfangreicheren Zeitrahmen in Anspruch genommen. Für ein besseres Verständnis beschreibe ich daher, wie ich Frau D. bei unseren ersten Begegnungen lange vor Projektbeginn erlebt habe.

1. Treffen vor dem eigentlichen Projektbeginn

Ich besuche Frau D. das erste Mal in der Wohneinrichtung. Ein Mitarbeiter führt mich in den Gemeinschaftsbereich mit Küche und bittet mich zu warten, während er Frau D. aus ihrem Wohnbereich holt. Der Mitarbeiter und Frau D. betreten den Gemeinschaftsbereich. Frau D. wird in einem Rollstuhl in den Raum geschoben, sobald sie mich erblickt, beginnt sie zu protestieren. Erregt wiegt sie sich von einer Seite auf die andere, so dass der Rollstuhl sich mitbewegt. Der Mitarbeiter und eine weitere Mitarbeiterin beginnen, über Frau D. zu berichten, anscheinend sehr zum Missfallen von Frau D., da diese zum Großteil unverständlich, aber sehr laut protestiert. Immer wieder unterbricht sie die Redebeiträge der Mitarbeitenden und versucht auch nach ihnen zu greifen. Ein lautes »Nein« kann ich dennoch klar verstehen. Ich weise darauf hin, dass der Rahmen, in dem das Erstgespräch verläuft, vielleicht nicht angemessen ist und wir uns eine andere Strategie überlegen sollten. Der Mitarbeiter unternimmt einen Versuch, Frau D. umzustimmen, indem er ihr erzählt, dass ich in der nächsten Zeit häufiger zu ihr kommen und wir Zeit miteinander verbringen könnten. Frau D. scheint nicht wirklich überzeugt zu sein und straft mich mit bösen Blicken. Sobald ich versuche, mich ihr zuzuwenden und Blickkontakt aufzunehmen, dreht sie den Kopf zur Seite und schaut weg. Nun startet der Mitarbeiter einen zweiten Versuch und dreht Frau D. mit dem Rollstuhl in meine Richtung und etwas näher an mich heran. Er versucht, sie zu motivieren, an dem Gespräch teilzunehmen. Frau D. schaut mich an und äußert ein lautes »Weg« und deutet ein Schlagen in meine Richtung an.
   Ich unterbreche das Gespräch und äußere meinen Wunsch, die Situation an dieser Stelle zu beenden. Die Mitarbeitenden unterrichten mich, dass bei Frau D. anfänglich immer abwehrende Reaktionen zu beobachten sind und man sich dadurch nicht entmutigen lassen solle. Sie benötige immer etwas Zeit, um sich auf neue Situationen einzustellen. Wir entscheiden dann doch, die ablehnende Haltung von Frau D. zu akzeptieren und beenden die Situation. Ich frage Frau D., ob sie damit einverstanden ist, dass ich sie noch einmal besuche. Sie entzieht sich meinem Blickkontakt erneut, aber protestiert nicht mehr. Mit dem Mitarbeiter vereinbare ich einen neuen Termin.

2. Treffen

An dem Folgetermin nehmen der BZMA und Frau D. teil. Ich komme in die Wohneinrichtung und der BZMA empfängt mich an der Tür. Er berichtet mir, dass er für unser Treffen eine Sitzgruppe im Wintergarten vorbereitet hat und zeigt mir den Weg. Frau D. sitzt in ihrem Rollstuhl schon am Tisch und beobachtet mich, wie ich auf sie zukomme. Bei ihr angekommen, begrüße ich sie mit ihrem Namen und wünsche ihr einen guten Tag. Frau D. blickt mich, meinem Empfinden nach, etwas unfreundlich an, protestiert aber erst einmal nicht. Der BZMA eröffnet das Gespräch in Richtung von Frau D. und sagt ihr, wer ich bin und warum ich zu ihr ins Haus gekommen bin und nimmt auch noch einmal Bezug auf das vorherige Treffen. Frau D. schaut zwischendrin etwas mürrisch und äußert auch mal ein »Nein«. Der BZMA nimmt dieses »Nein« jedes Mal kurz auf und wiederholt die Frage oder die getätigte Aussage. Ich habe den Eindruck, dass Frau D. etwas mehr Zeit für die Informationsverarbeitung benötigt. Frau D. agiert zwischendurch etwas erregt und äußert wiederholt »Nein« oder »weg«. Manchmal deutet sie mit unbeholfen wirkenden Bewegungen eine Art Schlagen in meine Richtung an. Der BZMA erklärt mir, dass man nicht sicher sein kann, ob es eine abweisende Bewegung ist oder ob Frau D. die Gelegenheit zum Körperkontakt ergreifen möchte, indem sie mich am Arm festhält. Im Verlauf des Gespräches arbeiten wir gemeinsam heraus, dass ich mit Frau D. niedrigschwellig arbeite und wir erst einmal eine Phase des Kennenlernens vorschalten, um eine erfolgversprechende Basis für die Zusammenarbeit zu legen.

Weitere Treffen

In der Folgezeit besuche ich Frau D. über mehrere Wochen immer wieder und gestalte unsere Treffen mit Maßnahmen zur Beziehungsgestaltung, wie z. B. Spaziergänge, Transfer in die Werkstatt o. Ä. Anfänglich zeigt Frau D. eine eher abweisende Haltung mit viel Protest und Unmutsbekundungen. Dieses Verhalten ändert sich erst, wenn ich sie bestimmen lasse, welchen Weg wir einschlagen. Das kann schon einmal mehrere Minuten dauern. Manchmal entscheidet sich Frau D. kurz nachdem wir losgegangen sind auch um und wir gehen in die entgegengesetzte Richtung. Die Länge der Spaziergänge bestimmt Frau D. immer ganz allein. Sobald sie etwas äußert, dass »nach Hause« bedeutet, machen wir uns auf den Weg in die Wohneinrichtung.

Projektstart – Informationsveranstaltung

Das Projektteam hat Frau D. und alle wichtigen Personen zu einem Treffen eingeladen, in dem das Projektvorhaben vorgestellt und Fragen beantwortet werden sollen. Der Raum für das Treffen sowie Getränke und Kekse wurde vorbereitet, so dass eine angenehme Atmosphäre entstehen kann. Anwesend sind der BZMA, der Bereichsleiter der Wohneinrichtung, ein anderer Projektteilnehmer mit Eltern und seiner Schwester, dessen BZMA, zwei Teilhabeberater und zwei wissenschaftliche Projektmitarbeitende, eine Kollegin, die ebenfalls Prozesse innerhalb des Projektes durchführt, und ich. Alle können sich einen Eindruck vom Inhalt des Projektes, den Methoden und den Personen im Projektteam verschaffen oder weitere Informationen erfragen. Die anwesenden Personen können herausfinden, ob eine Teilnahme an dem Projekt für sie in Frage kommt. Alle anwesenden Personen sind aufmerksam und interessiert, auch wenn ich mir nicht sicher bin, ob die Personen, um die es eigentlich geht, alles erfassen können. Die Stimmung bei diesem Treffen ist sehr wohlwollend und es entsteht sogar ein wenig Aufbruchsstimmung. Sowohl Frau

D. als auch der andere Projektteilnehmer schaffen es, die gesamte Zeit an der Informationsveranstaltung teilzunehmen. Im Vorfeld waren sich die Mitarbeitenden der Wohneinrichtung nicht sicher, ob eine Teilnahme über den gesamten Zeitraum möglich sein wird. Frau D. beobachtet alles ganz genau.

Tag 1 – Besuch in der Wohneinrichtung

Zum verabredeten Zeitpunkt angekommen, finde ich folgende Situation vor: Der BZMA musste kurzfristig mit einem anderen Bewohner zum Zahnarzt. Ein Kollege hat sich am Vormittag krankgemeldet und vor wenigen Tagen ist eine Bewohnerin verstorben. Die Aussegnung soll heute Nachmittag stattfinden. Vielleicht wäre eine kurzfristige Absage des Termins durch den BZMA sinnvoller gewesen.

Frau D. hat mitbekommen, dass ich in der Küche warte und wird von einem Mitarbeiter hineingebracht. Nach kurzer Zeit wird mir vorgeschlagen, mit Frau D. einen kleinen Spaziergang zu machen (Dies hat sich zu Beginn der Sprachtherapie in der Kennenlernphase bewährt). Da der BZMA nicht anwesend ist, komme ich dem Wunsch nach, um die Wartezeit zu überbrücken und um mit Frau D. in Kontakt zu kommen. Nachdem wir von dem Spaziergang zurückgekehrt sind, ist der BZMA ebenfalls vor Ort. Da ich einen nächsten Termin habe, der Weg (abgesehen vom Spaziergang) aber nicht ganz vergebens sein soll, treffe ich mit dem BZMA noch ein paar Verabredungen:

1. Die weiteren geplanten beiden Termine finden statt, wahrscheinlich mit einer wissenschaftlichen Mitarbeiterin aus dem Projektteam.
2. Um ungestört arbeiten zu können, reserviert der BZMA einen Raum.
3. An den Folgeterminen wird das Vorgehen im Prozess sowohl mit Frau D. als auch mit dem BZMA verbindlich besprochen.
4. Es kommen verschiedene Methoden zum Einsatz, die wahrscheinlich modifiziert werden müssen.

Obwohl der Termin einen eher schlechten Start hatte, konnten der BZMA und ich noch ein konstruktives Gespräch mit verbindlichen Absprachen führen.

Tag 2 – Tapetenwechsel

Ich habe zunächst einige Minuten mit Frau D. allein und versuche sie zu begrüßen und ein Gespräch mit ihr zu beginnen. Frau D. wirkt ein wenig erregt und lautiert: »Weg. Nach Hause«. Ich bin mir nicht ganz sicher, ob Frau D. Ablehnung signalisiert und keinen Kontakt haben möchte oder ob es ihre bekannte Art der Kontaktaufnahme ist, bei der sie Leute scheinbar fortschickt, um sie dann erneut herbeizurufen.

Der BZMA kommt hinzu und wir machen uns zu Fuß auf den Weg zu dem reservierten Raum in einem Treffpunkt, der ca. 150 Meter entfernt liegt. Der BZMA schiebt den Rollstuhl und ich gehe neben Frau D. Sie schaut immer wieder zwischen mir und dem BZMA hin und her. Ich versuche ein Gespräch zu initiieren und Frau D. mit einzubeziehen. Sie erkennt den Versuch zwar, lässt sich aber nicht auf das

Gespräch ein. Vorbeigehende Leute werden freudig begrüßt, auch wenn sie Frau D. nicht kennen. Die Mitarbeitenden des Treffpunkts werden ebenfalls freudig begrüßt.

Im Raum angekommen, nehmen wir an einem rechteckigen Tisch Platz. Frau D. sitzt rechts neben mir über Eck, rechts neben Frau D. sitzt der BZMA. Eine wissenschaftliche Mitarbeiterin ist als Beobachterin anwesend. Ich hole das Material aus meiner Tasche und erkläre, dass wir heute herausfinden wollen, welche wichtigen Personen es für Frau D. gibt. Frau D. versucht, körperlichen Kontakt herzustellen, indem sie meinen rechten Arm zu greifen versucht und manchmal auch meine Kleidung oder mich versehentlich kratzt. Zwischendrin lautiert sie meist unverständlich und wirft mir »Luftküsschen« zu. Frau D. freut sich über ihre Art der Kontaktaufnahme und darüber, dass ich ihre Aktion wohlwollend kommentiere oder erwidere. Insgesamt genießt sie die Situation, in der sie die Aufmerksamkeit mehrerer Personen hat.

Ich lenke die Aufmerksamkeit der Beteiligten auf das Methodenblatt »Wichtige Menschen« und erläutere die Vorgehensweise. Wir versuchen herauszufinden, welche Verwandten noch leben und welche Personen aus dem Arbeitsumfeld oder Wohnumfeld (z. B. Mitarbeitende) für Frau D. wichtig sind. Frau D. wird immer wieder angesprochen und wir nennen ihr Namen von Personen, zu denen sie dann eine Ja-/Nein-Aussage tätigen kann. Die Situation ist immer noch sehr unruhig und erfordert meine volle Aufmerksamkeit. Zwischendurch bin ich mir nicht ganz sicher, ob Frau D. mit den Namen der Personen etwas anfangen kann oder ob das schon zu abstrakt für sie ist. Wir können einige Personen identifizieren und auch Frau D. scheint zufrieden zu sein. Der BZMA kennt die Kommunikationsstrategien von Frau D. recht gut. Während der gesamten Zeit versuchen der BZMA oder ich Frau D. in das Gespräch einzubinden. Nach ca. 55 Minuten gibt Frau D. klar zu verstehen, dass sie für heute genug hat und in die Wohneinheit zurück möchte.

Auszug aus dem Beobachtungsprotokoll der wissenschaftlichen Mitarbeiterin:

»[…] Der Projektmitarbeiter blickt während des Monologes den Bezugsmitarbeiter direkt an. Frau D. ist weitestgehend außen vor. Sie blickt durch den Raum. Sie scheint das Gespräch nicht zu verfolgen. Sie blickt immer wieder zu mir rüber und lächelt. Ich erwidere den Blick und lächle ebenfalls. Als sie meine Aufmerksamkeit hat, fasst sie mit der Hand zu dem Ich-Buch, das auf dem Tisch liegt, und zieht es zu sich hinüber. Dabei schaut sie ›verschmitzt‹ zwischen dem Projektmitarbeitenden und dem Bezugsmitarbeitenden hin und her. [Subjektive Einschätzung: Sie scheint Aufmerksamkeit erhalten zu wollen. Das Gespräch scheint sie nicht mitzuverfolgen.] Als beide Mitarbeiter nicht reagieren und das Gespräch weiterführen, haut sie mit der Hand auf den Tisch. Nun hat sie die Aufmerksamkeit der beiden Mitarbeiter. Sie lacht. Beide Mitarbeiter erwidern das Lachen. Der Projektmitarbeiter betont erneut, sie solle sich bemerkbar machen, wenn etwas Falsches gesagt wird. Frau D. lacht. [Subjektive Einschätzung: Ich kann nicht ganz genau einschätzen, ob sie Zustimmung signalisiert oder sich über die Aufmerksamkeit freut.]«

Tag 3

Eine wissenschaftliche Projektmitarbeiterin begleitet mich erneut zu dem heutigen Arbeitstermin. Wir treffen Frau D. und den BZMA in der Wohneinrichtung. Frau D. ist gerade mit dem BZMA in ihrem Zimmer. Nach kurzer Zeit schiebt der Bezugsmitarbeiter sie in ihrem Rollstuhl heraus. Da ich sie bereits zufällig am Vormittag gesehen hatte, stelle ich fest, dass sie jetzt anders, festlicher gekleidet ist. Sie trägt eine rosafarbene Bluse und einen farblich darauf abgestimmten Blazer. Wir machen uns wieder auf den Weg zum Treffpunkt. Frau D. wirkt sehr aufmerksam und versucht dem Gespräch zwischen dem BZMA, der wissenschaftlichen Projektmitarbeiterin und mir zu folgen. Wir sprechen über belanglose Dinge und führen eher Smalltalk. Frau D. begrüßt wieder Leute, die uns entgegenkommen, auch wenn sie sie nicht kennt.

Wir nehmen eine ähnliche Sitzordnung wie beim letzten Termin ein. Allerdings sitze ich mit etwas mehr Abstand zu Frau D., damit sie nicht ständig nach mir greifen kann. Frau D. sitzt gegenüber dem Fenster und hat einen guten Blick auf den Platz davor, da sich der Raum im Hochparterre befindet. Die Themen, die wir heute bearbeiten wollen, sind u. a:

- Was ist Frau D. wichtig? Diese Frage soll ganz aus der Sicht von Frau D. beantwortet werden.
- Was ist für Frau D. wichtig? Hier können weitere Personen ihre Aspekte ergänzen.
- Welche Ressourcen hat Frau D.?

Die Sitzung beginnt mit vielen Fragen seitens des BZMA, auch in Richtung der wissenschaftlichen Projektmitarbeiterin. Anscheinend hat er immer noch Klärungsbedarf hinsichtlich des Projektes und darüber hinaus die Befürchtung, dass man Frau D. nicht gerecht wird. Er ist sehr motiviert und bemüht, sämtliche Informationen und das gesamte Wissen über Frau D. zusammenzutragen. Ihm fallen dabei immer wieder neue Aspekte ein, die er ausführt. In der Zwischenzeit ist Frau D. abgelenkt und interessiert sich mehr für das Geschehen auf dem Vorplatz als für den Inhalt des Gesprächs. Kein Wunder: Das Gespräch ging bisher zum Großteil an ihr vorbei, da es mir und auch dem BZMA nicht gelang, Frau D. in das Gespräch intensiv einzubinden.

Tag 4 – eine neue Strategie und eine ganz neue Erfahrung

Im Vorfeld zu diesem Termin habe ich die letzten Sitzungen reflektiert. Dabei ist mir aufgefallen, dass der BZMA häufig aus dem Gedächtnis und vom Hörensagen berichtete. Um dieser Sitzung einen klareren Rahmen zu geben, habe ich die zu bearbeitenden Fragen vorab in einer Mail an den BZMA geschickt. Darüber hinaus habe ich den BZMA gebeten, die Fragen in einer Teamsitzung zu diskutieren und alle wichtigen Informationen und biographischen Angaben strukturiert zusammenzutragen. Ebenso habe ich darum gebeten, die Sitzordnung dahingehend zu verändern, dass Frau D. mit dem Rücken zum Fenster sitzt und somit nicht so leicht abgelenkt werden kann. Zu dem heutigen Termin begleitet mich erneut eine wissenschaftliche Projektmitarbeiterin. Wir nehmen am Tisch Platz und setzen uns mit dem Rücken zum Fenster. Im Nachgang kann ich sagen: Die Strategie geht auf! Frau D. ist deutlich weniger abgelenkt und beobachtet die Anwesenden intensiver.

Gleich zu Beginn der Sitzung holt der Bezugsmitarbeitende einen Zettel heraus, auf dem er Stichpunkte zu den Fragen notiert hat. Diese hat er in der vorherigen Teamsitzung gemeinsam mit seinen Kollegen und Kolleginnen zusammengetragen. Frau D. wirkt insgesamt sehr interessiert und ruhig. Sie hört aufmerksam zu.

Der BZMA und ich haben eine Kaffeetasse vor uns stehen. Frau D. überrascht uns beide in der folgenden Situation sehr, wie aus dem Auszug des Beobachtungsprotokolls der wissenschaftlichen Mitarbeiterin deutlich wird:

»[…] Schließlich greift sie zu der Kaffeetasse des Bezugsmitarbeiters. Zunächst schiebt er diese weg und sagt, es sei Kaffee. Sie möge den doch eigentlich gar nicht. Frau D. bleibt aber beharrlich dabei und greift immer wieder zu der Tasse. Schließlich sagt sie ›Kaffee, Kaffee‹ Der Bezugsmitarbeiter ist irritiert, reicht ihr aber dennoch eine Tasse an. Vorsichtig und konzentriert – ohne sich zu verschlucken – trinkt Frau D. einen Schluck Kaffee. Nach dem ersten Schluck schaut der Bezugsmitarbeiter sie erwartungsvoll an. Und fragt, ob es geschmeckt habe. Sie fordert durch das Greifen zu der Tasse einen weiteren Schluck ein. Der Bezugsmitarbeiter erklärt, dass er bisher noch nie erlebt hat, dass Frau D. jemals nach Kaffee verlangt habe. Generell trinke sie nicht gerne. Flüssigkeit wird über eine PEG verabreicht. Er ist ganz begeistert und freudig. Er sagt, es sei eine Premiere, dass Frau D. Kaffee trinke. Frau D. freut sich ebenfalls sichtlich. Sie lacht und trinkt sehr vorsichtig, sodass kein Tropfen verschüttet wird.«

Die Atmosphäre ist im weiteren Verlauf insgesamt von gegenseitiger Wertschätzung und Sympathie geprägt. Es gelingt über den gesamten Zeitraum hinweg, Frau Ds. Aufmerksamkeit im Gespräch zu halten und sie kann sich im Rahmen ihrer Möglichkeiten intensiv an dem Gespräch beteiligen. Die Sitzung ist deutlich strukturierter und ruhiger. Ein sehr konstruktives und ergebnisorientiertes Arbeiten ist möglich.

Tag 5 – Vorbereitung des Unterstützungskreises (I)

Wir wollen über die Einladungen zu dem Unterstützungskreis sprechen. Dieser war in einem vorhergehenden Treffen vereinbart und bereits terminiert worden. Heute geht es zunächst um die Fragen: Welche Menschen kennt Frau D.? Wie steht sie mit ihnen in Beziehung? Wer ist besonders wichtig für sie und kann sie gut unterstützen? So werden die Personen für den Unterstützungskreis gewählt.

Ich habe Material mit, das Frau D. nutzen könnte. Ich habe sie am Vormittag besucht. Sie lag noch im Bett (aus verschiedenen Gründen) und war nicht zum Aufstehen zu motivieren. Nachmittags steht sie auf. Ich lege dem BZMA und Frau D. das Material vor. Der BZMA schaut es sich an und gibt zu verstehen, dass er für Frau D. etwas anderes in Betracht zieht. Er bietet an, Material einzukaufen und vermittelt mir seine Vorstellungen. Das Besprechen der Einladungsgestaltung hat einen hohen Stellenwert für den BZMA.

Bei seinen Schilderungen hat der BZMA immer Frau D. im Blick. Er führt häufig aus, Frau D. könne dies oder das gefallen. Er hat viele Ideen zu den Einladungen, die auch darauf beruhen, dass er Frau Ds. Lebensgeschichte ein wenig kennt. Schließlich bezieht er sich auf die Situation in der letzten Sitzung, als Frau D. zu unserer aller Überraschung Kaffee trinken wollte und berichtet:

»[...] davon, dass Frau D. nach der letzten Sitzung eigenständig nach Kaffee verlangt habe. [Er] habe ihr diesen angereicht, aber sie habe ihn dann doch nicht getrunken. [Subjektive Einschätzung: Er schien sehr begeistert zu sein über diese Entwicklung. Zudem schien er in der letzten Zeit mehr über Frau D. und ihre Wünsche nachgedacht zu haben. Sie scheint ihm ein Stück weit in einem anderen Licht zu erscheinen.]« (Auszug aus dem Beobachtungsprotokoll der wissenschaftlichen Mitarbeiterin)

Tag 6 – Vorbereitung des Unterstützungskreises (II)

Ich treffe den BZMA vor dem Büro im Erdgeschoss des Wohnhauses. Wir gehen gemeinsam zu Frau D., die in einem Bereich vor ihrem Zimmer im Rollstuhl sitzend auf uns wartet. Der BZMA holt eine Papiertüte aus dem Zimmer von Frau D. Diese begrüßt mich mit »Nein« und lacht dabei. Wir gehen zusammen in den Küchenbereich und nehmen an einem Tisch Platz. Frau D. blickt zum Fenster. Der BZMA erklärt, was er und wo er es eingekauft hat. Er zeigt alles Frau D. und fragt sie, was sie davon hält. Sie schaut sich die Sachen interessiert an. Dann erklärt er, aus welchem Grund er was eingekauft hat.

Verschiedene Aufkleber:

- Regenbogen: Zeichen für Hoffnung
- Peace-Zeichen, Bulli etc.: Frau D. sei ein Kind der 68er, ein Flower-Power-Kind
- Papier mit Zahnrädern: als Zeichen dafür, dass alles ineinandergreift
- Schlüssel: Wegweiser, Zukunft, Türen öffnen, neue Wege erschließen

Ich bin wirklich berührt davon, wie viele Gedanken sich der BZMA gemacht und wie sehr er bei seinen Überlegungen Frau D. in den Blick genommen hat. Frau D. ist mit ihrer Aufmerksamkeit allerdings nicht mehr am Tisch. Sie zeigt immer wieder auf das Fenster und kommentiert: »Bulli«, »Komm mal« etc. – je nachdem, was vor dem Fenster zu sehen ist oder was sie als Nächstes erwartet, z. B. Gang in die WfbM (»Bulli«). Der BZMA nimmt die Äußerungen auf und versucht Frau D. mit ihrer Aufmerksamkeit wieder an den Tisch zu bekommen. Nach einiger Zeit lässt er die Rollos runter, in der Hoffnung, dass Frau D. nicht weiter abgelenkt wird. Die Rollos sind nicht blickdicht, man kann das Geschehen vor dem Haus weiterhin beobachten. Wir fangen an, eine Einladungskarte zu besprechen und der BZMA äußert seine

Ideen dazu, wie sie mit dem Material gestaltet werden soll. Dabei bezieht er Frau D. immer wieder mit ein.

Wir fangen an, die erste Karte zu gestalten und Frau D. merkt anscheinend, dass es um etwas geht, das mit ihr im Zusammenhang steht. Sie schaut sich das Geschehen an und wirft mir nach einiger Zeit und wiederholter Ansprache Küsschen zu. Der BZMA beklebt die Karte und lässt Frau D. die Sache in Augenschein nehmen. Er fragt immer wieder bei ihr nach, ob ihr das so gefällt. Frau D. hat uns ziemlich gut im Blick und beobachtet uns genau. Sie scheint dem Gespräch zu folgen und zuzuhören. Sie wird zunehmend ruhiger und ihre Versuche, nach einem von uns zu greifen, lassen deutlich nach. Vielleicht ein Anzeichen dafür, dass Frau D. ihre Aufmerksamkeit auf die Aktion richtet. Dem BZMA fällt es als Erstes auf und er macht mich darauf aufmerksam. Nach einer guten Stunde hat Frau D. scheinbar genug. Wir beenden das Treffen und verabreden, dass wir beim nächsten Termin mit den Einladungen weitermachen.

Tag 7 – Lebensgeschichte recherchieren

Ich treffe mich mit einem ehemaligen Mitarbeiter, der im Ruhestand ist und ehrenamtliche Tätigkeiten in der Wohneinrichtung von Frau D. verrichtet. Er kennt Frau D. schon sehr lange und war bis zu seinem Ruhestand zeitweise auch als BZMA für sie zuständig. Er kann mir einige Dinge aus der Biographie von Frau D. erzählen und einen kurzen Überblick über die subjektiv wahrgenommene Entwicklung von Frau D. geben.

Frau D. mag Musik und Theater. Es gab über die Jahre mehrfach Besuche im (Kinder-)Theater (z. B. Schneeweißchen und Rosenrot), die Frau D. konzentriert verfolgt hat. Das Kindertheater wurde gewählt, weil dort ein wenig mehr Unruhe herrscht und Frau D. durch ihre Äußerungen nicht als störend wahrgenommen wurde. Frau D. nutzte die Gelegenheit, um Kontakt zu den Kindern aufzunehmen.

Anfänglich gab es keine gute Versorgung mit Hilfsmitteln, wie z. B. Rollstühlen. Erst nachdem es eine gute Rollstuhlversorgung gab, wurde der Rollstuhl für Frau D. ein Ort der Sicherheit und war ihr immer besonders wichtig. Frau D. benötigt für ihr Wohlbefinden einen sozialen Rahmen mit z. T. intensiven Kontakten.

Die Selbstaussage »ins Bett« bei Unwohlsein ist erst im jetzigen Wohnumfeld erworben worden und ein Zeichen der Selbstbestimmung. Frau D. hat andere Menschen gut im Blick. Diese Beobachtung kann ich bestätigen, wenn ich Frau D. im Umgang mit Mitbewohner*innen beobachte.

Tag 8 – Vorbereitung des Unterstützungskreises (III)

Wir gestalten die Einladungen weiter gemeinsam mit Frau D. Sie ist aufmerksam und blickt viel zwischen dem BZMA und mir hin und her. Frau D. scheint die gemeinsamen Treffen und die damit verbundene Aufmerksamkeit für ihre Person sehr zu genießen. Der BZMA berichtet von der wahrnehmbaren Veränderung bei Frau D. Sie ist allgemein aktiver und aufmerksamer. Es wird als positive Entwicklung wahrgenommen. Ich kann den Eindruck zum Teil bestätigen. Das vorschnelle

»Nein« hat sich deutlich reduziert. Es kommt häufiger vor, dass Frau D. ein »Ja« äußert oder ein »Nein« relativ schnell korrigiert.

Der Unterstützungskreis

An dem Unterstützungskreis nehmen teil: Frau D., ihr Bezugsmitarbeiter, die Bereichsleitung der Wohneinrichtung, zwei Mitarbeiter*innen aus der Wohneinrichtung, eine Einzelbetreuung, eine wissenschaftliche Projektmitarbeiterin, die Projektleitung, meine Kollegin aus der Prozessbegleitung und ich. Die Kollegin aus der Werkstatt und der Teilhabeberater sind aus terminlichen Gründen leider verhindert. Für den Unterstützungskreis wurde wieder ein Raum im Treffpunkt gebucht und für den Termin freundlich gestaltet. Nachdem Frau D. sich einen Überblick über die Anwesenden verschafft hat, wirkt sie freudig aufgeregt und beobachtet alle Anwesenden aufmerksam. Sie beteiligt sich an der Gesprächsrunde durch lautieren und lachen. Manchmal greift sie nach ihren Sitznachbar*innen und wendet sich ihnen zu. Auch kommt es vor, dass sie die Hand vor den Mund hält, wenn sie lachen muss, oder ihr »Nein« in die Runde ruft. Auf das »Nein« angesprochen, stellt sich schnell heraus, dass Frau D. es nutzt, um auf ihre Art und Weise die Situation aufzulockern und einen Witz zu machen.

Alle Beteiligten fassen ihre Kenntnisse und Erkenntnisse zusammen: Man kann zu Frau D. sagen, dass sie ihre eigenen Ausdrucksmöglichkeiten hat und von den Mitarbeitenden, aber auch von den Mitbewohner*innen (mit Einschränkungen) im Rahmen ihrer Möglichkeiten verstanden wird. So gibt es z. B. ein »Nein«, das in der Art und Weise, wie es geäußert wird, von den Mitarbeitenden als ein klares »Ja« identifiziert wird. Die Beobachtungen zeigen, dass die Einschätzungen hinsichtlich dieser »Ja-Nein-Aussagen« durchaus richtig sind. Man muss sie allerdings eine Weile kennen, um dieses »Ja-Nein« möglichst fehlerfrei zu identifizieren.

Vereinbarungen

- Das Wohnen in der aktuellen Wohnform mit mehreren Mitbewohner*innen und einer Rückzugsmöglichkeit kann als gut bezeichnet werden: Was für Frau D. wichtig erscheint, scheint mit dem Wohnangebot gut ermöglicht zu werden.
- Es geht eher darum, Frau D. zu mehr Selbstbestimmung im Alltag zu befähigen.
- Eine Überlegung: Das Zimmer wird nach den farblichen Wünschen von Frau D. neugestaltet.
- Vereinbarungen zu Angeboten in unterschiedlichen Bereichen werden getroffen: Busfahren, Essensangebote, mehr Mitbestimmung in Alltagsentscheidungen etc.
- Ein Ich-Buch zur Sicherung der Biografie und zur Dokumentation der Veränderungen bzw. Entwicklungen wird erstellt.
- Ein Agent zur Sicherung der Ergebnisse aus dem Prozess wird ermittelt (eine neue Mitarbeiterin, der Teilhabeberater soll ebenfalls darauf angesprochen werden).

Einige Tage später

Ich besuche eigentlich jemand anderen und habe etwas Zeit, da diese Person gerade am Mittagstisch sitzt. Ich nutze die Zeit und besuche Frau D., um ihr zu zeigen, dass man auch kurze Besuche abhalten kann, ohne Anforderungen an sie zu stellen. Frau D. ist richtig gut drauf. Sie gibt Luftküsschen, singt zwischendurch und scherzt mit einem Mitarbeiter herum. Der BZMA berichtet, dass Frau D. WfbM-Jubiläum hatte und die Feier dazu sichtlich genossen hat. So aß sie Kuchen und trank Kaffee. Der BZMA schildert weiter, dass das in der Wohneinrichtung nicht vorkomme. Ich gehe davon aus, dass Frau D. deutlicher zwischen »privat« und »beruflich« unterscheidet.

Der BZMA berichtet weiter, dass eine HEP-Auszubildende eine Prüfungssituation mit einer Lehrerin hatte. Frau D. fixierte die Lehrerin, so dass der BZMA sie aufforderte, neben Frau D. am Rolli her zu gehen. Daraufhin nahm Frau D. die Hand der Lehrerin und hielt sie in angemessener Art und Weise fest. In der gesamten Überprüfung arbeitete Frau D. aktiv mit und war sehr umgänglich. Es gab keine vorschnellen »Nein«-Äußerungen. Meiner Einschätzung nach erwirbt Frau D. neue pragmatische Kompetenzen.

Reflexion des Prozesses

Die Auswertung des Prozesses mit Frau D. ergab folgende Erkenntnisse:

- Frau Ds. Biographie steht stellvertretend für viele andere Menschen ihres Alters in Wohnangeboten der Eingliederungshilfe: Wichtige Angehörige wie Eltern sind inzwischen verstorben und, sofern es Geschwister, Nichten oder Neffen gibt, haben sich die Kontakte manchmal über die Jahre mehr und mehr reduziert. Für viele Menschen mit Komplexer Behinderung, die ihr soziales Umfeld nicht frei und autonom gestalten können, sind daher oftmals die Mitarbeitenden und Mitbewohner*innen die konstantesten Beziehungen – aber eben auch nur scheinbar verlässlich, da Mitbewohner*innen umziehen und Mitarbeitende den Arbeitsplatz wechseln können.
- Daher entstand im Laufe des Prozesses das Anliegen, die Lebensgeschichte umfänglich und jenseits der organisationsbedingten Anforderungen in einem Ich-Buch zu dokumentieren. Da Frau D. ihre Geschichte nicht selbst erzählen konnte, galt es, langjährige Mitarbeitende zu finden, die ihre Geschichte in Wort und Bild für Frau D. (und weitere Generationen von Mitarbeitenden) festhalten können. Ziel war es, sie als Person und Persönlichkeit vor ihrem biographischen Hintergrund zu verstehen.
- Frau D. wirkt auf den ersten Blick sehr stark beeinträchtigt. Aufgrund ihrer z. T. unkontrollierten Bewegungen, Mimik und Gestik und ihrer auf einige wenige Wörter reduzierten Sprachfähigkeit war es eine Herausforderung, mit ihr in Kontakt zu kommen. Im Laufe der Zeit entstand aber der Eindruck, dass sie über ein sehr feines Gespür für Situationen und Menschen verfügt. Besonders frappierend war für alle Beteiligten die Situation mit der Kaffeetasse (siehe Tag 4). Hatte sie hier gespürt, dass sie an einer besonderen Form der »Arbeitssitzung«

teilnahm, zu der es gehörte, Kaffee aus der Tasse zu trinken? Begab sie sich mit ihrer Forderung nach Kaffee aktiv und offensiv auf Augenhöhe mit den beiden anderen Teilnehmern und rückte sich damit (wieder) ins Zentrum des Interesses?

Auch in anderen Situationen wurde dieses Gespür für die eigene Rolle deutlich: so z. B. in der Informationsveranstaltung wie auch im Unterstützungskreis. Für beide Termine suchte sie besonders festliche Kleidung aus und nahm jeweils über die gesamte Länge von 90 Minuten mit voller Konzentration teil. Die übrigen Teilnehmer*innen hatte sie dabei immer im Blick. Zu erleben, wie Frau D. ihre Rollen je nach Situation variationsreich ausgestaltete, zeigte allen Beteiligten ihre hohe soziale Kompetenz.

11.2.3 Fallübergreifende Erkenntnisse

In der Anlage des Projekts war vorgesehen, die Phase der Umsetzung der Wohnwünsche zu begleiten und zu prüfen, welche hemmenden und fördernden Faktoren im Prozess der Realisierung von erhobenen Wohnwünschen relevant sind. Hierbei wurde zunächst davon ausgegangen, dass Wohnwünsche sich auch auf Veränderung von Wohnorten beziehen. Bereits im Pilotprozess deutete es sich an und konkretisierte sich schließlich in der weiteren Durchführung der Einzelprozesse: Die ursprüngliche Idee, im Anschluss an die Erhebung der Wohnwünsche auch die Umsetzung alternativer Wohnperspektiven zu begleiten, konnte innerhalb der Projektlaufzeit nicht verfolgt werden.

Zum einen verhinderten Rahmenbedingungen mögliche Umzüge: Aufgrund der angespannten Situation auf dem Wohnungsmarkt (insbesondere in Bezug auf kleine bezahlbare und barrierefreie Apartments), gab es an den Standorten der beteiligten Wohngebote im Projektzeitraum kaum Umzüge aus besonderen Wohnformen in ambulante Angebote, so dass weder in den Wohnangeboten noch im ambulanten Bereich freie Kapazitäten für die Zielgruppe des Projektes vorhanden waren. Zwar entstanden im Projektzeitraum über ein Investorenmodell einige inklusive Neubauten, aufgrund der gesetzlichen Rahmenbedingungen zum Wohnen von Menschen mit Behinderungen (z. B. Vorgaben des Wohn- und Teilhabegesetzes WTG, ▶ Kap. 9) war es aber nicht möglich, dass Menschen mit hohem Pflegebedarf dort einziehen konnten.

Die Fachkräfte in den Teams waren zudem aufgrund stetig steigender Ansprüche bei oft knapper werdenden personellen Ressourcen i. d. R. umfassend be- und ausgelastet mit der Bewältigung des Alltags (Alltagsversorgung, Gesundheitssorge, Umsetzung der Teilhabeplanung, Organisationserfordernisse, Dokumentationspflichten etc.), so dass jenseits der jährlich stattfindenden Teilhabegespräche kaum Freiraum war, um differenzierter über Zukunftsvorstellungen zu reflektieren. Auch Angehörige (oft Eltern in höherem Alter) unterstützten in vielen Fällen nicht die Idee der Prüfung von Wohnalternativen, da sie Veränderungen mit Risiken assoziierten, die sie aus Sorge vor Verschlechterung scheuten und stattdessen lieber Kompromisse in der aktuellen Situation eingingen. Hier begegneten uns erneut und verstärkt die bereits in der Eingangsphase geäußerten Vorbehalte gegenüber Veränderungen der Wohnsituation, sobald sie über kleine Alltagsveränderungen hinausgingen. Um den Wunsch der Personen selbst in den Mittelpunkt zu stellen und zum Ausgangspunkt von Veränderungsprozessen zu machen, war es immer notwendig, diese ablehnenden Haltungen, z. B. gegenüber dem Kennenlernen von Wohnalternativen, anzuerkennen und deren Hintergründe zu verstehen. So vergingen in einem der ersten Prozesse eineinhalb Jahre bis die Person und ihre Angehörigen bereit waren, sich auch alternative Wohnangebote anzusehen, obwohl Einigkeit darin bestand, dass die aktuelle Wohnsituation zu dem Zeitpunkt nicht ideal war.

Bei den projektbeteiligten Klient*innen wiederum handelte es sich um Menschen, die über Jahre (z. T. auch Jahrzehnte) in den Strukturen einer besonderen Wohnform (»stationären Einrichtung«) gelebt und selten alternative Wohn- und Unterstützungsformen kennengelernt hatten. Aufgrund ihres hohen Assistenzbedarfes war es ihnen oft nicht möglich, eigenständig Kontakte zu pflegen und z. B. Personen in anderen Wohnformen zu besuchen. Wo es keine Bilder von alternativen Wohnformen gibt, entwickeln sich auch keine Wünsche dahingehend und es entstand der Eindruck, dass sich die Personen oftmals mit ihrer jeweiligen Lebenssituation abgefunden hatten. Auch war zu vermuten, dass die Personen in ihrer Biographie allzu oft die Erfahrung gemacht hatten, dass andere Personen (Angehörige, rechtliche Betreuer*innen, Mitarbeitende) wichtige Entscheidungen bzgl. ihrer Lebensgestaltung für sie getroffen hatten und daher die Fähigkeit, eigene Wünsche zur Lebensplanung zu entwickeln und zu äußern, nicht ausreichend ausgebildet bzw. geübt war. Die in den Prozessen identifizierten (Wohn-)Wünsche bezogen sich daher vornehmlich auf konkrete Veränderungen im direkten Alltag. Der Fokus in den Einzelprozessen wurde aus diesem Grund im Verlauf der Prozesse über die Erhebung von Wohnwünschen dahingehend erweitert, herauszufinden, wie ein gutes und sicheres Leben für die Projektteilnehmer*innen gestaltet werden könnte.

Die von explorativer Neugier getragenen Prozesse ermöglichten ein ergebnisoffenes Vorgehen und führten so durchaus auch zu Überraschungen: So wurden z. B. Erkenntnisse zu den Personen (zu Fragen von Vorlieben, Willensäußerungen und Wünschen, aber auch bezogen auf bisher nicht bekannte Kontakte etc.) gewonnen, die den Mitarbeitenden und auch den Angehörigen bisher nicht oder nicht in dieser Form bekannt waren. Dabei wurde deutlich, dass nicht die eine Methode eine sichere (Wohn-)Wunschermittlung ermöglicht. Vielmehr war es notwendig, die Wohnwunschermittlung als längerfristigen, kleinschrittigen und im Praxisalltag integrierten Prozess zu gestalten, der bei Angehörigen wie Fachkräften die Bereitschaft erforderte, die eigenen Sichtweisen, Handlungsroutinen und -praktiken in Frage zu stellen.

Innerhalb der Projektlaufzeit ist schließlich keine der elf Personen in eine andere Wohnumgebung gezogen, jedoch haben verschiedene Veränderungen im Wohnsetting, in dem die Personen lebten, stattgefunden und Wohnalternativen wurden geprüft. Im Projektzeitraum wurden z. B. Wohnräume neugestaltet, Maßnahmen zur unterstützenden Begleitung innerhalb der Wohnsituation vereinbart, andere Wohnangebote – auch eine Gastfamilie – besucht und hierzu weitere Vereinbarungen getroffen oder auch bei einem Wunsch zum Zusammenleben mit einem Partner, dieser und dessen Angehörige in den weiteren Prozess mit einbezogen.

Was daneben in jedem Einzelfall gelang, war die Erweiterung von Perspektiven. Viele Fachkräfte, die die Prozesse begleiteten, wie auch Angehörige berichteten von einer veränderten Sicht auf die Person im Mittelpunkt der Prozesse. Sie wurde stärker als autonome Person mit eigenen Ressourcen, mit Wünschen und Sehnsüchten und weniger entlang ihrer Bedürftigkeit gesehen.

11.2.4 Nachtrag

Insgesamt hat sich im Projekt gezeigt, dass die Ermittlung von Wohnwünschen mit Menschen mit Komplexer Behinderung nicht zwingend zu Wohnveränderungen führen muss. Dies wird auch an einer – mehr als ein Jahr nach Ende des Projektes – im Februar 2021 durchgeführten Erhebung der aktuellen Wohnsituation der im Projekt beteiligten Klient*innen deutlich, die sich wie folgt darstellt:

- Frau A. ist inzwischen in ein eigenes Apartment (Intensiv Unterstütztes Ambulantes Wohnen) gezogen; ihr im Prozess geäußerter Wunsch, mit ihrem Partner zusammenzuziehen, ist ein wenig in den Hintergrund gerückt, aber nicht aufgegeben. Sie fühlt sich in der eigenen Wohnung sicher und wohl, ihr geht es gut.
- Herr B., bei dem sich im Prozess der Wunsch nach einer Gastfamilie herauskristallisierte, ist weiterhin auf der Suche nach einer geeigneten Familie. Die Suche gestaltet sich schwierig. Aktuell gibt es einen Kontakt zu einer neuen Familie.
- Frau C. lebt trotz Ideen zu Wohnalternativen weiterhin dort, wo sie auch zum Zeitpunkt der Wohnwunscherhebung lebte. Angehörige wie Mitarbeiter*innen scheuen eine Veränderung, auch wenn sie die Grenzen der aktuellen Wohnsituation sehen. Zudem äußert sich Frau C. selbst ablehnend einer solcher Veränderung gegenüber. Die im Unterstützungskreis vereinbarten Maßnahmen sind – wenn auch mit zeitlicher Verzögerung – in Bearbeitung.
- Mit Frau D. wurde übereinstimmend am Ende des Prozesses festgestellt, dass die Wohnform nicht verändert werden soll. Es wurden aber Verabredungen zu Alltagsveränderungen getroffen, von denen einige auch umgesetzt wurden. Nach dem Wechsel zweier für sie wichtiger Team-Mitarbeitender mit guter Kenntnis ihrer Biographie, von denen eine*r sie sogar über Jahrzehnte begleitet hatte, musste sie ihre Beziehungen zu den Mitarbeitenden neu gestalten.
- Herr E. lebt weiterhin dort, wo er auch zum Zeitpunkt der Wohnwunscherhebung lebte. Angehörige und Mitarbeitende sahen keine Notwendigkeit für größere Veränderungen, sondern hatten den Eindruck, dass es ihm dort, wo er lebt, gut ging. Ein weiterer Aspekt war, dass Angehörige in direkter Nähe wohnten und regelmäßige gegenseitige Besuche eigenständig problemlos möglich waren.
- Mit Herrn F. entstand im Laufe des Prozesses die konkrete Idee einer Wohnalternative, die mangels eines freien Platzes bisher noch nicht umgesetzt werden konnte, aber weiterhin geplant ist.
- Frau G. wollte ausdrücklich keine Veränderung.
- Herr H. lebt weiterhin dort, wo er auch zum Zeitpunkt der Wohnwunscherhebung lebte. Das Zimmer ist vereinbarungsgemäß nach seinen Wünschen renoviert, möbliert und umgestaltet worden.
- Auch Herr I. lebt weiterhin dort, wo er auch zum Zeitpunkt der Wohnwunscherhebung lebte. Wohnveränderungen waren zum Abschluss des Erhe-

bungsprozesses nicht geplant, wohl aber Veränderungen im Alltag, von denen bisher nicht alle umgesetzt wurden. Die Angehörigen sind darüber enttäuscht.
- Herr J. lebt weiterhin dort, wo er auch zum Zeitpunkt der Wohnwunscherhebung lebte. Ein Bedürfnis nach großen oder kleinen Veränderungen hatte er nicht. Für ihn stand die enge Beziehung zu seinem Freund und Mitbewohner im Vordergrund seiner Wohn- und Lebenswünsche. Dieses enge Miteinander wollte er keinesfalls gefährden.
- Herr K. wollte trotz Ideen zu Wohnalternativen ausdrücklich keine Veränderung, weil er sehr mit seiner BZMA verbunden war und er diese Beziehung nicht aufgeben wollte. Auch seine Angehörigen unterstützten diese Haltung. Die Mitarbeiterin hat allerdings inzwischen den Arbeitsbereich gewechselt.

Diese Informationen sind über Mitarbeitende aus den beteiligten Wohnangeboten zusammengetragen worden und damit natürlich auch subjektiv. Dennoch lässt sich feststellen, dass mit einigen der beteiligten Personen die ermittelten Wohnwünsche zumindest zum Teil umgesetzt werden konnten (z. B. Frau A., Herr H., Herr I.). Andere Personen (wie z. B. Herr B. und Herr F.) warten noch darauf. Die Personen, mit denen übereinstimmend festgestellt wurde, dass eine grundlegende Veränderung im Sinne eines Umzugs nicht angezeigt war (Frau D., Herr E., Herr J.), leben auch weiterhin dort, wo sie zum Zeitpunkt des Projekts bereits wohnten, ebenso wie die Gruppe der Personen, die eine Veränderung ablehnte (Frau C., Frau G., Herr K.). Allerdings änderte sich, wie oben beschrieben, im Lauf der Prozesse der Fokus: Waren zunächst tatsächlich Fragen nach Wohnwünschen im Sinne von Wohnveränderungen im Blick, so wurden die Erhebungsprozesse dahingehend modifiziert, generelle Wünsche nach Veränderungen und/oder Verbesserungen zu identifizieren. In jedem einzelnen der elf Prozesse gab es hier neue Erkenntnisse über die Wünsche, aber auch über die Alltagsgestaltung der Personen und z. T. entstanden gemeinsam ganz neue Ideen. Dass diese Ideen auch tatsächlich zur Umsetzung kamen, ließ sich aus der Nacherhebung nicht immer eindeutig nachweisen. Aus einigen Äußerungen ließ sich aber vermuten, dass die Umsetzung manch guter Idee an Alltagsroutinen und veränderten Rahmenbedingungen scheiterte oder doch zumindest nicht zeitnah erfolgen konnte.

Doch: Was wäre gewesen, wenn? Ab März 2020 (kurz nach Projektabschluss) stand Deutschland (wie alle anderen Länder der Welt auch) vor der großen Herausforderung, ein bis dahin unbekanntes Virus mit verheerenden Auswirkungen auf alle Lebensbereiche zu bekämpfen. Auch für die Bereiche der Sozialen Teilhabe, in deren Angeboten Menschen mit Beeinträchtigungen Unterstützung fanden, veränderte sich der Alltag allumfassend: Corona-Schutzverordnungen, Covid-19-Erkrankungen, Quarantäneregelungen, Aha-L-Hygieneregeln, Maskenpflicht, Besuchsverbote, Test- und Impfstrategien – all das bedeutete für die Bewohner*innen wie für die Mitarbeitenden in den Wohnangeboten eine dramatische Veränderung im gewohnten Alltag und überlagerte viele andere Themen. Vielleicht wäre die Nacherhebung ohne den Einfluss der Pandemie noch zu anderen Ergebnissen gekommen.

11.3 (Wohn-)Wunschermittlung als phasenorientierter Prozess

Wie beschrieben, zeigte sich im Prozessverlauf die wesentliche Erkenntnis, dass sich die Wohnwunscherhebung und deren Realisierung als Prozess mit vielen kleinen parallel verlaufenden Schritten vollzog. Bei aller Individualität der inhaltlichen Gestaltung der Prozesse ließen sich doch, bezogen auf deren Ablauf, bestimmte Phasen identifizieren, die z. T. auch überschneidend in allen Verläufen wiederzufinden waren.

Im Folgenden wird ein in Phasen gegliederter idealtypischer Verlauf einer Wohnwunschermittlung beschrieben. Den Phasen sind exemplarisch die wesentlichen im Projekt angewandten Methoden zugeordnet (Beschreibung der Methoden mit Hinweisen auf weiterführende Literatur ▶ Kap 10).

11.3.1 Grundsätzliches

Diese Phasenbeschreibung geht von der Grundlage aus, dass eine »fremde Person« (z. B. Teilhabeberatende, Mitarbeitende aus einem anderen Team, Begleitender Fachdienst o. Ä.) den Wohnwunscherhebungsprozess federführend plant und begleitet. Das wird nicht in allen Fällen oder in allen Organisationen immer möglich sein. Eine vorbehaltlose und unvoreingenommene, für Überraschungen offene Herangehensweise scheint dennoch eine der wesentlichsten Voraussetzungen für einen gelungenen Wohnwunschermittlungsprozess.

Dabei soll hier nicht zwangsläufig für einen gesonderten – ausgelagerten – Prozess geworben werden. Wünschenswert wäre vielmehr eine Integration der in den Phasen beschriebenen Vorgehensweisen und Methoden in den Alltag der besonderen Wohnformen. Das kann darüber gelingen, dass die zuständigen Fachkräfte oder Bezugsmitarbeitenden sich, bezogen auf die Wunschermittlung mit Menschen mit Komplexer Behinderung, diese Haltung zu eigen machen:

- »Fremden Blick« einnehmend
- Offen/forschend, neugierig, fragend
- Vorinformationen hinterfragend, sich selbst einen neuen Eindruck verschaffen: alle bereits vorhandenen Informationen nach Möglichkeit »ausblenden« und die Person neu entdecken

Die im Folgenden beschriebenen Phasen laufen nicht chronologisch ab. Fix ist lediglich, dass der Prozess mit »in Kontakt kommen« beginnt und mit der Phase »Zusammenführung der Erkenntnisse und Sicherstellung der Umsetzung« endet. Die Phasen dazwischen verlaufen parallel oder einander überlappend. Für alle Phasen und Methoden gilt: möglichst viel in Form von gemeinsam gestalteten Bildern, Plakaten, Collagen, Fotos etc. festhalten und der Person, um deren Leben es geht, zur Verfügung stellen.

11.3.2 Phase 1: »in Kontakt kommen«

Ziel in dieser Phase ist es, einen gelungenen ersten Kontakt zur Person herzustellen und im direkten Kontakt erste Informationen von ihr und über sie zu erhalten. Um offen und unvoreingenommen in diesen ersten Kontakt gehen zu können, sollten im Vorfeld nur diejenigen Informationen eingeholt werden, die zur Vermeidung von Gefahren und Stress (für alle Beteiligten) notwendig sind.

Vorgehen:

- Sicherstellen, dass – wenn nötig – eine vertraute Person den Prozess begleitet (Mitarbeitende Angehörige etc.)
- Humor mitbringen
- Eine wertschätzende und freundliche Atmosphäre schaffen
  - Den »richtigen« Zeitpunkt mit allen abstimmen
  - Auf die Rahmenbedingungen beim ersten Treffen achten: Alle sollen sich entspannt und sicher fühlen.
  - Ungestörte Umgebung
  - Nach Möglichkeit den Raum vorbereiten/Getränke, Kekse o. Ä. je nach Vorlieben der Person/ein Treffen außerhalb der Wohneinrichtung ermöglicht allen, in neue Rollen zu schlüpfen

Methoden, z. B.:

- Intensiv Interaction
- Prompting

11.3.3 Phase 2: »Informationen über die Person«

In dieser Phase werden die ersten Informationen erweitert und vertieft. Zu den Informationen und Eindrücken von der Person selbst kommen andere hinzu.

Vorgehen:

- Wichtige Personen herausfinden: dabei nicht nur an Fachleute und Angehörige denken, das gesamte Umfeld und die verschiedenen Lebensbereiche der Person einbeziehen. Mit welchen Menschen kommuniziert sie dort? Wem begegnet sie in ihrem Alltag? Etc.
- Soziale Netzwerke erfassen und unterstützen
- Die Lebensgeschichte zusammentragen, besonders wichtig für Personen ohne Angehörige und/oder Personen, die sich nicht selbst äußern können: Wichtige Personen aus der Biographie/aus den Lebensbereichen befragen (Angehörige, MA, Peers etc.)
- Was gehört für die Person zu einem schönen Leben?
- Wie kommuniziert die Person?

- Informationen aus dem Team zusammenstellen/neue Informationen für das Team verfügbar machen

Methoden, z. B.:

- Manual Soziale Netzwerke/Netzwerkanalyse
- Sozialraumerschließung
- Kommunikation einschätzen und unterstützen
- Kommunikationsprofil
- Tagesuhr
- Schau hin
- Ich-Buch/Lebensbuch
- Plakate: »Ein guter Tag im Leben von ...«/»Wichtige Menschen in meinem Leben«

11.3.4 Phase 3: »Kennenlernen«

Der Kontakt zur Person im Mittelpunkt wird in dieser Phase intensiviert. Vertrauen soll hier aufgebaut werden und ein guter Kontakt entstehen, der es beiden Seiten ermöglicht, in Kommunikation zu treten. Die erforschende Person lernt die Ausdrucksmöglichkeiten und Ausdrucksweisen, die Vorlieben und Abneigungen der Person im Mittelpunkt kennen.

Vorgehen:

- Spielregeln für die Zusammenarbeit werden gemeinsam ausgehandelt und festgelegt.
- Begleitung im Alltag, in verschiedenen Lebensbereichen
- Alltagsbeobachtung durch »fremden Blick« oder »befremdeten« Blick
- Herausfinden durch beobachten, anbieten, ausprobieren
    - Was mag die Person?
    - Was mag sie nicht?
    - Was sind ihre Stärken und Fähigkeiten?
- Darüber entsteht die Auseinandersetzung mit unterschiedlichen Themen.
    - Das ist gute Unterstützung für mich!
    - Das sind meine Fähigkeiten!
    - Das mag ich nicht!
    - Das mache ich gern!
- Ja-/Nein-Fähigkeit herausfinden
- Überprüfung der Annahmen
- Rituale entstehen lassen
- Sich vergewissern, dass man wiederkommen darf

Methoden, z. B.:

- Intensiv Interaction
- Prompting

- Ich-Buch/Lebensbuch
- Plakat »Eine Seite über mich«
- Tagesuhr
- Schau hin

11.3.5 Phase 4: »Lebenswelten und Rollen kennenlernen«

In dieser Phase wird die Person in unterschiedlichen Lebensbereichen, Rollen und Interaktionskontexten erlebt: als Klient*in, als Kollege*in, als Sohn/Tochter, als Freund*in, als Mitarbeiter*in, als Kunde*in, als (Mit-)Bürger*in.

Vorgehen:

- Begleitung und Beobachtungen in unterschiedlichen Lebensbereichen
    - Wohnen/persönliche Assistent*innen
    - Arbeit/Werkstatt/Tagesstruktur/Mitarbeitende und Kolleg*innen
    - Freizeit/Hobbys
    - Familie/Angehörige
    - Freund*innen
    - Wichtige Orte/Wichtige Personen
        - Auch: Dienstleister (Friseur, Fußpflege etc.)
        - Peers
        - Fahrdienste
        - Weitere Außenkontakte aller Art

Methoden, z. B.:

- Schau hin
- Tagesuhr
- Ich-Buch/Lebensbuch
- Manual Soziale Netzwerke/Sozialraumerschließung
- (Verschiedene) Beobachtungsbögen
- Plakat: »Wichtige Orte in meinem Leben«

11.3.6 Phase 5: »für Wohnwünsche sensibilisieren«

Über die bisherigen Erfahrungen und Erkenntnisse sollte inzwischen ein Bild entstanden sein, was für die Person im Mittelpunkt ein gutes und sicheres Leben bedeutet, so dass in dieser Phase das Thema »Wohnen« im Fokus steht. Wohn- und Lebensalternativen sollten ohne organisationsbezogene und/oder leistungsrechtliche Einschränkungen gemeinsam entwickelt und auch das »Unmögliche« sollte bedacht werden.

Vorgehen:

- Konkrete Wünsche an »Wohnen« erheben, zusammenstellen und dokumentieren

Methoden, z. B.:

- Lernen am Modell
  - Wichtigste sozialkognitive Fähigkeit
  - Ist zentral für die Entwicklung der Kommunikationsfähigkeit
  - Kann zur Erweiterung des »Weltwissens« und könnte somit zur Wissenserweiterung zum Thema »Wohnen« genutzt werden
  - Denkbare Methode: ein »Projekttag« (oder wiederkehrende Verabredungen) zum Thema, mit Kennenlernen anderer Wohnformen, Besuchen bei Personen, die »anders« wohnen, Filme und Fotos über verschiedene Wohnmöglichkeiten, Identifizieren von beliebten »Wohnobjekten« (z. B. Fernseher, Möbel, Wandschmuck etc.), Besuch von Möbelhäusern o. Ä.
- Wohn-o-Mat

11.3.7 Phase 6: »Zusammenführen der Erkenntnisse« und »Sicherstellung der Umsetzung«

In dieser abschließenden Phase werden alle Erkenntnisse und Ergebnisse zusammengeführt und Vereinbarungen zur weiteren Umsetzung getroffen.

Vorgehen:

- Zusammenführung unterschiedlicher Personen und Perspektiven
- Einbindung der zuständigen Führungskräfte, Teilhabeplaner*innen etc.
- (Foto-)Dokumentation der Ergebnisse
- Erstellung eines Aktionsplans oder Maßnahmenplans
- Überführung der Vereinbarungen in die Teilhabeplanung bzw. in die Regelkommunikation der Organisation

Methoden, z. B.:

- Unterstützungskreis
- Erweitertes Teilhabegespräch
- Dokumentation der Prozessergebnisse: Ich-Buch oder Lebensbuch

Literatur

Bössing C, Schrooten K, Tiesmeyer K, Heitmann D (2020) Wohnwünsche ermitteln bei Menschen mit Komplexer Behinderung, Teilhabe 1, S. 16–22

12 Beispiele zum Transfer der Projekterkenntnisse

Friederike Koch

Ausgehend von den Erfahrungen und Erkenntnissen aus den Einzelprozessen wurden drei sehr unterschiedlich angelegte Transferprozesse initiiert, um auf diese Weise eine Übertragung der gewonnenen Erkenntnisse in unterschiedliche Settings zu überprüfen. Auch diese Prozesse wurden wissenschaftlich begleitet.

Die Transferprozesse unterlagen verschiedenen Fragestellungen:

- *Transferprozess 1: Anleitung einer Bezugsmitarbeiterin*
  Hintergrund dieses Transferprozesses war die Frage, wie es gelingen kann, einen (Wohn-)Wunschermittlungs-Prozess erfolgreich durchzuführen, in dem eine Mitarbeitende ohne vertiefte Methodenkenntnis zu Persönlicher Zukunftsplanung oder Unterstützter Kommunikation durch eine in diesen Bereichen kompetente Fachkraft angeleitet wird, den Prozess aber selbst autonom durchführt.
- *Transferprozess 2: Fortbildungsreihe für Menschen mit Beeinträchtigungen*
  Die bisherigen Wohnwunscherhebungs-Prozesse waren ausschließlich mit Einzelpersonen durchgeführt worden. In der letzten Projektphase gingen wir in diesem Transferprozess der Frage nach, wie die Wohnwünsche der einzelnen Personen in einer heterogenen Gruppe gut bearbeitet werden und inwiefern die Teilnehmenden voneinander im Sinne geteilter Peer-Erfahrungen profitieren können.
- *Transferprozess 3: Teambegleitung*
  Auch hier lag der Fokus der Fragestellung auf einer Gruppe, in diesem Fall aber bezogen auf ein Team. Unser Interesse war es, einen bereits initiierten Wohnveränderungsprozess zu begleiten, in dem das zuständige Team nach einer Einführung in Haltung und Methodik die Aufgabe hatte, die Wohnwünsche der betroffenen Personen herauszufinden (20 Frauen und Männer unterschiedlichen Alters mit Komplexer Behinderung, umfassendem Pflegebedarf und eingeschränkter Verbalsprachlichkeit).

Für alle Transferprozesse war die übergreifende Fragestellung, ob die in den Einzelprozessen eingesetzten Methoden auch jenseits davon zu guten Ergebnissen führen können.

12.1 Transferprozess 1: Begleitung und Anleitung einer Bezugsmitarbeiterin

Eine Klientin und deren Bezugsmitarbeiterin eines Wohn- und Betreuungsangebotes eines anderen Leistungserbringers, mit dem wir bereits zuvor im fachlichen Austausch waren, stellten sich für diesen exemplarischen Prozess zur Verfügung. Nach einem gemeinsamen Vorgespräch zwischen der Teilnehmerin, der Bezugsmitarbeiterin, der Wohnbereichsleitung und zwei Projektmitarbeiterinnen aus Praxis und Wissenschaft beschränkte sich der weitere Kontakt auf Anleitungs- und Reflexionsgespräche zwischen der anleitenden Projektmitarbeiterin und der Bezugsmitarbeiterin. Methoden wurden erläutert und von der Bezugsmitarbeiterin erprobt, Erfahrungen diskutiert und bewertet und jeweils nächste Schritte step by step geplant. Zum Abschluss des Prozesses wurde ein Unterstützungskreis initiiert, den dann allerdings die Projektmitarbeiterin – als ausgebildete Moderatorin für Persönliche Zukunftsplanung – moderierte.

In dem nach Prozess-Abschluss durchgeführten Interview verdeutlichte die Bezugsmitarbeiterin, dass sie – angesichts ihrer Zweifel, das Projekt gut in den Arbeitsalltag integrieren zu können – die Beteiligung zunächst gescheut hatte. Zum Ende kam sie jedoch zu dem Schluss, dass diese Sorge unbegründet war: Sie konnte die einzelnen Prozessschritte gut innerhalb ihrer regelmäßigen Termine mit der Teilnehmerin bearbeiten. Für sie bedeutsame Projekterfahrungen waren, dass sie bei der von ihr begleiteten Person noch einmal wichtige Aspekte neu erkannt und kennengelernt hatte und dass die Beschäftigung in der Eins-zu-Eins-Situation wichtig war, um Wünsche besser zu erkennen, damit diese Themen »nicht im Alltag untergehen«. Die Anleitung und die Reflexionsgespräche mit der Projektmitarbeitenden aus der Praxis hatte sie als sehr hilfreich erlebt.

Daneben wurde in der Reflexion mit den Angehörigen erneut die Bedeutung eines Unterstützungskreises unterstrichen: Selbst für sie war er mit neuen Erkenntnissen verbunden. So äußerte sich z. B. der Bruder beeindruckt von den vielen Stärken seiner Schwester, die hier zusammengetragen wurden, und die Großmutter war erfreut und berührt darüber, dass so viele Menschen wegen ihrer Enkeltochter zusammengekommen waren. Die Person selbst, um die es ging, genoss die Situation, im Mittelpunkt zu sein, und dass so ausführlich über ihre Fähigkeiten und Stärken gesprochen wurde. Das war eine besondere Erfahrung für sie.

12.2 Transferprozess 2: »So will ich leben!«/ Fortbildungsreihe für Menschen mit kognitiven Beeinträchtigungen

Neben den beschriebenen intensiven Einzelprozessen haben wir über zwei Monate eine Fortbildungsreihe für zwölf Menschen aus zwei besonderen Wohnformen in

Bethel.regional durchgeführt. Hier handelte es sich um Frauen und Männer unterschiedlichen Alters – von Ende 20 bis Mitte 70 – mit entsprechend über die Jahrzehnte sehr unterschiedlichen lebensgeschichtlichen Erfahrungen, auch in Bezug auf das Leben in Institutionen. Alle Personen hatten hohe Assistenz- und Unterstützungsbedarfe, z. T. sehr aktive Epilepsien und waren rund um die Uhr auf Ansprechpersonen angewiesen. Was sie von der eigentlichen Zielgruppe des Projekts unterschied, war, dass sie sich – wenn auch z. T. mit Einschränkungen – verbalsprachlich äußern konnten.

Für beide Wohnangebote stand fest, dass sie aufgrund baulicher Mängel mittelfristig aufgegeben werden würden und daher innerhalb der nächsten zwei Jahre alternative Wohnangebote für die dort lebenden Personen gefunden werden mussten.

Unter dem Motto »So will ich leben« wurde in sechs Treffen die Frage der individuellen Wohnwünsche auf verschiedene Weise miteinander bearbeitet:

- Im ersten Treffen wurde zurückgeschaut: In kleinen angeleiteten Gruppen wurde mithilfe der Bilder der Leichten Sprache zusammengetragen, wer welche Wohnerfahrungen bisher gemacht hatte. In kleinen Teilgruppen berichteten alle von ihrem Leben: in der Herkunftsfamilie, in einem Internat, in einem Wohnheim, von Schlafsälen, die es in den 1970er Jahren noch gab, aber auch von der eigenen Wohnung in ambulanter Betreuung. Ein buntes Bild mit unterschiedlichen Wohnformen und -erfahrungen entstand. Auch wurde anhand der Lebensgeschichten deutlich, wie sich die Wohnangebote in der Eingliederungshilfe in den letzten Jahrzehnten verändert haben. So war es für die jüngeren Teilnehmer*innen wie ein Blick in eine vollkommen andere Welt, als der älteste Teilnehmer anhand der Bilder der Leichten Sprache von seiner Jugendzeit in einem großen Heim mit Schlafsaal und strengen Regeln berichtete.
- In der 2. Sitzung widmeten wir uns dem Thema, wie andere Personen aktuell wohnen. Anhand eines Films »Wohnangebote in Bethel.regional«, der fünf Personen in verschiedenen Wohnformen porträtiert, besprachen wir Vor- und Nachteile der jeweiligen Wohnform, jeweils aus Sicht der einzelnen Teilnehmer*innen der Schulungsreihe.
- In der 3. Sitzung kam der Wohn-o-Mat zum Einsatz – ein Instrument, das in Bethel.regional entwickelt wurde, um Wohnwünsche zu besprechen (▶ Kap. 10). Für jede*n einzelne*n Teilnehmer*in wurden in angeleiteten Kleingruppen auf spielerische Art und Weise die individuellen Vorstellungen zu Lage und Größe der Wohnung, zur Vorstellung des Zusammenlebens mit anderen sowie zum Assistenzbedarf zusammengetragen. Die Gruppenkonstellation von Personen, die einander vertraut und in einer vergleichbaren Lebenssituation waren, ermöglichte die Einbindung anderer Erfahrungen und Sichtweisen in einer niedrigschwelligen Beratungssituation.
- Das 4. und 5. Treffen nutzten wir, um in Kleingruppen und nach individuellem Wunsch Wohnangebote in verschiedenen Stadtteilen zu besuchen: eine Wohngruppe, ein noch im Umbau befindliches zukünftiges Apartmenthaus in einem dicht besiedelten Quartier mit guter Infrastruktur sowie ein bereits seit vielen

Jahren bestehendes Apartmenthaus am Rande eines Parks und eines kleinen Stadtteilzentrums wurden uns vor Ort von Klient*innen und/oder Mitarbeitenden vorgestellt.
- Zum Abschluss stellten wir mit jedem*r Teilnehmer*in eine individuell gestaltete Mappe mit Fotos von Ergebnissen und Eindrücken und den persönlichen Aussagen zu den Wohnwünschen zusammen, die wir über die sechs Termine gesammelt hatten: »So will ich leben«.

Ein zentrales Element der Schulung war, dass die Teilnehmer*innen Lebensgeschichtliches voneinander erfuhren und sowohl unterschiedliche Erfahrungen als auch unterschiedliche Vorstellungen von einer guten Wohn- und Lebenssituation austauschten. So entstanden Sequenzen des Austauschs von Peer-Erfahrungen, in denen die Gruppenmitglieder aus ihren eigenen Geschichten heraus und aus der Kenntnis der jeweils anderen Person wertvolle Denkanstöße für andere gaben. Die Projektmitarbeitenden, die die Schulung begleiteten, traten hier in vielen Situationen in den Hintergrund.

Nachtrag

Die im Februar 2021 durchgeführte Erhebung der aktuellen Wohnsituation der Teilnehmer*innen der Schulungsreihe führte zu dem Ergebnis, dass alle Personen inzwischen umgezogen waren und sich in ihrem neuen Zuhause wohlfühlten. Die Ergebnisse der Fortbildungsreihe »So will ich leben« waren dabei im Prozess der Suche nach Wohnalternativen einbezogen worden – sehr unterstützt durch die zuständige Teilhabeberaterin und die verantwortlichen Führungskräfte. Besonders berührend war folgende Geschichte:

An der Fortbildungsreihe nahm eine ältere Dame teil, die seit Jahrzehnten in (früher: stationären) Wohnangeboten von Bethel.regional lebte und einen hohen Assistenzbedarf hatte. Seit nahezu zehn Jahren war sie mit einem gleichaltrigen Mann befreundet, der zu dem Zeitpunkt in einem anderen Stadtteil in der eigenen Wohnung ambulant betreut wurde. Jeden Tag machte er sich mit der Bahn und per Rollator auf den Weg zu seiner Freundin. Der Herzenswunsch der beiden war es seit einiger Zeit, in einer eigenen Wohnung zusammenleben zu können, am liebsten im Heimatort des Mannes in einem anderen Bundesland. Aufgrund der sehr unterschiedlichen Assistenzbedarfe war das bisher immer gescheitert. Über die Teilnahme der beiden an der Schulungsreihe erhielt dieser Wunsch wieder neue Nahrung und Hoffnung. So verbanden beide damit, dass nach Abschluss der Reihe ihr Wunsch auch umgesetzt werden sollte.

Parallel zur Fortbildungsreihe wurde die Realisierung ihres Lebenswunsches mit beiden mithilfe einer Teilhabeberaterin weiterbearbeitet. Eine Prüfung der Eingliederungshilfelandschaft in der ländlichen Herkunftsregion des Mannes ergab dann aber, dass dort kein Angebot gemacht werden konnte. So wurde nach Lösungen am aktuellen Standort gesucht – und schließlich auch gefunden! Inzwischen leben beide tatsächlich zusammen: zwar nicht in der eigenen gemeinsamen Wohnung, aber innerhalb eines Wohnangebots Tür an Tür direkt nebeneinander, so dass sie ihr

Leben teilen können und gleichzeitig beide die jeweils notwendige individuelle Begleitung erhalten.

12.3 Transferprozess 3: Begleitung und Anleitung eines Teams

Für ein Wohnangebot von Bethel.regional, in dem 21 Personen mit Komplexer Behinderung und umfassendem Assistenz- und Pflegebedarf lebten, war aus verschiedenen Gründen die Entscheidung getroffen worden, das Gebäude aufzugeben. Ein Ersatzgebäude stand bereits zur Verfügung, das nach einer grundlegenden Sanierung bezogen werden sollte. Für die Klient*innen hieß das, dort ein neues Zuhause zu finden. Dazu sollten die Wünsche und Bedarfe der Klient*innen erhoben und so eine möglichst personenbezogene Zuordnung der neuen Räumlichkeiten vorgenommen werden.

Zunächst wurden in einer Teamsitzung die verschiedenen Methoden der (Wohn-)Wunschermittlung vorgestellt, mit denen wir im Projekt gearbeitet hatten. Die Aufgabe der Mitarbeitenden war es dann in den folgenden sechs Wochen, mithilfe dieser Methoden (und gemeinsam mit anderen wichtigen Personen wie Angehörigen, Werkstattmitarbeitenden etc.) die Wünsche der Klient*innen herauszufinden und in einem speziell dafür entwickelten »Steckbrief: So habe ich ein gutes und sicheres Leben« festzuhalten.

Zu erhebende Aspekte waren u. a.:

- Diese Personen sollen neben mir wohnen:
- Auf dieser Etage möchte ich wohnen:
- Das ist MIR wichtig:
- Das ist FÜR mich wichtig (aus Sicht der Mitarbeiter*innen aus dem Wohn- und aus dem Arbeitsbereich):
- Das ist FÜR mich wichtig (aus meiner Sicht und auch aus Sicht meiner Angehörigen):
- Das denken andere (z. B. meine Mitbewohner*innen oder meine Arbeitskolleg*innen etc.)

In einer weiteren Teamsitzung fand das »Matching« statt: Anhand der Steckbriefe und der Baupläne wurden die geeigneten Räume für die Klient*innen gesucht. Wichtig war dabei, die Zuordnung streng personenzentriert vorzunehmen und organisatorische Fragen weitgehend auszublenden. Methodisch wurde das darüber sichergestellt, dass die Mitarbeitenden im Aushandlungsprozess »Wer wohnt wo?« konsequent die Perspektive der jeweiligen Klient*innen einnehmen und stellvertretend für sie in Ich-Botschaften sprachen:

- »Ich als Frau X möchte gern ein Apartment mit Blick in den Garten. Neben mir soll Frau Y wohnen, weil sie meine Freundin ist. Herr Zs Apartment soll möglichst weit von meinem entfernt liegen, weil er mich oft stört.«
- »Ich als Herr A möchte gern ein Apartment mit zwei Räumen, in dem auch meine Pflegematerialien und Rollstühle ausreichend Platz haben. In meinem Wohnbereich sollen diese Dinge aber nicht zu sehen sein. Der soll schön und gemütlich mit Kissen und Decken gestaltet sein. Das Apartment soll deshalb so eingerichtet werden, dass der Bereich der Materialien abgetrennt ist.«

Am Ende der Teamsitzung waren dann – zwar mit Kompromissen, aber immer über stellvertretende Aushandlungsprozesse – die wesentlichen Wünsche der Klient*innen berücksichtigt und das neue Haus zumindest virtuell »bezogen«. Das Ergebnis dieses Vorgehens war, dass die begleitenden Mitarbeitenden durch diese Form der Bearbeitung von dem bisher verfolgten Konzept abgewichen sind, die Wohnsituation innerhalb der Einrichtung eher so zu gestalten, dass in den jeweiligen Wohnbereichen die zu leistenden Assistenzerfordernisse in etwa gleich verteilt waren. Vielmehr orientierten sie sich an den von ihnen ermittelten Wohnwünschen der Klient*innen. Die personenzentrierte Sichtweise gewann somit Oberhand gegenüber den organisatorischen Überlegungen.

Nachtrag

Die Nacherhebung im Februar 2021 ergab zwar, dass entgegen der ursprünglichen Zeitplanung der Umzug in das neue Gebäude, u. a. aufgrund baulicher Verzögerungen, noch nicht stattgefunden hatte. Mit den »Steckbriefen« allerdings und den ermittelten Wohnwünschen der Personen wurde weiterhin gearbeitet und beides war handlungsleitend – sowohl bei der Teilhabeplanung als auch bei der Planung des Umzugs, der für Sommer 2021 vorgesehen war. Die Vorgehensweise der Wohnwunschermittlung in diesem Veränderungsprozess wurde von den beteiligten Fach- und Führungskräften sehr positiv bewertet, so dass in einem ähnlich gelagerten Prozess in 2021 die Wohnwünsche auf gleiche Weise erhoben wurden.

12.4 Reflexion der Transferprozesse

Die handlungsleitende Fragestellung konnte in der Auswertung für alle drei Prozesse letztlich positiv bewerten werden. Von den direkt beteiligten Personengruppen wurde der jeweilige Prozess als erfolgreich beschrieben, weil es immer gelungen war, mit dem konsequent personenorientierten Blick den Wünschen der Personen nahe zu kommen, hierbei unterschiedliche Perspektiven einzunehmen und zu berücksichtigen und letztlich organisatorische bzw. institutionelle Erfordernisse weniger zu gewichten.

Wenn auch keiner der Prozesse repräsentativ war, so konnte dennoch die Schlussfolgerung gezogen werden, dass die im Projekt eingesetzten und z. T. modifizierten Methoden in unterschiedlichen Settings eingesetzt werden können und zu tragfähigen Aussagen in Bezug auf die Wohnwünsche der beteiligten Personen führen.

Teil IV Projektevaluation (aus wissenschaftlicher Perspektive)

13 Methodische Anlage der wissenschaftlichen Evaluation

Dieter Heitmann und Karin Tiesmeyer

Die wissenschaftliche Evaluation des Projekts bezog sich zum einen auf die Frage, inwiefern es durch die eingesetzten Methoden im Projekt gelingt, Wohnwünsche zu ermitteln, und zum anderen darauf, inwiefern das Projekt dem Anspruch der partizipativen Ausgestaltung mit Blick auf die Zusammenarbeit mit Menschen mit Komplexer Behinderung gerecht werden konnte. Letzteres wurde nicht allein von den Mitarbeitenden des Projektes immer wieder reflektierend in den Blick genommen, vielmehr wurde Prof. Dr. Gudrun Dobslaw angefragt, aus einer kritischen Außenperspektive die Frage der Zusammenarbeit mit zu evaluieren, deren Umsetzung und Ergebnisse in ▸ Kap. 14 beschrieben werden. Im Mittelpunkt dieses Beitrags steht die Umsetzung der wissenschaftlichen Evaluation des Gesamtprojekts, die nachfolgend weiter ausgeführt wird.

Ein zentraler Ansatz beim Vorgehen der wissenschaftlichen Begleitung im Projekt bestand in der Kombination der Grounded Theory mit ethnografischen Methoden der Datenerhebung. Die Idee für dieses Vorgehen war bereits in der Projektanlage vorgesehen und die Entscheidung für diesen Ansatz wurde letztlich aus der Auseinandersetzung mit der Frage getroffen, wie Wohnwünsche von Menschen mit Komplexer Behinderung, die sich verbalsprachlich nicht oder nur eingeschränkt äußern können, sinnvoll erhoben werden können. Hierfür wurden sowohl empirische Forschungsarbeiten als auch theoretische Beiträge ausgewertet. Neben der Gewinnung von Erkenntnissen über Konzepte und methodische Zugänge zur Erhebung von Wohnwünschen mit Menschen mit Komplexer Behinderung lieferte die im Vorhaben durchgeführte Literaturstudie Hinweise darauf, in welcher Weise Ethnografie für die Evaluierung dieses Vorgehens eingesetzt werden kann und welche Möglichkeiten und Grenzen damit verbunden sind.

13.1 Ethnografie und teilnehmende Beobachtung

Ethnografisches Forschen bedeutet das Leben einer bestimmten Person oder Gruppe aufzuzeichnen, was eine dauerhafte bzw. wiederholte Teilnahme an und Beobachtung ihrer sozialen Welt voraussetzt. Es geht über die reine, nicht selten auf wenige Kriterien begrenzte, teilnehmende Beobachtung hinaus, da ethnografisches Forschen das Leben einer Person oder Gruppe adressiert, so wie es sich für die Forschenden in den jeweiligen sozialen Kontexten darstellt. Es schließt in der Regel die zusätzliche Analyse von weiteren Daten ein, wobei es sich bspw. um Dokumente, Fotografien oder Befragungen handeln kann (Charmaz & Mitchell 2001).

In teilnehmenden Beobachtungen finden sich hingegen oftmals Begrenzungen auf einen oder wenige Aspekte des Lebens einer Person oder Gruppe, dementgegen strebt ethnografisches Forschen das Gewinnen von detailliertem Wissen und Verstehen des sozialen Gefüges, in dem es stattfindet, an – einschließlich der von den dort Handelnden für selbstverständlich gehaltenen Annahmen und Regeln. Daher interessiert sich ethnografisches Forschen grundsätzlich erst einmal für alles, was im Feld passiert, mit dem übergreifenden Ziel, die interessierende soziale Welt von innen heraus zu verstehen (Charmaz & Olesen 1997).

Trotz aller Offenheit und akzeptierendem Verhalten im Feld sind die Interaktionen zwischen Forschenden und Forschungsfeld in aller Regel sehr verschieden. Sie hängen maßgeblich von Unterschieden zwischen den Studienteilnehmenden im Feld sowie von den Feldbedingungen selbst und den Unterschieden zwischen den Forschenden ab: So können die Forschenden in einer Situation auf auskunftsfreudige Studienteilnehmende treffen, in einer anderen hingegen auf verschlossene, weniger mitteilsame Personen. Sie können in einem sozialen Kontext mit Wohlwollen aufgenommen werden, in einem anderen hingegen mit Ablehnung. Auch das Ausmaß der Teilnahme am sozialen Handeln kann sehr unterschiedlich und mitunter nicht wie möglicherweise geplant ausfallen. Unterschiede zwischen den Forschenden führen vor diesem Hintergrund zu verschiedenen Umgangsweisen mit diesen Herausforderungen, die wiederum Einfluss auf die Interaktion zwischen Forschenden und Forschungsfeld nehmen. All das führt zu einer individuell sehr heterogenen Beobachtung und letztendlich – über die naturgemäß ohnehin individuell geprägten Feldaufzeichnungen hinaus – zu Unterschieden in den dokumentierten Beobachtungen. Im Ergebnis liegen dichte Beschreibungen von sozialen Interaktionen vor, die mitunter durch erhebliche Unterschiede in ihrer Ausführlichkeit, ihrem Detaillierungsgrad sowie hinsichtlich der Reflexion durch die Forschenden selbst gekennzeichnet sind (Charmaz & Mitchell 2001).

13.2 Grounded Theory

Grounded Theory wurde als Forschungshaltung entwickelt, um eine enge Verschränkung zwischen empirischer Forschung und Theoriebildung zu erreichen. Ziel war mit dem Vorgehen die übergreifende Auswertung der erhobenen Daten voranzutreiben, um Zusammenhänge in Bezug auf fördernde und hemmende beeinflussende Faktoren herauszuarbeiten (Glaser & Strauss 1965). Die Reichweite von Grounded Theories ist durch einen eingeschränkten Geltungsbereich gekennzeichnet, weshalb sie auch als »gegenstandsbezogen« oder »bereichsspezifisch« bezeichnet werden. Der Begriff *Grounded Theory* bezieht sich im Wesentlichen auf zweierlei Aspekte von Forschung: zum einen auf das Ergebnis der Forschung und somit auf eine durch Daten begründete Theorie eingeschränkter Reichweite, zum anderen auf einen Forschungsstil, bei dem es sich um die stringente Datenanalyse im Kontext von Theoriebildung als interaktive, praktisch zu bewältigende Arbeit handelt. Daher weicht das Vorgehen in Grounded-Theory-Arbeiten auch von der dem Forschungsprozess zugeschriebenen idealtypischen Sequenzialität bewusst ab, da Datenerhebung und Theorieentwicklung wechselseitig voneinander abhängig sind und bei diesem Ansatz daher parallel verlaufen. Aus der auf der fortschreitenden Analyse von ersten Daten beruhenden Theorieentwicklung ergeben sich zumeist neue oder erste Fragen, die weitere Datenerhebungen zur empirischen Absicherung und somit Forschungen im Feld erforderlich machen (Glaser & Strauss 2010). Wie bereits oben bei der Ethnografie angeführt, wird auch in Grounded-Theory-Ansätzen davon ausgegangen, dass Forschende nie allein neutrale Personen im Feld sind, sondern auch immer das Feld und ihre Daten und damit letztlich die entwickelte Theorie individuell färben.

13.3 Verschränkung Grounded Theory und Ethnografie: Grounded-Theory-Ethnografie

Die von Glaser und Strauss begründete Methodologie wurde in den 1950er und 60er Jahren in den USA entwickelt, um die zu dieser Zeit bestehende Trennung zwischen formaler und abstrakter Theorieentwicklung und empirischer Forschung zu überwinden (Glaser & Strauss 1965; Glaser & Strauss 2010). Das Grundanliegen der Grounded Theory ist daher auf eine enge Verschränkung von empirischer Forschung und Theoriebildung ausgerichtet. Demnach soll empirische Forschung darauf abzielen, Theorien zu entwickeln, d. h. Theorien sollen nicht als abstrakte rein bzw. überwiegend gedanklich entworfene Gebilde entwickelt werden, sondern eng an empirische Forschungsdaten angebunden und damit begründet werden. Dem Begriff »Grounded Theory« wird mitunter eine Doppeldeutigkeit zugeschrieben, da er sowohl das Ergebnis der Forschungsarbeit, also die Theorie selbst umfasst, als auch den Forschungsstil zur Erarbeitung von einer in empirischen Daten gründenden Theorie – und damit eine »Forschungshaltung« – beschreibt (Strübing 2008). Nimmt man diese vermeintliche Doppeldeutigkeit als Hinweis auf die von Glaser & Strauss (2010, S. 23 f.) vertretene Forschungsperspektive, dann zeigt sich das vielleicht wichtigste Charakteristikum der Grounded Theory, bei dem es sich um die ausdrückliche Repräsentation von Datenanalyse und Theoriebildung als interaktive, praktisch zu bewältigende Arbeit handelt. In diesem Kontext unterscheidet sich die Grounded Theory insofern in besonderer Weise von den geläufigen Vorstellungen über empirische Sozialforschung, als dass sie von der idealtypischen Sequenzialität, die dem Forschungsprozess in der Regel zugeschrieben wird, bewusst abweicht und von den konkreten Umständen eines Forschungsvorhabens ausgehend im Gegensatz dazu die zeitliche Parallelität und wechselseitige funktionale Abhängigkeit der im Forschungsprozess zu durchlaufenen Schritte der Datenerhebung, -analyse und

Theoriebildung betont (Strübing 2008; Glaser & Strauss 2010). Die Grounded Theory vertritt darüber hinaus die Auffassung, dass Forschende nie allein neutrale Beobachter*innen sind, vielmehr immer auch als Interpretierende ihrer Daten und als Entscheidungsträger über die Stränge ihrer theoretischen Argumentation zugleich Subjekte des Forschungsprozesses. Die gebildete Theorie ist demnach immer ein subjektiv gefärbtes Resultat. Die Gültigkeit der Forschungsergebnisse wird allein dadurch hergestellt, dass auch in der Grounded Theory wissenschaftliche Regeln zu befolgen sind und die Ergebnisse immer auch intersubjektiv nachvollziehbar sein müssen (Strübing 2008; Glaser & Strauss 2010).

Ethnografische Forschung im Kontext der Grounded Theory unterscheidet sich von anderen ethnografischen Ansätzen, da Grounded-Theory-Ethnografie der Beschreibung von beobachtbaren sozialen Phänomenen und Prozessen Aufmerksamkeit schenkt, ohne diese bereits vor dem Hintergrund vorab definierter Themen oder Kriterien zu betrachten. Grounded-Theory-Ethnografie will vielmehr erfassen, was im Setting passiert und diese sozialen Interaktionen in Konzepte überführen. Damit wird im ersten Schritt mit der Codierung von Datenmaterial der Frage nachgegangen, wofür eine Beobachtung steht bzw. was sie repräsentiert. Hierdurch werden beobachtete soziale Prozesse in diskutierbare Konzepte überführt. Des Weiteren betrachtet Grounded-Theory-Ethnografie nicht lediglich einzelne thematische Ausschnitte aus sozialen Strukturen, sondern versucht die verschiedenen sozialen Interaktionen, die als Konzepte ausformuliert wurden, im Kontext einzuordnen, d. h. insbesondere ihren Zusammenhängen auf den Grund zu gehen. Das wird über die konstante komparative Analyse erreicht, indem die kodierten, aber noch unverbundenen Phänomene mit anderen auf Ähnlichkeiten und Unterschiede verglichen werden (Charmaz & Mitchell 2001; Pettigrew 2000).

13.4 Sensibilisierendes Konzept der Grounded-Theory-Ethnografie

Damit die in Grounded Theory geforderte Offenheit im Rahmen von ethnografischem Vorgehen nicht dazu führt, dass Daten »überall und nirgends« gesehen werden und in der Konsequenz dann »alles und nichts« beobachtet und protokolliert wird, wurde im Projekt als sensibilisierendes Konzept (Glaser 1978; Kelle 2005) ein von Graumann (2017, ▶ Kap. 8) entwickelter Ansatz als Rahmen zur Reflexion des Prozesses der Wunschermittlung genutzt. Demzufolge kann zwischen Wohn(grund)bedürfnissen und Wohnwünschen, die sich wechselseitig beeinflussen und zur Realisierung Anerkennungsprozesse bedürfen, differenziert werden. Hierbei unterscheidet Graumann zwischen der »Qualifizierenden Anerkennung« einer Person mit individuellen Bedürfnissen, gleichen Rechten und besonderen Eigenschaften und »Fundierter Anerkennung einer sozialen Person« mit gleichen Rechten und gleicher Würde. Sie verweist darauf, dass Wohn(grund)bedürfnisse objektiven Kriterien folgen und in Form von Rechten und Ansprüchen gesichert werden. Wohnwünsche sind demgegenüber Ausdruck von Selbstbestimmung und eines »guten Lebens«. Wohn(grund)bedürfnisse und Wohnwünsche beeinflussen sich wechselseitig. Zur (Selbst-)Wahrnehmung und zur Realisierung bedürfen sie der Anerkennung. Fundierende Anerkennung kann nur indirekt über die Beobachtung von Akten qualifizierender Anerkennung als Subjekt mit individuellen Bedürfnissen, als Subjekt mit gleichen Rechten und als Subjekt mit besonderen Eigenschaften und Fähigkeiten erfasst werden.

Im Rahmen der ethnografischen Forschung im Projekt wurde dieser Ansatz als grundlegende heuristische Orientierung genutzt, die in vier Annahmen konkretisiert wurde:

1. Es besteht die grundlegende Überzeugung, dass alle Menschen Wünsche haben.
2. Wünsche finden ihren Ausdruck in Handlungen, wenngleich nicht direkt von einer Handlung auf den Wunsch geschlossen werden kann.
3. Zur Evaluation der Frage, inwieweit Wunschäußerungen angemessen erhoben und deren Umsetzung angemessen unterstützt wurde, ist wichtig zu verstehen, was eine Person als »gutes Leben« bewertet (Schälike 2002, S. 159 f.).
4. Die Äußerung und Realisierung von Wünschen setzt eine fundierende Anerkennung der Person voraus, die sich darin zeigt, dass die Person als bedürftiges Subjekt, als Subjekt mit gleichen Rechten und mit besonderen Eigenschaften und Fähigkeiten erfasst wird (▶ Kap. 8).

13.5 Datenerhebung und Auswertung im Projekt

Die Erhebung von Daten erfolgte in Form von Alltagsbeobachtungen[26] vor Beginn eines Wunschermittlungsprozesses im direkten Wohnumfeld der Personen. Die Menschen mit Komplexer Behinderung, die der Teilnahme zugestimmt hatten, wurden an mindestens zwei Tagen für drei bis fünf Stunden in ihrem Wohnalltag begleitet und beobachtet. Ergänzend dazu wurden Gespräche geführt, um weiteres Kontextwissen zu generieren. In der nachfolgenden Phase der Wohnwunschermittlung wurde die gemeinsame Arbeit der Projektmitarbeitenden mit den Menschen mit Komplexer Behinderung begleitet und beobachtet (▶ Kap. 11). Während zu Beginn des Projektes alle Gespräche und gemeinsamen Aktionen, die für den Wunschermittlungsprozess geplant waren, in die Beobachtung einbezogen wurden, erfolgten die Beobachtungen im weiteren Verlauf fokussierter, z. B. in Bezug auf Themen, die für die Fragestellung relevant erschienen. So wurde in einem Fall eine

---

26 Ethische Überlegungen zur Durchführung der Beobachtungen wurden im Vorfeld reflektiert und es wurde vor Durchführung der Studie ein ethisches Clearing eingeholt (▶ Kap. 2.6)

Person in verschiedenen Settings beobachtet, um herauszuarbeiten, wie sich räumliche Bedingungen auf ihr Handeln auswirken. Die gewonnenen Erkenntnisse und Hypothesen hatten einen Einfluss auf die Einbeziehung weiterer Teilnehmer*innen und Beobachtungssituationen, deren Auswahl – im Sinne eines theoretischen Samplings – durch diese mitbestimmt war (Schrooten et al. 2021).

Während der Beobachtungen wurden kurze Feldnotizen gemacht. Diese wurden im Anschluss an die Beobachtungen über ein schnelles und detaillierteres Protokollieren zu einem Text verfasst und im weiteren Verlauf der Bearbeitung zu Beobachtungsprotokollen ausgearbeitet, die konkrete Handlungen und Episoden beschrieben. Das Beobachten und Aufschreiben stellt dabei keine 1:1-Darstellung der Situation dar, sie ist immer durch die Perspektive des Beobachtenden sowie durch die selektive Beschreibung bestimmter Episoden und durch die Art der Beschreibung an sich bestimmt, die auf unterschiedliche Weise erfolgen kann. Schreiben und Interpretation sind damit unaufhebbar miteinander verknüpft. Im Schreibprozess werden zeitgleich Daten erzeugt und eigene Erfahrungen analysiert. Somit sind Schreiben und Interpretation sowie Datenerhebung und Analyse eng miteinander verknüpft. Weiterführende Gedanken und Ideen, die beim Schreiben aufkamen, wurden ergänzend in sogenannten »analytical notes« (Breidenstein et al. 2015, S. 103) notiert. In der Grounded Theory werden diese auch als Memos benannt, mit denen im Prozess Gedanken und Ideen zum methodischen Vorgehen oder zu theoretischen Überlegungen weiter expliziert und ausgearbeitet werden.

Die Beobachtungsprotokolle wurden von zwei Personen unabhängig voneinander offen kodiert, indem den Textstellen Begriffe (Codes) zugeordnet wurden, die den Inhalt beschrieben. Dadurch entstanden lange Codelisten, die im weiteren Schritt weiter strukturiert und in Kategorien zusammengefasst wurden. Fragen, die an das Material gestellt wurden, unterstützten diesen Prozess, wie z. B.: Wie handelte die Person in der Situation? Was führte zu der Handlung? Wodurch änderte sich die Handlung? Welche Reaktionen wurden dabei zum Ausdruck gebracht? Anhand der beiden nachfolgenden kurzen Beobachtungssequenzen (▶ Tab. 13.1) wird das Vorgehen veranschaulicht.

Tab. 13.1: Beispielhafte Darstellung von Codes und Kategorien (eigene Darstellung)

Auszug aus Beobachtungsprotokoll	Code	Kategorie
»Frau M. beugt sich dabei nach vorne und hört aufmerksam zu.«	• Aufmerksamkeit – körperlich sichtbare Hinwendung	Aufmerksamkeit
»Herr J. wirkt konzentriert. Er wendet seinen Kopf in Richtung des Projektmitarbeitenden, wenn dieser spricht. Außerdem scheint er zwischen den Plakaten hin und herzuschauen. Er kneift dabei die Augen zusammen, als wolle er besser sehen können, was auf den Plakaten steht.«	• Konzentration – körperlich sichtbare Hinwendung, Hinschauen • Gesichtsmimik – Anstrengung	

Die verschiedenen Situationen wurden im Weiteren miteinander verglichen und Ähnlichkeiten und Gemeinsamkeiten herausgearbeitet. Hierdurch konnte in dem Beispiel die Kategorie »Aufmerksamkeit« weiter in ihren Dimensionen erfasst und beschrieben werden, die sich hier exemplarisch u. a. in der körperlichen Hinwendung, dem Hinschauen und im Gesichtsausdruck zeigen.

In gemeinsamen Auswertungssitzungen wurde an Beobachtungsprotokollen gearbeitet, in dem diese gelesen und erste Gedanken dazu ausgetauscht wurden. Insbesondere Personen, die die Situation nicht beobachtet hatten, brachten Fragen, Gedanken und Gefühle zum Ausdruck, die ihnen beim Lesen gekommen waren. Diese Erkenntnisse wurden wiederum verschriftlicht und Hypothesen formuliert, die in weiteren Beobachtungssitzungen oder über bereits vorliegende Beobachtungsprotokolle weiter überprüft wurden. Diese Arbeit erfolgt sowohl im Kreis der wissenschaftlichen Mitarbeitenden als auch in gemeinsamen Sitzungen mit den Projektpartner*innen aus der Praxis.

Im weiteren Verlauf wurden die so gebildeten Kategorien miteinander in Beziehung gesetzt, indem zentrale Phänomene identifiziert und in Rückbezug auf das Kodierparadigma (Strauss & Corbin 1996) axial kodiert, d. h. Verbindungen und Zusammenhängen zwischen den Kategorien hergestellt wurden. Dabei wurden einzelne zentral erscheinende Ereignisse/ Phänomene genauer unter der Frage betrachtet, wie diese – im aufgezeigten Beispiel die Aufmerksamkeit – zustande kommen, welche Konsequenzen daraus entstehen, wie sich in dem Beispiel die Aufmerksamkeit in verschiedenen Situationen zeigt und welche Bedingungen diese beeinflussen. In der ersten Phase wurden Codes und Kategorie zunächst fallbezogen entwickelt, d. h. es wurden relevante Themen/Phänomene in Bezug auf die Fälle herausgearbeitet, mit Hilfe des Kodierparadigmas analysiert und die Kategorien zueinander in Beziehung gesetzt. In einer weiteren Phase erfolgte die fallübergreifende Analyse, indem die herausgearbeiteten Kategorien in der minimalen und maximalen Kontrastierung der Fälle und die damit einhergehenden Phänomene noch einmal verglichen und weiter axial kodiert, d. h. zueinander in Beziehung gesetzt wurden.

In gleicher Weise erfolgte die Analyse der eingesetzten Erhebungsmethoden. Zunächst wurden die Beobachtungsprotokolle zu spezifischen Methoden, wie z. B. die Arbeit mit der »Seite über mich«, unter den Fragen analysiert, was dem Einsatz der Methode vorausgegangen war, wie die Methode eingesetzt wurde, was den Kontext kennzeichnete und zu welchen Reaktionen der Einsatz der Methode führte.

Die jeweils aus den Analyseschritten erzeugten Erkenntnisse wurden verschriftlicht, die Kategorien wurden dabei ausgeführt und in Rückbezug auf theoretische Erkenntnisse theoretisch und empirisch weiter fundiert, was sich z. B. in der Ergebnisdarstellung bei den beiden Kategorien »in den Austausch kommen« und »(Kommunikations-)Räume schaffen« zeigt (▶ Kap. 15), deren Abgrenzung voneinander in Rückbezug auf theoretische Wissensbestände möglich wurde.

Den Abschluss der Datenerhebung bildeten Interviews mit beteiligten Mitarbeitenden aus den Wohnbereichen und Leitungskräften (9 IP) sowie Angehörigen (4 IP), die nach ihren Erfahrungen im Projekt anhand von leitfadengestützten Interviews gefragt wurden. Die Interviews wurden inhaltsanalytisch nach Kuckartz (2014) ausgewertet.

In einer übergreifenden Analyse wurden die aus den verschiedenen Auswertungen erarbeiteten Kategorien miteinander verglichen, weiter ausgearbeitet und erneut miteinander in Beziehung gesetzt. An dieser Stelle ging es vor allem um die »Rückkehr zum Ganzen« (Breidenstein et al. 2015, S. 156) und um die Frage, was das »gemeinsame Thema all der Details« ist (Breidenstein et al. 2015, S. 157). Breidenstein et al. (2015, S. 157) sprechen hier von dem »Schlüsselthema«. In der Grounded Theory findet sich der Begriff der »Kernkategorie«, beides beschreibt in der Auswertung einen Prozess der weiteren analytischen Durchdringung des empirischen Materials. Dabei gilt es, aus der Detailperspektive zum Kern des Themas durchzudringen, der wie eine Klammer die vorliegenden Erkenntnisse umfasst und »erzählbar« macht. Dies erfolgt in Rückbezug auf wissenschaftliche Erkenntnisse, theoretische Ansätze und Auseinandersetzungen mit dem Gegenstand. Hierbei haben in der Auswertung auch grafische Darstellungen geholfen.

Während im Prozess der Auswertung lange das Phänomen der »Wunschermittlung« im Fokus der Betrachtung lag, rückte durch die Neuordnung der Kategorien mit Hilfe von Themenschwerpunkten das Prozesshafte des Geschehens und die aktive Rolle aller Beteiligten in den Mittelpunkt, was zum Kernthema der Analyse der »Wunschäußerung als gemeinsamer Herstellungsprozess« führte. Gleichzeitig wurde auch deutlich, dass das Kodierparadigma zu kurz griff, um der Komplexität des Geschehens gerecht zu werden, weil das Handeln der Beteiligten immer durch die Situation und Routinen (im Sinne nicht reflektierten Handelns) mitbestimmt war (Jellen 2021). Dies führte auch dazu, dass von dem Kodierparadigma abgewichen und die Beschreibung mit Darstellung von Ausgangssituation, Haltung und Spannungsfeldern neu geordnet wurde. Mit der Verschriftlichung der Erkenntnisse wurde der Auswertungsprozess weiter vorangetrieben, so dass die bis dahin herausgearbeiteten Kategorien durch weitere zusammenfassende Bündelung reduziert und in ihrer Beziehung zum Kernthema präzisiert werden konnten. Die mit diesem Buch vorgelegte Darstellung der Erkenntnisse erfolgt in dem Bewusstsein, dass sie der Komplexität des Geschehens nicht in allen Details gerecht werden kann.

Die Güte der Forschung zeigt sich u. a. durch die Transparenz des Forschungsprozesses sowie in der »empirischen Angemessenheit der Beschreibung«, die im »spannungsvollen Verhältnis von Annäherung und Distanzierung« (Breidenstein et al. 2015, S. 184) erfolgt. Breidenstein et al. (2015, S. 184) fassen es so zusammen: »Ein Kenner des Feldes muss nach dem Lesen der Ethnografie sagen können: ›Ja, das stimmt – aber so habe ich das noch nie gesehen!‹« In diesem Sinne wurden die Darstellungen der Ergebnisse mit verschiedenen Personen, als »Kenner des Feldes«, diskutiert und reflektiert. Die Veröffentlichung im Rahmen des Buches soll diesen Diskurs und die Arbeit an der Themenstellung weiter befördern. Auf die Darstellung des Feldzugangs und des Samples wird an dieser Stelle verzichtet, da sie bereits an anderer Stelle im Buch ausführlich erfolgt (► Kap. 11).

Literatur

Babchuk WA, Hitchcock RK (2013) Grounded Theory Ethnography: Merging Methodologies for Advancing Naturalistic Inquiry. Adult Education Research Conference (https://newprairiepress.org/aerc/2013/papers/5, Zugriff am: 29.05.2021)

Breidenstein G, Hirschauer S, Kalthoff H, Nieswand B (2015) Ethnografie. Die Praxis der Feldforschung. 2., überarb. Aufl. Konstanz: UVK Verlagsgesellschaft

Charmaz K, Mitchell RG (2001) Grounded Theory in Ethnography. In: Atkinson P, Coffey A, Delamont S et al. (Hrsg.) Handbook of Ethnography. London u. a:. Sage Publications, S. 160–174

Charmaz K, Olesen V (1997) Ethnographic Research in Medical Sociology: Its Foci and Distinctive Contributions, Sociological Methods & Research, 25(4), S. 452–494

Glaser B (1978) Theoretical Sensitivity. Advances in the Methodology of Grounded Theory. Mill Valley, CA: The Sociology Press

Glaser BG, Strauss AL (1965) Discovery of substantive theory: a basic strategy underlying qualitative research, American Behavioral Scientist, 8(6), S. 5–12

Glaser BG, Strauss AL (2010) The discovery of grounded theory: Strategies for qualitative research. 5. Paperback Printing. New Brunswick, London: Aldine

Jellen J (2021) Grounded Theory und Ethnografie im Spannungsfeld von Handlung und Praxis. In: Detka C, Ohlbrecht H, Tiefel S (Hrsg.) Anselm Strauss – Werk, Aktualität und Potentiale. Mehr als Grounded Theory. Opladen: Verlag Budrich, S. 265–288

Kelle U (2005) »Emergence« vs. »Forcing« of Empirical Data? A Crucial Problem of »Grounded Theory« Reconsidered, Forum Qualitative Sozialforschung, 6(2), Art. 27 (https://www.qualitative-research.net/index.php/fqs/article/view/467/1001, Zugriff am: 29.05.2021)

Kuckartz U (2014) Qualitative Inhaltsanalyse. Methoden, Praxis, Computerunterstützung. 2., durchgesehene Aufl. Weinheim, Basel: Beltz

Pettigrew SF (2000) Ethnography and Grounded Theory: a Happy Marriage? In: Hoch SJ, Meyer RJ (Hrsg.) NA - Advances in Consumer Research. Provo, UT: Association for Consumer Research, 256–260

Schälike J (2002) Wünsche, Werte und Moral. Entwurf eines handlungstheoretischen und ethischen Internalismus. Würzburg: Könighausen & Neumann

Schrooten K, Tiesmeyer K, Heitmann D (2021) Wohnwünsche von Menschen mit komplexer Behinderung erfassen. Ethnografie als methodischer Zugang. In: Nover U, Panke-Kochinke B (Hrsg.) Qualitative Pflegeforschung. Eigensinn, Morphologie und Gegenstandsangemessenheit. Baden-Baden: Nomos, S. 243–256

Strauss AL, Corbin JL (1996) Grounded Theory: Grundlagen qualitativer Sozialforschung. Weinheim: Beltz VerlagsUnion

Strübing J (2008) Grounded Theory. Zur sozialtheoretischen und epistemologischen Fundierung des Verfahrens der empirisch begründeten Theoriebildung. 2., überarb. u. erw. Aufl. Wiesbaden: VS Verlag

14 Partizipative Zusammenarbeit als (fortlaufender) reflexiver Prozess

Gudrun Dobslaw und Karin Tiesmeyer

Im Projekt »Wahlmöglichkeiten sichern!« war die partizipative Anlage des Projektes eine wichtige Grundlage (► Kap. 2). Dieser Grundgedanke bezog sich sowohl auf die enge Zusammenarbeit zwischen Praxis und Wissenschaft als auch auf die enge Zusammenarbeit mit den Menschen mit Behinderung, die an dem Entwicklungs- und Forschungsprozess teilgenommen haben. Partizipatives Handeln ist eng verknüpft mit der Idee des Empowerment und zielt auf Selbstermächtigung und Selbstbefähigung marginalisierter Personengruppen. Seinen Ursprung findet der Empowermentgedanke in sozialen Bewegungen, wie den Bürgerrechtsbewegungen in den USA, feministischen Bewegungen oder auch den Disability Studies. Über Mitsprache und Mitentscheidungen sollen die Menschen befähigt werden, ihr Leben in die eigene Hand zu nehmen (Herriger 2020). Das kann sich sowohl auf die Ebene der politischen Beteiligungsprozesse wie auch auf Fragen der autonomen Gestaltung des eigenen Lebens beziehen (Hauser 2020, S. 51).

Die Unterstützung und Ermöglichung von Empowerment ist ein zentrales Thema und Anliegen der Sozialen Arbeit, der Heilpädagogik sowie der Disability Studies und der partizipativen Forschung. Menschen werden als aktiv Handelnde gesehen und unterstützt, sich ihre Umwelt selbstbestimmt anzueignen, sie zu gestalten und auf eigene Ressourcen und Lösungsmöglichkeiten zu vertrauen (Keupp 2018, S. 559). Insofern setzt Empowerment Partizipation als Handlungsprinzip voraus, und der Begriff Partizipation kommt ohne Empowerment nicht aus: Jene Menschen, die Adressat*innen professioneller Unterstützung und von Forschungsprozessen in diesen Zusammenhängen sind, sollen aktiv einbezogen werden, und zwar möglichst so, dass ihre Perspektive im gesamten Prozess gleichberechtigt Berücksichtigung findet. Das gilt sowohl für die Planung von Unterstützungsleistungen, beispielsweise bei der Hilfe- oder Teilhabeplanung (Hitzler 2012; Dobslaw & Pfab 2015), wie auch für die Einbeziehung von Zielgruppen in einen Forschungsprozess (siehe u. a. Bergold & Thomas 2020; von Unger 2014; Bergold & Stefan 2012).

Alle diese Settings haben gemeinsam, dass die subjektive Expertise der Adressat*innen als unabdingbar für den gesamten Prozess – von der Planung bis zur Ergebnisveröffentlichung – angesehen wird. In der Hilfe- bzw. Teilhabeplanung ist diese Vorgehensweise mit der Erkenntnis verbunden, dass Veränderungs- oder Entwicklungsziele nur schwer zu erreichen sind, wenn die Betreffenden sie nicht selbst entwickelt und für ihr Leben als relevant erkannt haben. In der Forschung erfolgte vor allem im Rahmen der Disability Studies ein radikales Umdenken: von einem an Objektivität und Neutralität orientierten Forschungsprozess hin zu einer partizipativ gestalteten Kooperation (Waldschmidt 2014).

Die Herausforderung im Projekt bestand darin, dass die Einbeziehung von Menschen mit Komplexer Behinderung in Forschungszusammenhänge nicht einfach umzusetzen ist. Viele Forschungsvorhaben im Bereich des Wohnens gründen sich auf Befragungen und setzen damit verbalsprachliche Äußerungen voraus, so dass der Personenkreis, der sich nicht verbalsprachlich äußert, vielfach aus Studien ausgeschlossen ist (▶ Kap. 9).

Grundsätzlich setzt ein partizipativ ausgerichtetes Handeln in Bezug auf die Realisierung (professioneller) Unterstützung und Forschung voraus, dass Prozesse entsprechend gestaltet und umgesetzt werden: Einfach weitermachen wie bisher und die Adressat*innen mit an den Tisch setzen, reicht nicht aus. Es bedarf vielmehr einer sorgfältigen Planung, die alle Phasen des Kooperationsprozesses betrifft und den Empowerment-Gedanken »im Gepäck hat«. Dies gilt insbesondere dann, wenn die Einbeziehung bisher nicht eingeübt ist und Verständigungsprozesse kritisch in Bezug auf das gleichberechtigte und wechselseitige Einbringen eigener Perspektiven zu überprüfen sind. Das beinhaltet zuallererst die Reflexion von Machtbeziehungen und Machtstrukturen, die sich u. a. in den Fragen spiegeln:

- Wie viel Gestaltungsmacht kann/soll/will man abgeben?
- Wer hat welche Machtressourcen?
- Wer hat welche Interessen und kann sie wie umsetzen? (Bergold & Thomas 2020, S. 126)

Alcántara und Kolleg*innen (2016) konnten am Beispiel von Bürgerbeteiligungsverfahren sehr gut verdeutlichen, dass das zugrundeliegende Demokratieverständnis, und damit auch die Frage der Ausgestaltung von Machtbeziehungen, Beteiligungsprozesse wesentlich bestimmt und Gegenstand von Reflexion aller Beteiligten sein sollte und muss.

Das ist vor allem deshalb relevant, weil Zielgruppen professionellen sozialen und gesundheitlichen Handelns und ihrer Forschungskontexte in der Regel diejenigen sind, deren gesellschaftliche Teilhabechancen sowieso schon sehr gering sind, für die Beteiligung also keineswegs eine Selbstverständlichkeit darstellt (von Unger 2012). Die Herausforderung besteht dabei jedoch nicht nur darin, Machtstrukturen zu reflektieren, sondern nach Bergold und Thomas (2020) zugleich in der Berücksichtigung des Aspekts der Zumutbarkeit, was bedeutet sensibel dafür zu bleiben, welche Rahmenbedingungen dafür notwendig sind und welche institutionellen Ressourcen dafür zur Verfügung stehen.

Um diese Fragen nicht nur innerhalb des Projektes zu reflektieren, sondern zugleich auch kritisch aus der Außenperspektive zu hinterfragen, inwieweit der anvisierte Anspruch der partizipativen Ausgestaltung im Projekt in Bezug auf Menschen mit Komplexer Behinderung tatsächlich gelingt, wurde Prof Dr. Gudrun Dobslaw angefragt, dies anhand exemplarischer Situationen zu evaluieren.

Das Anliegen des vorliegenden Beitrags ist es, diesen Evaluationsprozess anhand zweier Situationen zu veranschaulichen und die Komplexität von Beteiligung auf der Interaktionsebene herauszuarbeiten. In beiden ausgewählten Situationen bestand das Ziel darin, im Rahmen einer partizipativ organisierten Zusammenarbeit Beteiligung von Personengruppen zu ermöglichen, die in anderen Zusammenhängen wegen ihres Unterstützungsbedarfes auch Adressat*innen professionellen sozialen Handelns sind oder sein könnten.

14.1 Das Gelingen von Partizipation vollzieht sich in der Interaktion

Die hier vorgestellten Studien entstammen einem größeren Datenkorpus des Projekts »Wahlmöglichkeiten sichern!« (2016–2019). Das Projekt verfolgte zum einen das Ziel, für Menschen mit komplexer Beeinträchtigung Beteiligungsverfahren daraufhin zu erproben, inwieweit und mit welchen Methoden diese Personengruppe in die Planung und Gestaltung ihres Lebens in Bezug auf die Frage des Wohnens einbezogen werden können (Fragen, die sich im Zusammenhang mit der Umsetzung der UN-BRK und des Bundesteilhabegesetzes mit der Schwerpunktlegung auf der Zusicherung von Selbstbestimmung und voller, wirksamer und gleichberechtigter Teilhabe im Rahmen von Hilfe-/Teilhabeplanung noch einmal neu und mit besonderer Dringlichkeit stellen). Dazu wurden Instrumente und Best-Practice-Beispiele recherchiert und in der Praxis erprobt und evaluiert. Zudem wurde die Kooperation mit einer Selbsthilfegruppe initiiert, die die Funktion eines fachlichen Beirats übernahm. In den Beiratssitzungen, die gemeinsam mit den Projektteammitgliedern stattfanden, wurden Zwischenergebnisse aus dem Projekt kritisch reflektiert und Tipps zum weiteren Vorgehen oder zur Auswahl von geeigneten Instrumenten gegeben (► Kap. 2).

Ein weiteres Ziel des Projekts bestand darin, auch die einzelnen Forschungsphasen möglichst partizipativ anzulegen. Dazu wurde eine regelmäßige Prozessreflexion durchgeführt, indem 1) ausgewählte Sitzungen der Erprobung von Instrumenten und 2) Sitzungen mit dem Beirat auf Video aufgezeichnet und unter Einbeziehung einer externen Supervisorin interaktionsanalytisch ausgewertet wurden. An diesen Auswertungssitzungen nahm das gesamte Forschungsteam teil, die wichtigsten Erkenntnisse wurden 1) für die Erprobung von Instrumenten oder 2) für die nächsten geplanten Sitzungen mit dem Beirat aufbereitet und umgesetzt.

Die sehr detaillierte Analyse von Interaktionssequenzen im Forschungsprozess war zunächst für alle Beteiligten sehr ungewohnt, stellte sich dann aber als großer Gewinn heraus. Denn trotz sorgfältiger Planung und konsequenter Einbeziehung der Expert*innen in eigener Sache zeigte sich immer wieder, wie kompliziert, schwierig und anspruchsvoll die Umsetzung eines partizipativ angelegten (Forschungs-)Prozesses für alle Beteiligten ist.

Wie genau im Einzelfall hingeschaut werden muss und welche Fragen sich dann ergeben, auf die es eventuell auch (gerade) keine Antwort gibt, soll anhand der folgenden beiden ausgewählten Situationen verdeutlicht werden. Dabei wird die Darstellung so gestaltet, dass anhand von zwei kurzen Ausschnitten aus dem Videomaterial der Analyse- und Reflexionsprozess sichtbar gemacht wird. Dies erfolgt auch in Rückbezug auf theoretische Konzepte, um die Pendelbewegung in der Analyse zwischen situativer Beobachtung, Deutung und Einbeziehung vorliegender wissenschaftlicher Erkenntnis transparent zu machen.

14.1.1 Studie 1: Fokussierte Interaktion als Strukturierungshilfe

In der ersten Studie wurde der Frage nachgegangen, wie für Menschen mit komplexer Beeinträchtigung ein Setting geschaffen werden kann, in dem sie als aktiv Handelnde an einem Planungsprozess über ihre eigene Zukunft (hier: Wohnwünsche) teilnehmen können. Die große Herausforderung bei dieser Personengruppe besteht darin, dass sie sich zum einen verbalsprachlich kaum äußern können und deshalb eine barrierefreie Form der Kommunikation entwickelt und/oder umgesetzt werden muss. Zudem sind die Sozialisationsbedingungen dieser Personengruppe oftmals dadurch geprägt, dass sowohl das soziale wie auch das professionelle Umfeld stellvertretend Entscheidungen für sie trifft, ohne ihre Meinung zuvor einzuholen (Seifert 2010; Antaki et al. 2008).

Gegenstand der Analyse für diesen Beitrag ist eine (Lebens-/Wohn-)Planungssitzung, in diesem Fall im Rahmen eines Unterstützungskreises für eine Dame (Frau F.) mit komplexer Beeinträchtigung, an der außer ihr noch Mitarbeiter*innen der stationären Behindertenhilfe teilnahmen. Die Sitzung wurde auf Video aufgezeichnet und liegt als vollständiges, nach GAT 2-Kriterien[27] (Selting et al. 2009) gefertigtes Transkript vor. Die Auswertung erfolgte auf der Basis eines interaktionistischen Ansatzes als multimodale Analyse (Schmitt 2012). Dabei wird – wie in der klassischen Konversationsanalyse – von einer sequenziellen Rekonstruktion der durch die Beteiligten situativ hergestellten Interaktion ausgegangen (Hitzler & Messmer 2011), bei der jedoch im Gegensatz zur klassischen Konversationsanalyse alle Modalitäten gleichermaßen betrachtet werden, also sowohl die verbalen wie auch die nonverbalen Anteile der Interaktion (Deppermann & Streeck 2018).

Als rahmengebendes Setting für die (Lebens-)Planungssitzung wurde ein sogenannter Unterstützerkreis ausgewählt, ein wesentlicher Bestandteil der Persönlichen Zukunftsplanung nach Doose (2020). Unterstützungskreise können insbesondere für Menschen durchgeführt werden, die sich selbst wenig oder gar nicht verbalsprachlich zu ihren eigenen Lebensentwürfen äußern können oder die Schwierigkeiten haben, über sich selbst auf der Metaebene zu reflektieren. Das methodische Vorgehen besteht darin, dass in einer Planungssitzung für eine bestimmte Person Freund*innen, Bekannte oder auch Professionelle zusammenkommen, die diese Person gut kennen, und ihre eigenen Ideen zu Stärken, Vorlieben, aber auch zum Unterstützungsbedarf zusammentragen (▶ Kap. 10). So sollen Beeinträchtigungen in der verbalsprachlichen Kommunikation kompensiert werden. Soweit möglich, äußert sich die Person, die im Mittelpunkt steht, zu diesen Ideen oder ergänzt durch eigene Beiträge. Im Ergebnis entsteht in einer solchen Sitzung ein (möglichst)

---

27 Die Transkriptionsregeln finden sich im Anhang (vgl. Selting et al. 2009).

komplexes Bild der im Mittelpunkt stehenden Person. Auf dieser Grundlage können weitere Schritte mit Blick auf eine Verbesserung der Lebenssituation gemeinsam verabredet werden.

Die Persönliche Zukunftsplanung verfolgt dabei einen konsequent ressourcenorientierten Ansatz: Die Stärken, Vorlieben und Kompetenzen der jeweiligen Personen werden besonders in den Blick genommen.

Die Hauptperson der vorliegenden Studie ist im mittleren Alter (Frau F.) und wohnt wegen des hohen Unterstützungsbedarfs in einem stationären Wohnheim (jetzt: besondere Wohnform). Sie sitzt im Rollstuhl und kann sich verbalsprachlich nur sehr eingeschränkt mitteilen. Es sind nur etwa drei bis vier verschiedene Äußerungen zu verstehen, z. B. »Komm her« oder »Geh weg«, Personen bezeichnet sie überwiegend mit »Oma« oder »Opa«, nicht mit deren persönlichem Namen. Sie gibt zudem Laute unterschiedlicher Tonhöhe und Lautstärke von sich, dazu zählt auch eine Äußerung, die als NEIN verstanden werden kann und die von Frau F. häufig und in unterschiedlichsten Situationen zum Einsatz kommt. Ihre Laute werden durch intensive Körperbewegungen und Mimik unterstützt, die überwiegend durch ihre spastische Lähmung gesteuert werden. Im Arm hält sie ein Stofftier, das sie immer bei sich hat.

Außer Frau F. nehmen weitere neun Personen (Fachkräfte, Einzelbetreuung, Projektmitarbeitende) an der Sitzung teil, die Frau F. mehr oder weniger gut kennen und die versuchen, aus ihrer Kenntnis der Lebensgewohnheiten und Vorlieben von Frau F. herauszuarbeiten, wie Frau F. ihr Leben und ihre Wohnsituation gestalten wollen würde. Über ein privates Netzwerk verfügt Frau F. nicht. Direkt neben Frau F. sitzen die Fachkräfte A. und E.

Alle Teilnehmer*innen der Sitzung sitzen in einem Stuhlkreis und haben einen Flipchart im Blick, auf dem eine Tabelle aufgezeichnet ist, in die sich im Verlauf der Begrüßungsszene alle Teilnehmer*innen mit Namen eintragen werden. Der Moderator beginnt mit seiner Vorstellung, begrüßt Frau F., eröffnet die Sitzung und erläutert den Zweck der Zusammenkunft. Er betont dabei, dass Frau F. im Mittelpunkt des Geschehens steht und es um sie geht. Das Prozedere für die individuelle Vorstellung gibt der Moderator vor: Jede*r nimmt sich einen Stift in einer beliebigen Farbe, hockt oder stellt sich vor Frau F., stellt sich vor, benennt kurz den Zusammenhang, aus dem sie bekannt sind, und schreibt dann seinen*ihren Namen auf den Flipchart.

Der Moderator (J) beginnt die Vorstellung, indem er sich vor Frau F. stellt, ihr die Hand zur Begrüßung gibt und sie mit »Hallo, Frau F.« begrüßt. Dann hockt er sich vor sie hin, so dass sich beide etwa in Augenhöhe befinden, und betont, dass sie sich schon ein bisschen länger kennen.

   (02:46)
49   F: ((lächelt))
50   J: << vor F in die Hocke gehend> °h wir kEnnen uns
51   jetzt schon n bisschen länger? ((atmet laut aus))>
52   F: NEIN; (Frau F. wendet den Kopf hin und her, wirkt positiv gestimmt)
53   J: genau;
54   ((eine weitere Person (H) aus dem Kreis lacht auf, A und E lächeln F an))

Fokussierte Interaktion

Die Anleitung des Moderators zur Vorstellung der Anwesenden ist als Inszenierung zu verstehen. Durch sie wird für alle erkennbar, dass hier eine fokussierte Interaktion stattfindet.

> **Definition fokussierte Interaktion**
>
> Eine fokussierte Interaktion ist nach Birkner et al. (2020) ein gemeinsames interaktives Projekt, das von führenden Vertretern der Konversationsanalyse als mutual activity (Goffman 1963, S. 24) oder joint project (Clark 1996, S. 191 ff.) eingeführt wurde. Eine fokussierte Interaktion findet beispielsweise in Form einer Kommunikation zwischen zwei Menschen statt, die sich in ihren Beiträgen aufeinander beziehen und so ein gemeinsames Ziel verfolgen, nämlich ein Gespräch herzustellen (Ruoss 2014, S. 164). Eine fokussierte Interaktion kann aber auch jenseits verbalsprachlicher Aktivitäten stattfinden, z. B. in Form einer gemeinsamen sportlichen Aktion, gemeinsamen Freizeitaktivitäten in Haus und Garten (Goffman 1964, S. 135) oder beim Ausmisten eines Schafstalls (Keevallik 2018).

Treten Menschen in eine fokussierte Interaktion, richten sie ihr Verhalten darauf aus: Sie halten Blickkontakt, wenden sich körperlich einander zu und regeln den Abstand zueinander entsprechend. Der Kontakt zu denjenigen, die nicht an der fokussierten Interaktion teilnehmen, wird dabei gleichzeitig reduziert, sie geraten aus dem Blick. Damit schaffen sich Menschen, die sich in fokussierter Interaktion befinden, quasi einen eigenen Rahmen mit Abgrenzungen nach außen (Birkner et al. 2020, S. 35 f.).

Am Beispiel des Unterstützungskreises hocken sich die vorstellenden Personen vor Frau F. hin. So wird für Frau F. erkennbar, dass diese Person gewillt ist, mit ihr in eine fokussierte Interaktion einzutreten. Gleichzeitig grenzen sich beide von den anderen Teilnehmer*innen ab, indem sie sich von ihnen abwenden, schaffen also eine Interaktionsrahmen innerhalb einer bereits bestehenden sozialen Situation.

Eine solche fokussierte Interaktion innerhalb einer bereits bestehenden sozialen Situation bezeichnet Ruoss als »personelle Transition in fokussierter Interaktion« (Ruoss 2014, S. 164). Sie ist als »Übergangsphänomen« zu verstehen, bei dem »die personell-räumliche Veränderung interaktiv relevanter Strukturen innerhalb einer bereits bestehenden sozialen Situation« (Ruoss 2014, S. 164) erfolgt: Auf diese Weise wird eine Interaktionssituation innerhalb einer bestehenden sozialen Situation geschaffen.

Indem eine personelle Transition (im aufgeführten Beispiel also verstanden als vorübergehende veränderte Interaktion zwischen zwei Personen) stattfindet, verändern sich gleichzeitig auch die räumlichen Strukturen und damit auch der Teilnahmerahmen für die anderen Teilnehmer*innen (Goffman 1979, 1981; zit. nach Ruoss 2014, S. 165). In der Unterstützungskreis-Situation begeben sich die anderen Gruppenmitglieder während der Vorstellungsrunde in eine passive, beobachtende Rolle, wie ein Publikum, was jeder einzelnen Vorstellungssequenz aufmerksam folgt. Die Aufmerksamkeit ist auf die beiden Interagierenden gerichtet. Ist die Interaktion beendet, wird diese fokussierte Interaktion aufgehoben und die nächste Person folgt dem gleichen Procedere und tritt mit Frau F. ebenfalls in eine fokussierte Interaktion.

Die Kontaktaufnahme innerhalb der fokussierten Interaktion mit Frau F. erfolgt sowohl verbal wie auch durch Körperkontakt. Die verbale Vorstellung wurde durch den Moderator vorgegeben: Es soll der Name genannt werden und kurz erläutert werden, woher man sich kennt. Die Kontaktaufnahme über nonverbale Aktivitäten, wie beispielsweise Körperkontakt, wurde dagegen nicht so präzise vorgegeben, bis auf den Hinweis, dass man sich hinhocken möge. Die Hocke ermöglicht eine räumliche Dyade bzw. eine sogenannte F-Formation (Ruoss 2014, S. 290). Beide Interaktionspartner*innen befinden sich in dieser Situation auf Augenhöhe, Blickkontakt und eine gemeinsame visuelle Orientierung werden so vereinfacht.

Bei einigen Teilnehmer*innen zeigen sich bei der Umsetzung der Hockstellung Unsicherheiten: Wie tief geht man in die Hocke und wie nah kommt man dabei Frau F.? Einige Teilnehmer*innen gehen nur wenig in die körperliche Beugehaltung und erreichen damit nicht die gleiche Augenhöhe, während andere Teilnehmer*innen tief in die Hocke gehen. Aus der Reaktion von Frau F. lässt sich nicht schließen, ob sie diese sehr individuellen Positionierungen zur Kenntnis nimmt. Durch ihre spastische Lähmung vollzieht sie häufig unwillkürliche Bewegungen, denen keine sichere Bedeutung zugeschrieben werden kann. Weil auch ein Blickkontakt wegen der spastischen Lähmung von Frau F. nicht immer kontinuierlich möglich ist, lösen die Begrüßenden das Problem, indem sie Praktiken der Begrüßung und Kontaktaufnahme ausüben, wie beispielsweise Händeschütteln oder sie legen ihre Hand auf das Knie von Frau F. Damit erfolgt eine Unterstreichung der Intention, mit Frau F. in einen dyadischen Kontakt gehen zu wollen.

Frau F. reagiert auf diese Kontaktaufnahme sehr unterschiedlich. Einigen Teilnehmer*innen der Sitzung reicht sie die Hand, anderen nicht oder sie dreht den Kopf zur Seite und unterscheidet dabei erkennbar zwischen Leuten, die sie kennt und die sie nicht kennt. Eine Person kommt ihr in der Hocke zu nahe, in Reaktion darauf beugt sie sich weg. Ein anderer Teilnehmer berührt sie am Arm, sie zieht den Arm weg und als eine andere Person ihr Stofftier zur Begrüßung anfasst, fegt sie seine Hand mit ihrer in einer schnellen Bewegung zur Seite.

Auf diese Weise verdeutlicht Frau F. den räumlichen Rahmen, der für sie in dieser Situation angemessen ist und erweist sich als aktive Interaktionspartnerin, die ihre Bereitschaft zu einer fokussierten Interaktion zum Ausdruck bringt (Ruoss 2014, S. 189).

Integration verbaler Äußerungen

Die verbalsprachlichen Beiträge von Frau F. umfassen überwiegend Lautierungen, denen keine gemeinsam geteilten Wortbedeutungen zugeordnet werden können, sowie eine Äußerung, die von den Anwesenden als NEIN interpretiert wird. Die Verwendung von NEIN und die Reaktion der Gruppe auf diese Äußerung bieten hier einige interessante Hinweise.

Die Reaktion von Frau F. auf J: NEIN; (Frau F. wendet den Kopf hin und her, wirkt positiv gestimmt) irritiert, denn ihr Lächeln und die Reaktion NEIN scheinen nicht zusammenzupassen. Das Überraschende ist, dass J auf das NEIN nicht so reagiert, wie es zu vermuten gewesen wäre, z. B. indem er klarstellt, dass sie beide sich sehr wohl schon länger kennen und das vielleicht auch näher erläutert. Stattdessen bestätigt er das NEIN mit einem »genau«. Auch die anderen Teilnehmer*innen der Sitzung reagieren nicht überrascht.

Für die Interpretation, warum die Gruppe um Frau F. so reagiert, bieten sich mehrere Erklärungen an: Zum einen könnte davon ausgegangen werden, dass Frau F. nicht als »vollwertige« Interaktionspartnerin betrachtet wird und sich insofern eine Reparatur »nicht lohnt«. Eine weitere Erklärung könnte sein, dass es sich bei ihrer NEIN-Äußerung aus Sicht der anderen Gruppenmitglieder um ein undefiniertes Geräusch handelt, das nicht eingeordnet werden kann. Sie könnten aber auch von der Hypothese ausgehen, dass das Geräusch zwar wie NEIN klingt, aber etwas anderes ausdrückt. Schließlich könnte es auch sein, dass es ein Einordnungswissen gibt, sie verstehen das NEIN als aktive Äußerung, womit man mehrere Dinge tun kann und die mehrere Bedeutungen haben kann, beispielsweise: Ich bringe mich ein; ich reagiere auf das, was du sagst oder ich habe was zu sagen. Die Reaktion des Moderators und der Gruppe sprechen eher für die zuletzt genannte Bedeutungszuschreibung. Denn wenn der Moderator die Äußerung als ein NEIN interpretieren würde, hätte er vermutlich den Impuls für eine Reparatur gehabt, beispielsweise über Nachfragen oder Refraiming (Umdeutung des Gesagten).

Um dieser Frage nachzugehen, wurde das Datenmaterial daraufhin gesichtet, welche weiteren Verwendungsmöglichkeiten von NEIN durch Frau F. zu beobachten sind. Dabei zeigt sich, dass sie NEIN durchaus differenziert und nachvollziehbar einsetzt, beispielsweise als sich ihr bislang unbekannte Teilnehmer*innen der Gruppe vorstellen oder als Teilnehmer*innen bei der Begrüßung zu engen Körperkontakt einnehmen (z. B. durch Berühren des Arms). Auch in humorigen Interaktionen setzt sie NEIN ein, beispielsweise als ein Teilnehmer ihr zum Spaß einen Flipchart-Stift zeigt und sie fragt, ob sie auch einen Stift möchte. Sie stößt den Stift weg, lacht und sagt NEIN (4:40).

Über diese Interaktionssequenzen verdichtet sich die Annahme, dass Frau F. trotz eingeschränkter kommunikativer Ausdrucksfähigkeit mit den zur Verfügung stehenden Mitteln am Geschehen teilnimmt. NEIN als einzige Aussage von Frau F., an die verbalsprachlich angeknüpft werden kann, deckt scheinbar eine Reihe von Bedeutungen ab, die von der Gruppe verstanden werden. So scheint J das NEIN in der Interaktion nicht als NEIN zu handhaben, sondern würdigt es als Beitrag zur Interaktion, der eine aktive Teilnahme signalisiert und von J mit einer retrospektiven Interpretation »genau« (wir kennen uns schon lange) bekräftigt und auch abgeschlossen wird. Indem J den Beitrag von Frau F. in dieser Weise handhabt, stützt er ihn sozial und Frau F. wird dadurch zur gleichberechtigten Interaktionspartnerin.

Nach der Vorstellungsrunde, als im zweiten Schritt die positiven Eigenschaften über Frau F. durch die Anwesenden zusammengetragen werden, beschäftigt sie sich überwiegend mit den beiden Menschen rechts und links neben ihr, indem sie sie berührt oder sich ihnen zuwendet und lacht. Es entsteht der Eindruck, dass sie dem Geschehen nicht mehr folgen kann oder will und sich deshalb auf den unmittelbaren

Nahbereich konzentriert. Diese Kontaktaufnahmen werden von den jeweils Angesprochenen jedes Mal kurz bestätigt, indem beispielsweise kurz die Hand auf ihre gelegt wird oder ein Blickkontakt stattfindet. Gelegentlich sitzt sie aber auch für einen Moment ruhig in ihrem Rollstuhl und sagt NEIN. Die Reaktion der Gruppe besteht darin, entweder auf das NEIN nicht einzugehen oder es wird als Anlass für eine Einbeziehung von Frau F. genommen, indem Hypothesen gebildet werden, was es situativ zu bedeuten gehabt haben könnte. So erfolgt eine Einbindung von Frau F. in das aktuelle Geschehen, und zwar durch sie selbst und auch durch die Gruppe.

Was leistet die Gruppe und was hat Frau F. von der dargestellten Eingangssequenz?

Um einen Rahmen für Frau F. zu schaffen, den sie überblicken kann, schafft die Gruppe einen dyadischen Kommunikationsraum innerhalb der Gruppe mit einer direkten face-to-face-Vorstellung jedes Einzelnen. Die restlichen Gruppenmitglieder bzw. die »Rest-Gruppe« werden dabei jeweils ausgeblendet. In diesem Kommunikationsraum kann Interaktion stattfinden und findet auch statt.

Goffmann (1959, S. 13 f.) verweist darauf, dass durch die »körperlich-responsive […] Kopräsenz ein gemeinsames, kollaboratives Engagement« etabliert wird, »indem sie [die beteiligten Personen] einen einzigen Fokus der kognitiven und visuellen Aufmerksamkeit unterhalten und so das Gefühl einer gemeinsamen Aktivität erzeugen, der sie ein privilegiertes Recht einräumen.« Mit anderen Worten: Von den beteiligten Personen wird ein gemeinsam hergestellter interaktiver Raum erzeugt, der die Begegnung abschirmt und schützt und dadurch eine andere Form des Miteinanders erzeugt. Voraussetzung dafür ist, dass die Beteiligten sich sensibel aufeinander beziehen und ihr Verhalten auf das Gegenüber ausrichten. Das kann verbalsprachlich sein, kann aber auch in Blick, Gestik, Mimik oder körperlicher Berührung bestehen (Meyer 2014, S. 102). In dieser Form des Wechselseitig-Aufeinander-Bezogen-Seins finden sich enge Bezüge zum Konzept der Intensive Interaction (▶ Kap. 10).

Über das ritualisierte und wiederkehrende Vorgehen wird die Vorstellungsrunde Bestandteil des Gesamtgeschehens und für Frau F. verstehbar. Es gibt keine Nebenschauplätze, bei denen beispielsweise das Prozedere noch diskutiert würde, sondern der Ablauf ist allen Beteiligten klar und damit auch erwartbar. Auf diesen (begrenzten) Kontext innerhalb des Gesamtgeschehens kann sich Frau F. einstellen und auf die Einzelnen reagieren.

Diese Strukturierung des Geschehens beinhaltet auch eine Eingrenzung möglicher Inhalte, die verhandelt werden. Es geht in der Situation lediglich darum, dass die Personen sich namentlich vorstellen und einen Bezug zu Frau F. herstellen (»Wir kennen uns aus der Aktivität xy«). Damit wird die Komplexität reduziert, die sonst üblicherweise in Vorstellungsrunden über das Erzählen von Erlebnissen, Querbezügen usw. praktiziert wird. Ayaß (2012) beschreibt diesen Zuschnitt von Äußerungen auf das vermutete Wissen und die Perspektive des Zuhörers/der Zuhörerin als recipient design (Adressat*innenzuschnitt). Voraussetzung dafür ist, das mögliche Wissen und die Perspektive des*der Interaktionspartners*in zu antizipieren. Und auch die Zeit, die für jede einzelne Interaktion zur Verfügung steht, wird über dieses Vorgehen strukturiert und auch reduziert. Jede einzelne Vorstellung braucht nicht länger als 20 Sekunden Aufmerksamkeitsspanne und ist so für Frau F. handhabbar.

Insgesamt wird deutlich, dass die (Begrüßungs-)Situation als besonderer Kommunikationsraum zwischen je zwei Personen mit einer inhaltlichen und zeitlichen Struktur vorgegeben ist. In diesem vordefinierten Interaktionsraum ist Beteiligung für Frau F. sichtbar möglich. Die Gruppe passt den Rahmen so an, dass Frau F. ihre Rolle als Interaktionspartnerin wahrnehmen kann. Frau F. wiederum füllt den Rahmen durch ihre aktive Teilnahme am Geschehen aus. Dabei nimmt sie durch Gestik, Mimik und die verbalsprachliche Äußerung von NEIN Einfluss auf die Ausgestaltung der Situation, beispielsweise beim Austarieren von Nähe und Distanz zu einzelnen Teilnehmer*innen.

Die Anforderung der Gruppe besteht nicht nur darin, einen Rahmen zu schaffen, der für Frau F. verstehbar ist und den sie als aktiv Handelnde ausfüllen kann, die Gruppe muss sich auch als Gruppe organisieren, mit einem gemeinsamen Ziel und einer abgestimmten Vorgehensweise. Das tut sie beispielsweise, indem auf dem Flipchart die Namen aller Anwesenden mit unterschiedlichen Farben aufgeschrieben werden und sie sich so nicht nur für Frau F. (die nicht lesen kann) als Gruppe sichtbar machen und zu erkennen geben. Der Moderator schafft für die Gruppenmitglieder zudem eine Schablone, bei der die Auswahl der Farbstifte die Funktion der Übergangsmarker von einer fokussierten Interaktion zur nächsten haben. Die Auswahl des Stiftes und das Anschreiben des Namens auf den Flipchart beenden damit die fokussierte Interaktion und signalisieren den anderen Gruppenmitgliedern die Anschlussfähigkeit zur nächsten fokussierten Interaktion. Gleichzeitig lernen sich die Gruppenmitglieder untereinander kennen, indem sie die Begrüßung mit Frau F. beobachten.

Ob Frau F. versteht, was der Sinn der Zusammenkunft aller Teilnehmer*innen inkl. ihrer eigenen Person ist, bleibt dabei offen. Aus der aktiven Beteiligung – in dem auf sie zugeschnittenen Interaktionsraum – lässt sich nicht der Schluss ziehen, dass sie versteht, worum es geht, außer dass sich ihr eine Person nach der anderen vorstellt und sie das sichtlich genießt.

Die Frage ist hier: Wie relevant ist das? Aufgrund ihrer komplexen Beeinträchtigung wäre es zu keinem Zeitpunkt zu erwarten gewesen, dass sich Frau F. inhaltlich an ihren künftigen Wohnwünschen beteiligt. Wesentlich ist hier, dass Frau F. von allen Beteiligten als Interaktionspartnerin gesehen und einbezogen wird. Auf diese Weise findet Beteiligung statt, ohne die Erwartung an ein gemeinsames Ergebnis (▶ Kap. 7).

14.1.2 Studie 2: Grounding als konstitutives Element partizipativer Zusammenarbeit

Die zweite Studie greift einen anderen Aspekt der partizipativen Zusammenarbeit auf, nämlich die Frage, wie im gemeinsamen Arbeits- und Forschungsprozess ein gemeinsames Verständnis über den Gegenstand des Gesprächs und dessen Bedeutung hergestellt werden kann, so dass inhaltliche Beiträge der Gruppenmitglieder von allen verstanden und auch nachvollzogen werden können und die Gruppe damit handlungsfähig bleibt.

Zentral sind hier die Konzepte des common ground (Clark 2008) und der theory of mind (Premack & Woodruff 1978). Da nicht einsehbar ist, an welches Wissen inhaltliche Beiträge beim Gegenüber angedockt und inwiefern sie interpretiert werden, treffen die Gesprächsteilnehmer*innen je eigene Annahmen zur Wissensbasis des Gegenübers (theory of mind) (Deppermann 2015, S. 5 ff.) und passen ihre Äußerungen entsprechend an. Weil alle Interaktionsteilnehmer*innen das machen, produzieren sie auf diese Weise eine gemeinsam geteilte Wissensbasis (common ground), die sich aus der Annahme zum Wissen des Gegenübers und dem darauf abgestimmten eigenen Wissen speist.

Da es sich immer nur um Annahmen zum Wissensstand des Gegenübers in Form von Zuschreibungsprozessen handelt, bedürfen diese Annahmen einer Validierung (grounding), beispielsweise durch verbale oder nonverbale Hinweise der Zustimmung oder Ablehnung des Gehörten oder durch Korrekturen. Ein solcher Nachweis (evidence) muss verlässlich und einfach zu erlangen sein und zeitnah erfolgen (vgl. Clark 2008, S. 223).

Die grundlegende Motivation für grounding besteht Clark zufolge darin, dass die Interaktionspartner*innen vom Gegenüber richtig verstanden werden wollen: »people look for evidence that they have done what they intended to do« (Clark 2008, S. 222). Personen suchen demnach nach Nachweisen, dass sie das getan (vermittelt) haben, was sie auch tun (vermitteln) wollten. Zudem geht es aber auch darum, dass ein Gegenüber das Gesagte richtig verstehen will.

Daran wird in der wechselseitigen Kommunikation gearbeitet. Hat man ein wechselseitiges Verständnis erreicht, wird das so gemeinsam generierte neue Wissen abgespeichert (common ground) (Clark 2008, S. 203) bzw. im weiteren Diskussionsverlauf genutzt. Erst wenn es gelingt, das Gegenüber realistisch einzuschätzen, führt das zur Produktion von Beiträgen, die »einerseits hinreichend explizit und somit verständlich, andererseits aber auch nicht zu redundant mit Blick auf das schon bestehende Wissen des Partners« (Deppermann 2015, S. 7) sind.

Für eine partizipative Zusammenarbeit ist es essentiell, dass alle Beteiligten verstehen, worüber gesprochen wird, und so ihre Beiträge sinnvoll platzieren können. Am Beispiel einer Sitzung des oben beschriebenen fachlichen Projektbeirats, die vollständig auf Video aufgezeichnet und transkribiert wurde, soll verdeutlicht werden, welche Fallstricke sich in der Interaktion ergeben können, wenn »eigentlich« schon alles geklärt schien.

Die Sitzung des Beirats ist die vierte Sitzung und findet in den Räumlichkeiten statt, in denen sich die Gruppe schon vor der Einbeziehung in das Forschungsprojekt und auch währenddessen mit Unterstützung einer Moderatorin aus dem eigenen Kreis regelmäßig als Selbstvertretungsgruppe trifft. Die sieben Mitglieder der Selbsthilfegruppe und drei Mitglieder des Forschungsteams sitzen um eine Tischgruppe herum verteilt. Im Zuge der Zusammenarbeit ist die Anrede bereits in der ersten gemeinsamen Sitzung beim Du angekommen.

Thematisch hat sich das Forscher*innenteam darauf vorbereitet, mit der Selbsthilfegruppe über Wohnwünsche von Menschen mit Behinderung zu sprechen. Bevor die Forscher*innen ihr Anliegen für die Sitzung platzieren, nehmen sie Bezug auf den Inhalt der vorherigen Sitzung. Hier war nach einem Austausch über bisher durchgeführte Sitzungen sowohl von der Gruppe selbst als auch von dem Forscher*innenteam der Wunsch geäußert worden, den Austausch miteinander zu verbessern. Anlass war, dass in den Sitzungen zuvor ein roter Faden der Diskussion oftmals nicht mehr erkennbar war und die Forscher*innen, aber auch andere Gruppenmitglieder ihre Anliegen nicht genügend platzieren konnten. Insbesondere Personen, die mehr Zeit brauchten, um ihre Gedanken zu äußern, kamen nach Ansicht der Moderatorin der Selbstvertretungsgruppe nicht gut zu Wort oder wurden zu schnell unterbrochen. Auf Vorschlag der Moderatorin und Wunsch der Gruppe waren daher in der vorherigen Sitzung Regeln der Zusammenarbeit diskutiert und auf einem Flipchart festgehalten worden, die eine Beteiligung aller sicherstellen sollten. Dazu zählte auch, den Wunsch etwas zu sagen, durch eine erhobene Hand oder ein rotes Tuch zu signalisieren. Dabei wurde auch die Funktion des Regelhüters eingeführt, eine Person, die auf die Einhaltung der Regeln achten soll.

Auf die interessierte Nachfrage der Forscher*innen, ob die Gruppe schon ausprobiert habe, mit den Regeln zu arbeiten, sagt die Moderatorin der Gruppe (B), dass einige Gruppenmitglieder den Sinn nicht so richtig nachvollziehen könnten, aber trotzdem versuchen wollten, sich daran zu halten. Sie selbst unterstützt die Einhaltung der verabredeten Regeln und plädiert dabei an deren Sinnhaftigkeit am Beispiel der Handynutzung und die Vorteile, die der Verzicht auf ein Handy in der Sitzung hat. Die meisten Gruppenmitglieder nicken oder äußern sich bestätigend. Forscherin A greift danach noch einmal die Frage nach dem Regelhüter auf und es ergibt sich folgende Kommunikationssequenz mit dem Gruppenmitglied C:

```
120   A:   habt ihr das denn auch mit dem rEgelhüter
121        ausprobiert, (--)
122   C:   wie bitte, nochmal (sieht A an)
123   A:   mit dem rEgelhüter,
124   C:   [(wendet den Kopf kurz ab, legt die Stirn in Falten
125        und bläst die Luft durch die Lippen aus)]
126   A:   [es war ja die idee dass äh dass es immer einen
127        ((geste))]
128   C:   [nee] (richtet den Blick vor sich, wie
129        konzentriert)
130   A:   gibt der dann aufpasst dass die regeln EIngehalten
131        wird/werden.
```

Die Frage von A wird von C nicht sogleich verstanden und initiiert eine Wiederholung der Frage. Damit macht C gegenseitiges Verstehen zum relevanten Thema, es lässt sich aber für A nicht erkennen, was genau C nicht verstanden hat, denn das wird von ihm nicht spezifiziert. Für A könnte sich die Verstehensproblematik sowohl auf die akustische wie auch auf die semantische Dimension beziehen. A löst diese Unklarheit auf, indem sie beides bedient, und zunächst »rEgelhüter« wiederholt. Die nonverbale Reaktion von C (Zeile 124/125) deutet darauf hin, dass er nach der Wiederholung dieses Wortes bereits verstanden hat, worüber A sprechen möchte.

A lässt sich davon nicht beirren und geht das Verstehensproblem auch auf der semantischen Ebene an. Dazu schafft sie zur Einordnung einen Bezug zu einer Phase der vorangegangenen Sitzung: »es war ja die idee«. A nimmt hier keine nähere Bestimmung vor, aus welcher Situation heraus diese Idee entstand oder wer Initiator dieser Idee war. Mit dem unspezifischen »es war ja« verweist sie lediglich auf eine Begebenheit in der Gruppe, an deren Sitzung sie ja auch teilgenommen hat und die Verabredung somit kennt.

Schon zu Beginn der Erläuterung von A verdeutlicht C, dass er verstanden hat, indem er ein [nee] einbringt. A lässt sich davon zunächst nicht beirren und erläutert ihr Verständnis von der Verabredung: Es wird jemand bestimmt, der aufpasst, dass die Regeln eingehalten werden.

Bis hierhin zeigt die Sequenz, dass entgegen der Annahme von A offenbar alle Beteiligten am Gespräch eine Erinnerung an die Verabredung der letzten Sitzung haben und das »wie bitte, nochmal« von C sich auf etwas anderes beziehen muss, nämlich auf Bedenken, die sich im Nachgang ergeben haben:

```
132   C:   also das was die NAME2 gestern gesprOchen hat-
133        wie wir miteinander umgehen da/das haben wir
134        nochmal miteinander besprOchen und
135        versuch/versUchen auch so gut es geht (-) äh dies
136        EINzuhalten.
137   A:   hm_hm,
138   C:   wird zwar nicht immer sehr einfach sein-
139        das wissen wir,==wenn es einen pUnkt gibt wo man
140        dann (im elemEnt) ist redet man immer dazwischen;
141   A:   ja.
142   C:   aber es sollte trotzdem versucht werden da gab es
143        eine diskussion (blickt A bestätigend an). so.(.)
144        lächelt A an).
145   A:   das klang als hättest du letztes mal den (-)
146        regelhüterhut aufgehabt-
147   B:   [((nickt))]
148   C:   [(blickt vor sich hin)]
149   A:   ja, (.) wie möchtet ihr das machen? (.)
150        wollen wir heute einen andern mal/eine andere
151        person (damit) bestimmen,
152   C:   was? (zieht die Stirn kraus, guckt A fragend an)
```

C bezieht seine Bedenken auf die Umgangsweise untereinander, die mit dem Regelhütertum verbunden ist »wie wir miteinander umgehen da« (Zeile 133), und macht sich in dieser Sequenz damit auch zum Gruppensprecher, indem er sich auf ein vorangegangenes Gespräch bezieht. Es sind also nicht nur seine Bedenken. Welche Bedenken genau die Gruppe bzw. C hat, lässt sich hier noch nicht erschließen, aber die Gruppe hat sich offenbar dazu entschlossen, sich trotzdem an die Regeln halten zu wollen so gut es geht, auch wenn es nicht leicht ist, »aber es sollte trotzdem versucht werden« (Zeile 142).

Der Regelhüter – ursprünglich ein gemeinsam eingeführtes Instrument zur Steuerung der Gesprächsbeiträge – erscheint in dieser Sequenz als etwas von außen Vorgegebenes, mit normativen Anforderungen Verbundenes. Die Gruppe identifiziert sich scheinbar nicht (mehr) mit dieser Aufpasserfunktion, ihr wird vielmehr etwas Fremdbestimmtes zugewiesen. Trotzdem will sie versuchen, sich an die Regeln zu halten, und ratifiziert damit die gemeinsame Verabredung aus der letzten Sitzung.

A scheinen die Zweifel in Verbindung mit der Bedeutung des Regelhüters für das Gruppenklima in diesem Moment nicht deutlich zu sein und verfolgt weiter ihre Frage nach den ersten Erfahrungen mit der Umsetzung des Regelhüters. Dabei bezieht sie sich auf Cs aktive Sprecherfunktion, die er in der Vergangenheit bereits als Regelhüter innehatte: »das klang als hättest du letztes mal den (-)regelhüterhut aufgehabt-« (Zeilen 145/146).

Während die Moderatorin B diese Aussage von A mit einem Kopfnicken ratifiziert und damit noch einmal ihre Zustimmung für das Projekt Regelhüter zum Ausdruck bringt, schaut C lediglich vor sich hin. A hat ihm mit dieser Äußerung den »Wind aus den Segeln« genommen, seine Bedenken zur Frage, ob man einen Regelhüter braucht, hat er scheinbar selbst widerlegt, indem er die Rolle bereits ausgeführt hat.

Für A hat sich bestätigt, dass die Rolle des Regelhüters bereits ausprobiert wurde, und diese damit prinzipiell nicht mehr zur Diskussion steht. Im nächsten Schritt ergreift A nun die Initiative für die erneute Umsetzung der Regelhüter-Idee »ja, (.) wie möchtet ihr das machen? (.)wollen wir heute einen andern mal/eine andere person (damit) bestimmen«. Auf diese Frage reagiert C mit »was? (zieht die Stirn kraus, guckt A fragend an)« und macht wiederum das Verstehen zum relevanten Thema. Worauf sich das »was?« bezieht, bleibt hier unbestimmt, es könnte sich auch hier um ein akustisches oder ein semantisches Verstehensproblem handeln, es könnte aber auch auf den Ablauf bezogen sein und Fragen beinhalten wie: Wer bestimmt das? Wozu brauchen wir das heute? Schon wieder? usw. A wiederholt hier erneut die Idee, die ja in der Gruppe zuvor verabredet wurde:

```
153   A:   als rEgelhüter? als person die darauf aufpasst
154        dass äh:
155   C:   nein das müsst ihr sElber wissen (schüttelt den
156        Kopf).
157        ich finde das n bisschen kindisch.=
158        =wenn man so/so wie wir jetzt gerade reden ne,
159   A:   hm_hm,
160   C:   ohne dass wir (die hände schon) hoch haben
161   H:   ja eben.
162   C:   dann Ist das in ordnung.=
163        =wenn aber jemand meint/äh die (hand) hOchzieht
164        und Dann soll das akzeptiert werden und dann s_ist
165        Der irgendwann drAn.
166   A:   hm_hm,
```

167 C: aber das (tUch) und so das kommt mir wie im
168   kindergarten vor.

In dieser Sequenz reagiert C deutlicher mit Ablehnung auf die erneute Erläuterung von A: »nein das müsst ihr sElber wissen« und wertet es ab: »ich finde das n bisschen kindisch«. Das Kopfschütteln stützt in dieser Sequenz die Zurückweisung und gibt ihr zusätzliches Gewicht. C begründet hier seine Ablehnung, er möchte keinen neuen Regelhüter bestimmen, weil er davon ausgeht, dass es keine Kontrolle oder Korrektur des Gesprächsverlaufs in der Gruppe braucht. Dabei kontrastiert er diese Aussage mit dem Zweiergespräch, das er gerade mit A führt, und hebt die Modellfunktion hervor: »wie wir jetzt gerade reden ne«, da braucht auch niemand die Hand zu heben, um Gesprächsbedarf zu signalisieren. An dieser Stelle verdeutlicht C einen weiteren negativen Bedeutungsgehalt, den er mit dem Regelhüter oder mit der Verwendung des roten Tuches bzw. des Handhebens verbindet: Es ist nicht gut für das Gruppenklima (wie wir miteinander umgehen) und kindisch ist es auch.

C untermauert seine ablehnende Haltung, indem er zusätzlich die Unterscheidung zwischen richtig und falsch einführt: »dann Ist das in ordnung«. Man muss also nicht zwangsläufig einen Regelhüter haben, wenn das Gespräch doch auch so läuft. Und sich dafür zu entscheiden, es ohne Regelhüter zu führen, sollte in Ordnung im Sinne von akzeptiert sein. Zudem verdeutlicht C, dass er eine Vorstellung davon hat, wie es gelingen kann, sich in einen Gesprächsverlauf einzubringen bzw. dass ihm die Regeln von Gesprächsübergaben von einem*einer Sprecher*in zum*zur nächsten (turns) durchaus bewusst sind und er hier keine Kontrollinstanz benötigt: »=wenn aber jemand meint/äh die (hand) hOchzieht und das akzeptiert wird und dann s_ist der irgendwann drAn.«

C spricht damit auch die Interaktionsebene in der Gruppe an: Wenn das akzeptiert wird, dann ist die Person irgendwann dran. Dazu müssen aber alle aufmerksam sein und das bemerken, sonst funktioniert es nicht. Weil das in den vergangenen Sitzungen schwierig war, hatte sich die Gruppe ja gerade dazu entschlossen, den Regelhüter einzuführen. Vor diesem Hintergrund stellt sich die Frage, was die Ablehnung des Regelhüters für C so bedeutsam sein lässt. In den Zeilen 167/168 »aber das (tUch) und so das kommt mir wie im kindergarten vor« wird deutlich, dass offenbar ein Missverständnis vorliegt, was die Ablehnung von C erklären könnte:

169 A: mit nem tu_uch (sieht ihn fragend an),
170 C: ist meine/mit nem tUch. (das) sagste doch.
171   oder hab ich_s jetz falsch verstAnden;
172 B: nein;==du hast falsch verstAnden.
173 A: nee ich glaub da haben wir jetzt aneinander
174   vorbeigeredet. mEIne frage war jetzt ob/äh ob also
175   (.) bei den umgangsregeln,
176 G: hm_hm,
177 A: hattet Ihr ja die übErlegung, dass jemand bestimmt
178   wird der die regeln hütet. der darauf Aufpasst
179 C: ach hÜ:tet;

A wiederholt die Äußerung von C und zeigt Unverständnis durch den fragenden Blick, während C den Ausdruck »tUch« bestätigt, dann aber um eine Validierung bittet: »hab ich_s jetz falsch verstAnden«. In dieser Sequenz eröffnet sich für beide zum ersten Mal, dass ein Verstehensproblem vorliegt, was durch nonverbale oder verbale Äußerungen gekennzeichnet wird. Damit ergibt sich gleichzeitig auch ein Raum, um das Verstehensdefizit zu bearbeiten.

Sowohl die Moderatorin B als auch A kommen dem unmittelbar nach, indem sie allerdings das Missverständnis auf zwei verschiedene Weisen manifestieren: Die Moderatorin sieht das Problem bei C, er hat es falsch verstanden (Zeile 172), die Forscherin sieht es so, dass beide aneinander vorbeigeredet haben und signalisiert damit ihrerseits erneut ein Verstehensproblem (Zeilen 173/174). Offenbar folgt A dann dem Eindruck, dass C das Prozedere der vorangegangenen Sitzung nicht mehr präsent sei und wiederholt die Aussage aus der vorangegangenen Kommunikationssequenz, stellt dabei den Satz aber etwas um: »hattet Ihr ja die übErlegung, dass jemand bestimmt wird der die regeln hütet. der darauf Aufpasst«. Dabei manifestiert sie die Verabredung, einen Regelhüter zu bestimmen, erneut und schreibt die Verantwortung für diese Verabredung der Gruppe zu: »hattet Ihr ja«. Offenbar erschließt sich für A nicht, warum die von der Gruppe explizit gewünschte Verabredung in dieser Form nicht mehr präsent ist bzw. hinterfragt wird, und erinnert die Gruppe hier an ihre eigene Verabredung.

Für C ergibt sich durch die morpho-syntaktische Umstellung des bildhaften Ausdrucks »rEgelhüter« in »regeln hütet« in dieser Sequenz scheinbar ein neuer Zugang. Durch die explizite Markierung »ach« entsteht der Eindruck, als erschließe sich ihm der Sinn des Regelhüters jetzt neu: Er »hÜ:tet« etwas. Offenbar nimmt A die Aussage von C als Validierung der Sinnhaftigkeit, Regeln zu hüten, und erläutert die Vorteile aus ihrer Sicht auch noch einmal. Dann geht sie direkt zur Tagesordnung über: Wie soll es heute gehandhabt werden?

```
180    dass wir äh den andern AUsreden lassen dass äh
181    jeder seine meinung äußern darf;
182    einfach dass darauf aufgepasst wird dass alle
183    regeln EIngehalten werden oder dass/dass wir
184    einfach höflich miteinander umgehen und ähm (.) da
185    wär jetzt MEINE frage ob das für heute ob ihr für
186    heute auch jemanden bestimmen wollt;
```

Wie agiert die Forscherin in der Situation und was hat die Gruppe davon?

Die hier aufgezeigte Interaktionssequenz wird durch die schriftliche Darstellung und das Aufgliedern in die einzelnen Gesprächssequenzen wie in Zeitlupe verlangsamt und dadurch analysierbar gemacht. In der Videoaufnahme betrug die Dauer des hier dargestellten Austausches nur wenige Sekunden. In einem »normalen« Gesprächsverlauf wäre die Interaktionssequenz sicherlich als unerheblich zu bewerten, weil eine missverständnisfreie Kommunikation illusorisch ist und sie zu unserem Alltag gehört. Wir leben vielmehr mit Bedeutungs-Diskrepanzen, die sich kommunikativ auflösen lassen oder auch nicht.

Verfolgt man jedoch das Ziel, Rollen und Asymmetrien in einer partizipativ angelegten Zusammenarbeit kritisch zu hinterfragen und auch zu reduzieren, verdeutlichen solche Beispiele, welche Schwierigkeiten in der konkreten Situation und Interaktion zu bewältigen sind.

Die Rekonstruktion des Gesprächsverlaufs lässt die Vermutung zu, dass C sich auf der normativen Ebene gegen eine Bevormundung durch die Tätigkeit des Regelhüters aussprechen will. Er empfindet die Funktion als unangenehme Grenzsetzung oder erzieherisches Moment für kindisches Verhalten. Mit Tüchern oder Handheben will er nichts zu tun haben, die gehören in den Kindergarten. Stattdessen spricht er sich für »normale« kommunikative Aushandlungsprozesse aus, wie er sie beispielhaft auch mit A umsetzt. Damit grenzt er sich von Sonderbedingungen oder auch unangemessenen Kontexten (Kindergarten) ab, die er für die Gruppe nicht möchte und auch nicht für notwendig erachtet.

Die Äußerungen von A lassen in dieser Sequenz wiederum darauf schließen, dass sie von der Annahme ausgeht, C habe die Funktion des Regelhüters noch nicht verstanden und müsse sie erneut erklärt bekommen. Ausgangspunkt für sie ist scheinbar die Initiative und auch der Wunsch der Gruppe, einen Regelhüter einzuführen. Insofern scheint ihr Bemühen darin zu liegen, C an die Verabredung zu erinnern und die Vorteile eines Regelhüters noch einmal zu verdeutlichen. Die Bedenken von C, der sich zu sehr in ein Kindergartensetting versetzt fühlt, bleiben damit ungeklärt. Ob seine Erkenntnis, dass es sich um einen »Hüteprozess« handelt, auch seine Bedenken auflöst, lässt sich aus dieser und auch der weiteren Interaktionssequenz nicht schließen.

Damit entsteht eine paradox anmutende Situation: Die Forscherin unterstützt eine Steuerungsfunktion in und für die Gruppe (die Regelhüterin), die der Gruppe zu mehr demokratischem Verhalten verhelfen soll. Das Ansinnen ist nachvollziehbar, vor allem für diejenigen Gruppenmitglieder, die es – aufgrund des schnellen Gesprächsverlaufs – nicht schaffen, ihre Gesprächsbeiträge in den Gesprächslücken zu platzieren. Und die Gruppe hatte diesen Wunsch ja auch explizit geäußert. Gleichzeitig gehen Bedenken verloren, die sich zwischenzeitlich ergeben haben, und die Gruppe empfindet die eigene Verabredung inzwischen als etwas Fremdes, nicht Passendes und es hat den Anschein, dass die Umsetzung des Regelhüters eher als fremdbestimmt wahrgenommen wird.

Mit dieser Szene verbinden sich viele Fragen, u. a. die, wie »Normalität« oder »Teilhabe« von den Beteiligten in diesem Setting jeweils verstanden werden. Ein strukturiertes, moderiertes Gruppengeschehen mag hochgradig effektiv und deshalb attraktiv sein, ob es für die Selbsthilfegruppe auch einen Wert hat, steht hier zur Debatte, auch wenn sie es selbst initiiert haben. Es könnte sein, dass ihnen über diese Entscheidung deutlich geworden ist, dass sie es gerade genießen, ungebremst durcheinander sprechen zu können, wie C in Zeile 140 mit »im elemEnt« zu sein, kennzeichnet, und wie es auch in anderen Settings, bei denen es um Erfahrungsaustausch geht, der Fall ist. Ein Regelhüter und die Anzeige des Redebeitrags mit dem Tuch wären damit nichts Positives, sondern eher lästig, weil er oder sie den ungebremsten Gesprächsfluss und die Freude am Austausch behindern würde. Das Anliegen der Forscher*innen wiederum war es, gemeinsam mit der Selbsthilfegruppe über relevante Themen und Fragen zum Forschungsprozess im Projekt »Wahlmöglichkeiten sichern!« zu diskutieren. Wie aber geht man unter diesen Umständen eines sehr unterschiedlichen Verständnisses von strukturierter Diskussion oder einem Arbeitssetting damit um?

Die nächste Frage, die sich hier auch anschließt, ist die der Verfahrenshoheit: Wer bestimmt (bewusst oder unbewusst) darüber, wie das Arbeitssetting gestaltet wird? Die Forscher*innen genießen den Status des Gastes in der Gruppe. Auch wenn A das Verstehensproblem von C nicht erfasst hat und deshalb zur Klärung nichts beitragen konnte, ergibt sich für die Gruppe doch die Situation, dass zu den üblichen Sitzungszeiten der Selbsthilfegruppe und in deren Räumen Kommunikationsregeln umgesetzt werden, von denen sie in dieser aufgezeigten Sequenz deutlich erkennbar zeigen, dass sie damit nicht (mehr) einverstanden sind.

Die Situation steht hier exemplarisch für die Herausforderung, denen sich beide Seiten gegenübersahen, um den Austausch gut miteinander zu gestalten. Letztendlich wurden die Regeln im weiteren Verlauf der gemeinsamen Zusammenarbeit nicht mehr in dieser Form des Regelhüters und der Nutzung eines Tuches umgesetzt.

14.2 Diskussion

Beide hier vorgestellten Beispiele verdeutlichen, dass eine Analyse auf der Mikroebene Aufschluss darüber geben kann, wie Rollen im Sinne einer partizipativen Zusammenarbeit reflektiert und Unklarheiten aufgedeckt und auch geklärt werden können. Die partizipative Zusammenarbeit mit (potenziellen) Zielgruppen professionellen Handelns in der Praxis und der Forschung basiert immer auf einer asymmetrischen Beziehung, die ihren Ausdruck in zur Verfügung stehender Fachkompetenz, Kommunikationsfähigkeit oder auch Entscheidungskompetenz findet. Eine Neudefinition von sozialen Rollen in einem solchen Prozess beinhalten zunächst einmal Diffusion und Unklarheit, die nur im Prozess selbst geklärt werden können.

In der Zusammenarbeit mit Menschen, die über recht eingeschränkte Gestaltungsfähigkeiten verfügen, wie beispielsweise Frau F., gelang die Neudefintion der Rollen dadurch, dass Frau F. von Beginn an im Mittelpunkt des Geschehens war und hierbei durch den Moderator begleitet und unterstützt wurde. Der Moderator übernahm durch die Begrüßung eine Vorbildfunktion und gestaltete zugleich den Rahmen so, dass Frau F. in der Zweierbeziehung der Begrüßung in einen überschaubaren Interaktionsrahmen eingebunden war. Zugleich wurde der Gruppenprozess auf diese Weise gesteuert: Zum einen lernten sich die anderen Beteiligten durch das Beobachten der Begrüßungssituation wechselseitig kennen, zum anderen wussten sie mit dem Anschreiben des Namens, wann sie »dran waren«. Der Rahmen, das Setting so zu gestalten, dass die Person teilhaben kann, ist stark durch die professionelle Person, hier den Moderator, geprägt und ermöglicht den weiteren Personen, sich ebenfalls in diesen Rahmen einzufügen und ihre Rolle zu finden.

In der Zusammenarbeit mit Menschen, die sich selbst organisieren können, wie die Selbsthilfegruppe, ist die Herausforderung eine andere. Hier steht der gemeinsame Aushandlungsprozess sehr viel mehr im Fokus, verbunden mit Fragen nach Zuständigkeit, Verbindlichkeit, Kultur des Miteinanders usw. Es braucht ein hohes Maß an Sensibilität, um in dem quasi vertrauten Rahmen einer Besprechung, die eigenen bewährten Routinen oder Vorstellungen von einer guten Zusammenarbeit nicht unreflektiert auf andere Personengruppen zu übertragen.

Insofern kommt der kontinuierlichen Reflexion in beiden Prozessen eine hohe Bedeutung zu. In der ersten Sequenz gelingt es durch das Kennenlernen der Person während des Projektes, die Unterstützung einschätzen zu lernen, die die Person braucht, damit sie am Prozess partizipieren kann. Hier braucht es eine entsprechende Sensibilität und Vorbereitung, um für alle Beteiligten einen Rahmen zu schaffen, der Frau F. Partizipation ermöglicht. Zugleich ist es wichtig, auch im weiteren Prozess aufmerksam dafür zu bleiben, dass Frau F. mit ihrem Anliegen im Mittelpunkt bleibt und nicht die Eigendynamik des Gruppengeschehens davon wegführt.

In der zweiten Sequenz bezieht sich die fortwährende Reflexion darauf, die eigene Rollenunsicherheit wahrzunehmen und nicht mit vertrauten Mustern der Rollenklärung, wie z. B. der Übernahme der Rolle der Moderation, darauf zu reagieren. Die Herausforderung in den Prozessen liegt vor allem darin, dass Forschungsprozesse oft mit bestimmten Zielen verknüpft sind, die im vorgegebenen Rahmen einzuhalten sind. Die Verantwortung dafür bleibt bei den Forschenden, die im Bericht darüber Rechenschaft ablegen müssen. Es erfordert daher auch eine hohe Bereitschaft und Mut, Ziele neu zu definieren, wenn zeitliche Ressourcen nicht ausreichen, um sich auf eine echte gemeinsame Entwicklung im Sinne des Wechselseitig-voneinander-Lernens einzulassen. So war auch in dem Projekt »Wahlmöglichkeiten sichern!« eine zunächst nicht ganz einfach zu akzeptierende Erkenntnis, dass die ursprüngliche Idee, die gewonnenen Ergebnisse umfassend miteinander beraten zu können, gar nicht mehr vollständig umgesetzt werden konnte. Hierfür fehlte zum Ende des Projekts – als die Auswertung immer weiter voran ging und die Ergebnisse für die Abschlusstagung aufbereitet werden mussten – der zeitliche Rahmen. Hinzu kam, dass die Selbstvertretungsgruppe mit Blick auf die Beteiligung an der Abschlusstagung die Idee eines eigenen Anspiels als Einstieg in das Thema der Tagung hatte, das – in der für die gemeinsame Beratung angesetzten Zeit – entwickelt und eingeübt wurde. Das Loslassen der ursprünglichen Idee und das Akzeptieren der neuen Ausrichtung erzeugte zunächst einen inneren Konflikt hinsichtlich der Frage, inwieweit man dem vorher aufgestellten gemeinsamen Beratungsanspruch noch gerecht werden konnte. Mit der Akzeptanz der neuen Ausrichtung und dem dadurch entstandenen Beitrag wurde jedoch schließlich der ganz eigene Zugang der Gruppe zum Projektthema sichtbar. Die Gruppe setzte damit eigene Impulse zum Thema »Wohnwünsche und erforderliche Unterstützung bei deren Umsetzung«, die mit der Reflexion der Ergebnisse in Form der gemeinsamen Beratung ggf. so nicht möglich gewesen wären. Das zeigt, dass in der Zusammenarbeit mit sogenannten vulnerablen Gruppen immer wieder schwierige Situationen auf der Interaktionsebene gelöst werden müssen. Die Art der Problemlösung verdeutlicht das Ansinnen auf partizipatives Miteinander mindestens ebenso deutlich wie die Lösung an sich.

Zusammenfassend lässt sich festhalten, dass es eine Illusion ist, asymmetrische Beziehungen in einem partizipativ angelegten Prozess auflösen zu wollen. Vielmehr muss die Frage in den Blick genommen werden, wie damit umgegangen wird. Eine

Illusion ist aus unserer Sicht auch die Erwartung, in jeder Situation Verstehensprobleme zu erkennen und lösen zu können. Es braucht jedoch Achtsamkeit und eine Aufgeschlossenheit dafür, eigene Lernprozesse in den kooperativen Prozess einzubringen.

Literatur

Alcàntara S, Bach N, Kuhn R, Ullrich P (2016) Demokratietheorie und Partizipationspraxis. Analyse und Anwendungspotenziale deliberativer Verfahren. Wiesbaden: Springer VS

Antaki C, Finlay W, Walton C, Pate L (2008). Offering choices to people with intellectual disabilities: an interactional study, Journal of Intellectual Disability Research, 52(12), S. 1165–1175

Ayaß R (2008) Konversationsanalyse. In: Sander U, Gross F, Hugger KU (Hrsg.) Handbuch Medienpädagogik. Wiesbaden: VS Verlag, S. 346–350

Bergold J, Thomas S (2012) Partizipative Forschungsmethoden: Ein methodischer Ansatz in Bewegung [110 Absätze], Forum Qualitative Sozialforschung/Forum: Qualitative Social Research, 13(1), Art. 30 (http://nbn-resolving.de/urn:nbn:de:0114-fqs1201302, Zugriff am: 31.05.2021)

Bergold J, Thomas S (2020) Partizipative Forschung. In: Mey G, Mruck K (Hrsg.) Handbuch Qualitative Forschung in der Psychologie. Band 2: Designs und Verfahren. 2. Aufl. Wiesbaden: Springer, S. 113–133

Birkner K, Auer P, Bauer A, Kotthoff H (2020) Einführung in die Konversationsanalyse. Berlin: De Gruyter

Clark H (1996) Using language. Cambridge: University Press

Clark H (2008) Using language. 8. Print. Cambridge: University Press

Deppermann A (2015) Wissen im Gespräch: Voraussetzung und Produkt, Gegenstand und Ressource, InLiSt - Interaction and Linguistic Structures, 57 (http://www.inlist.uni-bayreuth.de/issues/57/inlist57.pdf, Zugriff am: 01.03.2021)

Deppermann A, Streeck J (Hrsg.) (2018) Time in Embodied Interaction. Amsterdam: John Benjamins Publishing Company

Dobslaw G, Pfab W (2015) Kommunikative Strategien in Teilhabegesprächen, Teilhabe, 3, S. 114–119

Doose S (2020) »I want my dream!« Persönliche Zukunftsplanung – weitergedacht. Neue Perspektiven und Methoden einer personenorientierten Planung mit Menschen mit und ohne Beeinträchtigungen. Neu-Ulm: AG SPAK

Goffman E (1959) Presentation of Self in Everyday Life. New York: Doubleday

Goffman E (1963) Behavior in public places. Notes on the social organization of gatherings. New York: The Free Press

Goffman E (1964) The neglected situation, American Anthropologist, New Series, 66/6(2), S. 133–136

Herriger N (2020) Empowerment in der Sozialen Arbeit. Eine Einführung. 6. Aufl. Stuttgart: Kohlhammer

Hitzler S, Messmer H (2011) Konversationsanalyse. In: Oelerich G, Otto HU (Hrsg.) Empirische Forschung und Soziale Arbeit. Wiesbaden: VS Verlag, S. 307–311

Hitzler S (2012) Aushandlung ohne Dissens? Praktische Dilemmata der Gesprächsführung im Hilfeplangespräch. Wiesbaden: Springer VS

Keevallik L (2018) The temporal organization of conversation while mucking out a sheep stable. In: Deppermann A, Streeck J (Hrsg.) Time in Embodied Interaction. Amsterdam: John Benjamins Publishing Company, S. 97–121

Keupp H (2018) Empowerment. In: Graßhoff G, Renker A, Schröer W (Hrsg.) Soziale Arbeit. Eine elementare Einführung. Wiesbaden: Springer VS, S. 559–571

Meyer C (2014) Menschen mit Demenz als Interaktionspartner. Eine Auswertung empirischer Studien vor dem Hintergrund eines dimensionalisierten Interaktionsbegriffs, Zeitschrift für Soziologie, 43(2), S. 95–112

Premack D, Woodruff G (1978) Does the chimpanzee have a theory of mind, Behavioural and Brain Sciences, 4, S. 515–526

Ruoss E (2014) Personelle Transitionen in Mehrpersonenkonstellationen: Zum Übergang von nicht-fokussierter in fokussierte Interaktion, Gesprächsforschung – Online-Zeitschrift zur verbalen Interaktion, (15), S. 161–195

Schmitt R (2012) Zur Multimodalität von Unterstützungsinteraktion, Deutsche Sprache, 40(4), S. 343–371

Seifert M (2010) Kundenstudie: Bedarf an Dienstleistungen zur Unterstützung des Wohnens von Menschen mit Behinderung. Abschlussbericht. Berlin: RHOMBOS-Verlag

Selting M, Auer P, Barth-Weingarten D et al. (2009) Gesprächsanalytisches Transkriptionssystem 2 (GAT 2), Gesprächsforschung – Online-Zeitschrift zur verbalen Interaktion, 10, S. 353–402 (http://www.gespraechsforschung-ozs.de/heft2009/px-gat2.pdf, Zugriff am: 07.12.2021)

von Unger H (2014) Partizipative Forschung. Einführung in die Forschungspraxis. Wiesbaden: Springer VS

von Unger H, Narimani P (2012) Ethische Reflexivität im Forschungsprozess: Herausforderungen in der Partizipativen Forschung, WZB Discussion Paper, No. SP I 2012-304 (http://hdl.handle.net/10419/70197, Zugriff am: 01.10.2021)

Waldschmidt A (2014) Macht der Differenz: Perspektiven der Disability Studies auf Diversität, Intersektionalität und soziale Ungleichheit, Soziale Probleme, 25(2), S. 173–193 (https://nbn-resolving.org/urn:nbn:de:0168-ssoar-447968, Zugriff am: 01.03.2021)

15 Wunschäußerung als gemeinsamer Herstellungsprozess – übergreifende Auswertung

Carina Bössing und Karin Tiesmeyer
(unter Mitwirkung von Annika Kühl)

In diesem Kapitel werden die Ergebnisse der übergreifenden Analyse der im Zusammenhang mit den Wohnwunschermittlungsprozessen erhobenen Daten vorgestellt. Im Mittelpunkt der Evaluation stand die Frage, inwieweit die ausgewählten Methoden dazu beitragen (können), die Wohnwünsche von Menschen mit Komplexer Behinderung, die sich nicht oder kaum verbalsprachlich äußern, zu erheben. Hierbei sollte zum einen geklärt werden, ob und welche Methoden an sich hilfreich sind, und zum anderen, welche beeinflussenden Faktoren zu beachten sind, damit die Wohnwunscherhebung gelingt.

Im Verlauf der Analyse wurde jedoch deutlich, dass es sich bei einer Wohnwunschermittlung mit diesem Personenkreis um ein prozesshaftes Geschehen handelt (▶ Kap. 11), bei dem weniger die Wirkung der einzelnen Methode als vielmehr die Betrachtung des Gesamtgeschehens relevant ist, um die dahinterliegenden Zusammenhänge zu verstehen. So wurde festgestellt, dass die »(Wohn-)Wunschäußerung als gemeinsamer Herstellungsprozess« begriffen und gestaltet werden muss.[28]

Wie sich dieser Prozess darstellt, wird in diesem Kapitel ausgeführt. Hierzu wird zunächst die Ausgangssituation des Prozesses skizziert, um dann dessen Beginn und die sich anschließende gemeinsame Arbeit sowie die beeinflussenden Faktoren zu veranschaulichen. Als Ergebnis dieses Prozesses steht im Idealfall der geäußerte Wohnwunsch und im weiteren Verlauf die Berücksichtigung bzw. die Realisierung dieses Wunsches.

15.1 Ausgangssituation

In Bezug auf die Ausgangssituation für das Phänomen der »Wunschäußerung als gemeinsamer Herstellungsprozess« sind verschiedene Aspekte relevant, die im Folgenden noch einmal zusammenfassend skizziert werden sollen. Im Mittelpunkt der Frage nach den Wohnwünschen stehen Menschen mit Komplexer Behinderung, die sich nicht oder nur sehr eingeschränkt verbalsprachlich äußern. Wie Bernasconi und Böing (▶ Kap. 4) sowie Dins, Keeley und Smeets (▶ Kap. 5) zeigen, meint die Bezeichnung

---

28 In ▶ Kap. 11.4 wird (Wohn-)Wunschermittlung bereits als phasenorientierter Prozess beschrieben. Während dort jedoch die in den einzelnen Phasen anwendbaren Methoden dargestellt werden, geht es hier im Wesentlichen um die Prozessgestaltung und die Bedingungsfaktoren, die zum Gelingen des gemeinsamen Herstellungsprozesses beitragen.

»Komplexe Behinderung« hier nicht, die Personen in ihrer *besonderen* Bedürftigkeit zu sehen. Vielmehr sind die Bedingungen zu analysieren, unter denen Komplexe Behinderung entsteht, und damit auch die Behinderung der *Realisierung* der eigenen Bedürfnisse (▶ Kap. 5).

Die in den Wohnwunschermittlungsprozess einbezogenen Personen[29] leben seit vielen Jahren in besonderen Wohnformen, die – so haben die empirische Ausgangsanalyse (▶ Kap. 3) sowie die Auseinandersetzung mit dem Forschungsstand gezeigt – einen unmittelbaren Einfluss auf die Äußerung von Wohnwünschen haben. Leben und Wohnen in (institutionellen) Abhängigkeitsverhältnissen sind durch Rahmenbedingungen bestimmt und werden im Folgenden in Rückbezug auf die Kapitel 1, 2 und 9 zusammenfassend skizziert:

- Sozialrechtliche Einflussnahmen der Eingliederungshilfe führ(t)en zu einer spezifischen Ausgestaltung des Wohnens, die im BTHG (§ 104 SGB IX) als »besondere Wohnformen« bezeichnet werden. Beispielhaft seien hier baurechtliche Rahmenbedingungen genannt, wie die Größe des bisher refinanzierten Einrichtungsbaus (die in NRW zu dem klassischen Bau von sogenannten 24er-Einrichtungen führten), die notwendige Einhaltung bestimmter baulicher und brandschutzrechtlicher Auflagen sowie strukturelle Bedingungen, die die Wohnsituation in besonderer Weise prägen (▶ Kap. 9). Hierzu gehört, dass Größe und Gruppenstruktur vielfach von der Einrichtung vorgegeben sind und nicht immer von Seiten der dort Wohnenden beeinflusst werden können, so dass es sich (zumeist) um nicht frei gewählte Wohngemeinschaften handelt (▶ Kap. 9).
- Die Betriebsgröße des Wohnangebots und der Grad der Organisation im Sinne einer stärkeren Strukturierung (z. B. durch Vorschriften und Regelungen) stehen in einem proportionalen Zusammenhang und lassen sich nicht immer gut mit dem Anspruch, privaten Wohnraum anzubieten, vereinbaren. Vielmehr erzeugen die Wirkmächtigkeit der Bürokratie sowie strukturelle und situative Anforderungen eine stärkere Durchstrukturierung des Tagesablaufs, die eine personenorientierte Unterstützungsleistung nicht immer ermöglicht (▶ Kap. 9). Der Wohnraum ist zugleich Arbeitsraum der dort tätigen Mitarbeitenden und die darin handelnden Akteur*innen stehen im Spannungsfeld verschiedener Ansprüche. Menschen mit Komplexer Behinderung haben zugleich vielfach nur eingeschränkte Möglichkeiten, sich den Raum für sich als Wohnraum anzueignen, was dazu führt, dass sie sich den Raum als Territorium anderer aneignen und die Trennung zwischen privatem und öffentlichem Raum nicht immer gegeben ist (▶ Kap. 9).
- Wahlmöglichkeiten in Bezug auf das eigene Wohnen sind für Menschen mit Komplexer Behinderung eingeschränkt, da der Zugang zu Informationen über Wohn- und Beratungsangebote begrenzt ist, barrierefreie und alternative Wohnangebote sowie Vorstellungen davon fehlen und sie sich mit Anforderungen anderer Personen konfrontiert sehen, die ein gewisses Maß an Selbstständigkeit in Bezug auf das

---

29 Bei der Darstellung wird zur Sicherung der Anonymität auf die Verwendung der Abkürzungen aus Kap. 11.2 verzichtet, um eine personenbezogene Zuordnung der Aussagen zu vermeiden (▶ Kap. 2.4). Die Namen werden mit Buchstaben in umgekehrter alphabetischer Reihenfolge abgekürzt.

Wohnen in ambulanten Wohnformen voraussetzen (▶ Kap. 2, ▶ Kap. 9). Zudem gibt es eine enge Verknüpfung zwischen bestehenden Wohnangeboten und der Realisierung eines passenden Unterstützungsangebots. In der Folge werden Menschen mit einem hohen Unterstützungsbedarf auf diese besonderen Wohnformen verwiesen (▶ Kap. 1, ▶ Kap. 2, ▶ Kap. 9). Aufgrund bestehender Vorstellungen von Angehörigen, rechtlichen Betreuer*innen oder anderen Personen aus dem persönlichen Umfeld (▶ Kap. 1, ▶ Kap. 11) werden eigene Vorstellungen und Wünsche der Menschen mit hohem Unterstützungsbedarf kaum erfragt oder in Frage gestellt bzw. das Leben in besonderen Wohnformen wird als alternativlos gesehen (▶ Kap. 2).
- Insbesondere zunehmender Hilfe- und Pflegebedarf führt dazu, dass sich die Begleitung vermehrt auf die Sicherung des Unterstützungsbedarfs fokussiert, wodurch Wohnen einen Unterbringungs- und Versorgungscharakter erhält und zu fremdbestimmten Wohnveränderungen führen kann (▶ Kap. 2, ▶ Kap. 3, ▶ Kap. 9).

Aufgrund des langjährigen Wohnens in diesen Wohnformen und fehlender Wohnalternativen wird das Thema »Wohnen« für Menschen mit Komplexer Behinderung in seiner Mehrdimensionalität (Meuth 2017) nicht hinreichend wahrgenommen und damit, um mit den Worten von Hasse (2009) zu sprechen, zu einem »unbedachten Wohnen«. Die hier skizzierte Art des Wohnens ist für die Mehrzahl aller Menschen eine ungewöhnliche Form des Wohnens, die jedoch in Bezug auf Menschen mit Komplexer Behinderung von Politik und Leistungsträgern und in der Folge auch von Leistungserbringern, deren Fachkräften sowie von den Betroffenen selbst und ihren Angehörigen nicht in Frage gestellt und damit zur »unbedachten Normalität« wird.

Im Ergebnis führen alle diese Aspekte oftmals dazu, dass Wohnwünsche nicht geäußert, nicht gedacht, nicht erfragt oder nicht wahrgenommen werden, vielmehr wird Wohnen in Bezug auf Menschen mit Komplexer Behinderung vor allem als »Unterstützungssicherheit« konstruiert und in seiner mehrdimensionalen Bedeutung damit zum »Nicht-Thema« bzw. einem übersehenen Thema. Auf diese Ausgangssituation trifft das Projekt »Wahlmöglichkeiten sichern!« mit dem Ziel, Wohnwünsche von Menschen mit Komplexer Behinderung in den Mittelpunkt der Betrachtung zu rücken und Methoden und Ansätze zur Ermittlung von Wohnwünschen weiterzuentwickeln bzw. anzupassen und zu erproben.

15.2 Beginn des Prozesses der Wohnwunschermittlung und -äußerung

Der Beginn des Prozesses der im Projekt angedachten Wohnwunschermittlung, der – wie noch gezeigt werden wird – zugleich den Beginn des Herstellungsprozesses der Wohnwunschäußerung kennzeichnet, wird durch die Bereitschaft der beteiligten Personen markiert, sich auf den *Prozess einzulassen* sowie durch die *Offenheit, Einblicke zu gewähren*.

Bereitschaft, sich einzulassen

Die Person mit Komplexer Behinderung (die im weiteren Verlauf als planende Person bezeichnet wird[30]) steht im Zentrum des Prozesses, da es um ihre Wünsche geht. Dementsprechend ist es von großer Bedeutung, inwieweit sie sich auf den angedachten Wohnwunschermittlungsprozess einlassen kann bzw. möchte. Die Bereitschaft der planenden Person, am Prozess teilzunehmen, stellt damit – im Sinne der Freiwilligkeit – die Grundvoraussetzung dar, um sich gemeinsam der Frage nach den Wohnwünschen widmen zu können.

Zu Beginn des Projektes wurde in einer gemeinsamen Auftaktveranstaltung über das Projekt anhand von Bildern und in Leichter Sprache informiert. Einbezogen waren die Personen, um deren Wohnwünsche es gehen sollte, sowie weitere für sie relevante Personen, wie Bezugsmitarbeitende, Angehörige, rechtliche Betreuer*innen usw. (▶ Kap. 11). Bereits hier wurde auf Reaktionen geachtet und darauf, ob ein Interesse erkennbar war, sich auf die Personen und die Situation einzulassen oder ob mit Ablehnung reagiert wurde. Um miteinander arbeiten zu können, brauchte es bei vielen Personen eine Phase des sich wechselseitigen Kennenlernens. Diese Phase konnte mit ein bis zwei Sitzungen relativ kurz sein, aber auch einen längeren Zeitraum benötigen, wie die Fallbeschreibung im ▶ Kap. 11 zeigt. Die zeitlichen Ressourcen im Projekt ermöglichten in vielen Fällen diese lange Phase des Kennenlernens. Insbesondere zum Projektende führten die gesetzten zeitlichen Grenzen dazu, dass nicht mehr alle Personen, für die eine Teilnahme eigentlich sinnvoll erschienen, in das Projekt einbezogen wurden, weil die notwendige lange Zeit der Kontaktaufnahme nicht mehr umgesetzt werden konnte, wie sich am nachfolgenden Beispiel von Frau Z. zeigt.

In einer Sitzung zu Beginn des Wohnwunschermittlungsprozesses versucht die Projektmitarbeitende mithilfe von Ja-/Nein-Fragen die Vorlieben von Frau Z. herauszufinden. Frau Z. verneint diese Fragen überwiegend, obwohl zuvor ein Ja-Nein-Verständnis angegeben wurde. Die wissenschaftliche Mitarbeiterin fragt im Anschluss bei der Bezugsmitarbeiterin (BZMA) nach der Ursache:

»Die BZMA und ich gehen ins Dienstzimmer. Dort frage ich, warum Frau Z. fast alles verneint hat, obwohl es sich um Dinge gehandelt hat, die sie eigentlich gerne mag. Die BZMA erklärt mir, dass Frau Z. das in Anwesenheit von Fremden gerne macht« (BK[31] Frau Z.).

---

30 In der Darstellung wird des Weiteren zwischen Projektmitarbeitenden (begleiten den Prozess der Wohnwunschermittlung), wissenschaftlichen Mitarbeitenden (evaluieren den Prozess), Mitarbeitenden aus dem Wohnbereich (unterstützen die planende Person im Alltag im Wohnangebot) und Bezugsmitarbeitenden (begleiten die Person als feste persönliche Ansprechperson im Wohnangebot) unterschieden.

31 Die hier dargestellten Auszüge sind aus Beobachtungsprotokollen (BK) oder aus den Interviews (Int.), die mit Mitarbeitenden (MA) oder Angehörigen (Ang.) zum Ende des Projekts geführt wurden und einfach mit alpha-nummerischen Codes bezeichnet wurden, damit eine personenbezogene Zuordnung nicht möglich bzw. erschwert wird.

In Bezug auf Frau Z. werden aus diesem Grund Überlegungen angestellt, die Sitzungen ohne Beobachter*innen durchzuführen. Doch auch auf die weiteren Versuche der Kontaktanbahnung kann sich Frau Z. innerhalb des zur Verfügung stehenden Zeitrahmens nicht einlassen, was von den Projektmitarbeitenden respektiert wird und zum Abbruch des Prozesses führt.

Nicht nur die Personen selbst, sondern auch für sie relevante andere Personen, wie Mitarbeitende, Angehörige oder rechtliche Betreuer*innen, müssen bereit sein, sich auf den Prozess einzulassen, damit der gemeinsame Herstellungsprozess gelingt. Insgesamt zeigte sich im Projekt eine hohe Bereitschaft von Angehörigen, rechtlichen Betreuer*innen, Mitarbeitenden aus verschiedenen Lebensbereichen und anderen Beteiligten, an dem Prozess teilzunehmen und die planende Person in ihrer Entscheidungsfindung zu unterstützen. Das Engagement zeigte sich z. B. bei der Teilnahme am Unterstützungskreis, für den einzelne Angehörige eine weite Anreise auf sich genommen hatten, oder auch bei professionellen Akteur*innen, die sich außerhalb ihres beruflichen Kontextes beteiligten. Dies betrifft z. B. eine Person, die bereits im Ruhestand gewesen ist.

Auf die Frage nach der Motivation, sich an dem Projekt zu beteiligen, wurden von den Angehörigen, Mitarbeitenden und Leitungskräften aus dem Wohnbereich unterschiedliche Aspekte genannt. So wird als positiv herausgestellt, dass im Projekt Menschen mit Komplexer Behinderung im Mittelpunkt stehen. Es wird das Gefühl beschrieben, dass Menschen mit hohem Unterstützungsbedarf in der gesellschaftlichen Diskussion nicht vorkommen (Int. 4 MA), Personen, die sich verbalsprachlich mitteilen können, mehr zugestanden wird (Int. 7 MA) und Menschen mit hohem Pflege- und Unterstützungsbedarf »hinten anstehen« (Int. Ang.).

»Man hatte schon den Eindruck in den letzten Jahren, dass so unsere Menschen da eigentlich gar nicht so eine Rolle spielen, wenn es da um Perspektiven geht« (Int. 4 MA).

Dieser Interviewausschnitt verdeutlicht noch einmal exemplarisch den vielfach genannten Eindruck der fehlenden Einbeziehung von Menschen mit Komplexer Behinderung – hier mit Blick auf mögliche Perspektiven, die nicht weiter konkretisiert werden. Neben der Erwartung, dass Menschen mit Komplexer Behinderung generell in den Fokus der Aufmerksamkeit kommen, besteht auch die Erwartung, dass die teilnehmenden Personen individuell von dem Projekt profitieren:

»Aber ich dachte, das ist eine Sache, die für Herr Y. auf jeden Fall in irgendeiner Form förderlich sein kann und dann dachte ich, dann machen wir das natürlich« (Int. 6 MA).

Zudem beschreiben Mitarbeitende aus den Wohnbereichen auch die Erwartung, durch das Projekt Anregungen für die eigene Arbeit und »einfach mal eine andere Sicht auf die Arbeit wieder« zu bekommen (Int. 1 MA) sowie die Frage zu klären »was ist denn wirklich der Wunsch oder was könnte der Wunsch sein von dem Klienten« (Int. 5 MA).

Offenheit, Einblicke zu gewähren

Die planenden Personen zeigen während des Prozesses in der Beobachtungs- und Projektphase eine hohe Bereitschaft, Einblicke in ihr Leben zu gewähren. Sie zeigen Fotos, ihre Zimmer und Arbeitsbereiche sowie Dinge, die ihnen Freude machen oder auch, was sie ärgert. Sie verdeutlichen aber auch Grenzen, wie die nachfolgende Situation exemplarisch verdeutlicht, in der eine wissenschaftliche Mitarbeiterin Frau X. in ihrem Elternhaus besucht und in ihren Beobachtungen folgende Situation schildert:

»Ich spreche Frau X. an und erzähle von der Idee [...], Fotos von Dingen und Orten, die Frau X. wichtig sind, zu machen. Frau X. reagiert zunächst verhalten [...]. Die Eltern geben Impulse zur Umsetzung des Projektes (Vorschläge für Fotos, z. B. von dem eigenen Zimmer im Elternhaus), Frau X. ist eher zurückhaltend« (BK Frau X.).

Frau X. äußert in dieser Situation kein eindeutiges »Nein«, jedoch geht sie auch nicht auf die (wiederholten) Vorschläge ein, sondern reagiert auf die Anfragen mit Zurückhaltung. Hier zeigt sich ein deutlicher Unterschied im Vergleich zur Reaktion in Bezug auf das eigene Zimmer in der Wohneinrichtung, das sie der wissenschaftlichen Mitarbeiterin zuvor gerne gezeigt hat. Es bleibt in dieser Beobachtungssequenz offen, warum Frau X. hier keinen Einblick ermöglichen möchte. Dies könnte ggf. damit zu tun haben, dass die jeweiligen Wohnungen für sie stärker mit einem öffentlich zugänglichen oder einem privaten Bereich verknüpft sind oder dass mit dem einen oder dem anderen Raum jeweils andere Aspekte verbunden sind, die sie von sich Preis geben möchte oder auch nicht. Es könnte aber auch sein, dass Frau X. an dem Tag lieber zusammen mit der wissenschaftlichen Mitarbeiterin den gemeinsamen Austausch mit den Eltern teilen will und das für sie wichtiger ist. Aus dieser Beobachtungssequenz lassen sich zunächst nur Hypothesen formulieren, die im weiteren Verlauf des Projekts weiter zu ergründen sind, um ihre Bedeutung in Bezug auf die Wohnwünsche zu erfassen.

Auch bezieht sich der Prozess nicht nur auf die Person, um deren Wünsche es geht, vielmehr müssen alle anderen beteiligten Akteur*innen bereit sein, Einblicke zu gewähren, damit der gemeinsame Herstellungsprozess gelingt. Auch hier ermöglichen Mitarbeitende aus den Wohnbereichen Einblicke in ihre Arbeit, indem sie beispielsweise die Beobachtung im Wohnumfeld und damit auch in ihrem Arbeitsbereich zulassen, indem sie Rahmenbedingungen ihrer Arbeit thematisieren oder gemeinsame Erlebnisse und Begegnungen beschreiben. Angehörige wiederum zeigen sich offen für Hausbesuche von den Projektmitarbeitenden, einschließlich der wissenschaftlichen Mitarbeiterinnen, gewähren Einblicke in die Familiensituation, die Beziehungen und gemeinsame Erlebnisse.

15.3 Den Prozess gestalten

Der weitere Verlauf des Prozesses war durch ein wechselseitiges Interagieren und Aushandeln bestimmt. Hierbei beeinflussten die Projektmitarbeitenden durch den Einsatz der Methoden zur Wohnwunschermittlung, aber auch durch die Gestaltung äußerlicher Rahmenbedingungen den Prozess der Wohnwunschermittlung (▶ Kap. 10, ▶ Kap. 11). Durch die Beobachtungen der Arbeitsweise der Projektmitarbeitenden ließen sich Handlungen identifizieren, die den gemeinsamen Arbeitsprozess befördern oder im Umkehrschluss auch behindern können.

In den Austausch kommen

Wie bereits dargestellt, kannten die Projektmitarbeitenden und die planenden Personen sich in der Regel zu Beginn des Wohnwunschermittlungsprozesses nicht. Aus diesem Grund stand im Prozess zunächst der Beziehungsaufbau im Vordergrund, bevor die Methoden der Wohnwunschermittlung gemeinsam mit den planenden Personen eingesetzt und erprobt werden konnten. Die Bezeichnung »in den Austausch kommen« erfolgt in Rückbezug auf die Überlegungen von Schütz (1951), der darauf verweist, dass sich jede Kommunikation auf eine »präkommunikative soziale Beziehung« (Schütz 1951, zit. n. Abels 2020, S. 178) gründet, d. h. auf eine soziale Interaktion, die den Handelnden nicht bewusst ist und von ihnen in der Regel auch nicht zur Sprache gebracht wird (Schütz 1951). Diese soziale Interaktion besteht vielmehr darin, sich als gemeinsam Handelnde »wechselseitig aufeinander ein[zu]stimmen« (Schütz 1951, zit. n. Abels 2020, S. 178). Schütz stellt zur Veranschaulichung dieses Phänomens den Vergleich mit dem gemeinsamen Musizieren her, dem ein Sich-Aufeinander-Einstimmen vorausgeht (Schütz 1951). Um miteinander in den Austausch zu kommen, reichen manchmal kleine Gesten oder Handlungen, wie die nachfolgende Sequenz exemplarisch zeigt:

»Frau W. zieht etwas die Nase hoch. [...] Die Projektmitarbeitende atmet laut hörbar durch. Frau W. schaut sie an, atmet ebenfalls tief ein und aus und lächelt sie an [...]« (BK Frau W.).

In dieser kurzen Sequenz wird die Bedeutung des Aufeinander-Reagierens, das sich in der Sequenz durch die Atmung zeigt, für die Kontaktaufnahme deutlich. Hierbei wird eine wechselseitige Resonanz erzeugt, durch die eine Aufmerksamkeit füreinander entsteht.

Um sich der planenden Person bekannt zu machen und sich ihr anzunähern, wurden zu Anfang Aktivitäten identifiziert, die sie gerne macht. So begleiteten die Projektmitarbeitenden die planenden Personen bspw. zur Reittherapie und zu Freizeitaktivitäten oder es fanden Spaziergänge statt, die dem Kennenlernen dienten. Dabei wurden gemeinsame Rituale entwickelt, wie bspw. Teetrinken, die im weiteren Verlauf den Beginn einer Sitzung kennzeichnen und damit das »in den Austausch kommen« in den Sitzungen beförderte. Diese Situationen dienten auch dazu, mithilfe einzelner Methoden, z. B. aus der Unterstützten Kommunikation, die Kommunikations- und Ausdrucksformen der Person zu identifizieren.

Nicht nur der Austausch der Projektmitarbeitenden mit der planenden Person, sondern auch der wechselseitige Austausch aller für die Person relevanten Akteur*innen ist im Prozess wichtig und wird in der nachfolgenden Strategie *(Kommunikations-)Räume schaffen und gestalten* noch einmal sichtbarer.

(Kommunikations-)Räume schaffen und gestalten

Mit dem Begriff »Kommunikationsraum« wird hier ein »Bündel von Bedingungen« beschrieben, das die darin handelnden Akteur*innen »dazu treibt Bedeutung entlang *derselben Achse der Relevanz* [Hervorh. im Original] zu produzieren« (Odin 2019, S. 63 f.), d. h. in diesem Fall miteinander an dem Thema der Wohnwünsche zu arbeiten. Da die Kommunikation durch zu viele Einflussfaktoren bestimmt ist, als dass diese in ihrer Gesamtheit auch nur annäherungsweise erfasst und beschrieben werden könnten, beschreibt die Bezeichnung »Kommunikationsraum« eine bewusste Begrenzung auf ausgewählte Parameter. Kommunikationsräume sind damit nicht konkret (im Sinne eines materiellen Raums), sondern werden konstruiert (Odin 2019, S. 64).

Im gemeinsamen Bearbeiten sind sowohl die realen Räume als auch der durch die Interaktion gestaltete Raum für die Kommunikation von Bedeutung. Dies fängt bereits mit der Ansprache an: Findet ein Sprechen über die planende Person statt oder wird sie direkt angesprochen? Im Projekt hat sich gezeigt, dass sich die planende Person insbesondere im Dialog gut auf den Prozess einlassen kann. Gesprächsimpulse sowie gezielte Fragestellungen helfen ihr, sich aktiv zu beteiligen.

Die »Seite über mich« stellt als Methode zugleich ein Mittel dar, um ein Gespräch mit der planenden Person zu initiieren. So »bezieht [die Projektmitarbeitende] die ›Seite über mich‹ ein, indem sie auf einzelne Fotos zeigt, zu denen sie Fragen stellt, die Frau V. bejaht oder verneint […]«. (BK Frau V.) Durch die Gestaltung der Situation ermöglichen die Projektmitarbeitenden die Beteiligung der planenden Person, wie das nachfolgende Beispiel zeigt:

»Wenn die Projektmitarbeitende mit Frau V. spricht, ist ihr Sprechtempo im Vergleich zur Alltagssprache verlangsamt. Wenn diese eine Frage an Frau V. richtet, wartet sie zunächst ab, bis diese antwortet, bevor sie die nächste Frage stellt. Die Projektmitarbeiterin ist dabei Frau V. zugewandt. Sie hat ihren Sitzplatz so gewählt, dass sie nah bei Frau V. sitzt und einen ähnlichen Blickwinkel wie Frau V. auf die ›Seite über mich‹ hat. Frau Vs. Aufmerksamkeit gilt der Projektmitarbeitenden. Sie beantwortet die Fragen der Projektmitarbeitenden. Ihr Blick richtet sich entweder auf die Projektmitarbeitende oder auf die Bilder, die die Projektmitarbeitende anzeigt« (BK Frau V.).

Wie die Beobachtungssequenz beispielhaft verdeutlicht, führen bestimmte Verhaltensweisen wie das Zuwenden zu der Person, die langsame Sprechweise und das Abwarten bzw. das Gewähren hinreichender Pausen dazu, dass Frau V. mit ihrer Aufmerksamkeit der Projektmitarbeitenden zugewandt ist und bleibt. Diese Verhaltensweisen zeigen sich in allen Prozessen und werden von den Projektmitarbeitenden immer angewendet, wenn sie die Personen ansprechen bzw. wenn sie mit mehreren Personen gemeinsam arbeiten. Hierdurch ermöglichen sie immer wieder neu, die planende Person in den gemeinsamen Arbeitsprozess einzubeziehen.

Der Faktor Zeit spielt dabei eine wichtige Rolle. Es geht um die Schaffung von Bedingungen, die es der planenden Person ermöglichen, auf Fragen zu reagieren und eigene Entscheidungen zu treffen, d. h. sowohl Zustimmung als auch Ablehnung zu äußern. Während sich für manche der planenden Personen bei den gemeinsamen Sitzungen kürzere Einheiten (max. 1–1,5 Stunden pro Treffen) bewährt haben, um die Konzentration aufrechtzuerhalten, ist dies nicht in allen Fällen so, wie der anschließende Beobachtungsauszug beispielhaft verdeutlicht:

»Die Projektmitarbeitende kommentiert, dass die Zeit immer so schnell vergehe. Frau U. bestätigt dies. Die Projektmitarbeitende sagt: ›Wir brauchen mehr Zeit, dann nehm ich mir auch mehr Zeit! […] Das müssen wir anders absprechen, du hast ja auch noch viel mehr Konzentration […]‹ (Ungefährer Wortlaut). Die Projektmitarbeitende gibt an, schon wieder überzogen zu haben« (BK Frau U.).

Wie das Beispiel zeigt, wird zu Beginn zunächst davon ausgegangen, dass kurze Einheiten sinnvoll sind, da vielfach bei der Vorstellung berichtet wird, dass die Person ihre Aufmerksamkeit nur über einen kurzen Zeitraum aufrechterhalten kann. In der gemeinsamen Arbeit mit den Methoden zeigt sich jedoch, dass einige Personen mehr Zeit benötigen und die Aufmerksamkeit über einen deutlich längeren Zeitraum aufrechterhalten werden kann. Daher sind die Zeiträume sehr individuell anzupassen und müssen teilweise auch auf die jeweilige Tagessituation hin angepasst werden.

In Bezug auf die gemeinsame Arbeit sind außerdem räumliche Gegebenheiten von Bedeutung. So ist für die gemeinsame Arbeit ein ruhiger Raum, in dem Störungen von außen weitestgehend vermieden werden, sehr wichtig, um die Konzentration der planenden Person zu fördern (▶ Kap. 11). Es ist jedoch vor allem die Intensität des Wechselseitig-Aufeinander-Bezogen-Seins und inwieweit die gewählte Methode (z. B. das Arbeiten mit Bildern oder anderen Materialien) den Interessen der Person entspricht, die bestimmen, inwiefern es gelingt, gemeinsam an dem Thema zu arbeiten, wie sich auch in den Fallbeispielen zeigt (▶ Kap. 11). War zu Beginn des Projektes noch die Frage zentral, inwieweit die Person, um deren Wünsche es geht, die Aufmerksamkeit aufrechterhalten kann, wurde im Verlauf des Projektes zunehmend deutlich, dass es nicht um die einseitige, sondern die wechselseitige Aufmerksamkeit geht und darum, inwieweit alle beteiligten Personen ihre Aufmerksamkeit beibehalten. Dass dies nicht selbstverständlich gelingt, wird mit der Erläuterung des nachfolgenden Punktes »den Fokus auf die planende Person lenken« sichtbar.

Fokus auf die planende Person lenken

Die Projektmitarbeitenden sind in ihrem Handeln nahezu durchgängig darauf ausgerichtet, die planende Person immer wieder in den Mittelpunkt zu stellen und ihre Position zu stärken. In Situationen, in denen es um den Austausch von Informationen (mit den Fachkräften wie auch mit Angehörigen) geht, lässt sich häufiger beobachten, dass die Person, um deren Wünsche es in dem Moment geht, nicht einbezogen ist. Exemplarisch zeigt sich das an dem folgenden Beispiel der Beobachtung einer Interaktion zwischen Herrn T., seinem Bezugsmitarbeitenden und dem Projektmitarbeiter über ein Plakat, auf dem steht, was Herrn T. wichtig ist:

»Das Gespräch findet zwischen den beiden Professionellen statt. Herr T. scheint dem Gespräch nicht zu folgen. Stattdessen nehme ich wahr, dass er immer wieder mich direkt anschaut. Auf dem Plakat [das der Bezugsmitarbeitende erstellt hat] kommt das Thema ›Ansprache‹. Der Bezugsmitarbeitende gibt an, dass es wichtig sei, Herrn T. zu fokussieren und intensiver auf ihn einzugehen. Der Projektmitarbeitende sagt, dass man dies jetzt auch merke« (BK Herr T.).

In diesem Beispiel wird Herr T. nicht aktiv in das Gespräch einbezogen. In der Folge gilt seine Aufmerksamkeit nicht dem Gespräch. Die Bedeutung der Ansprache der planenden Person ist den am Prozess beteiligten Personen durchaus bewusst, was sich im Alltag jedoch nicht zwingend im Verhalten widerspiegelt, da schnell – insbesondere, wenn mehrere Personen anwesend sind – nicht immer mit, sondern auch über die Person gesprochen wird. Dies führt dazu, dass sich die planende Person, in diesem Fall Herr T., nicht mehr an dem Austausch beteiligt und anderen Dingen oder Personen zuwendet. Deutlich wird, dass, obwohl es in der konkreten Situation um das Thema »Ansprache von Herrn T.« geht, der Austausch unter den Mitarbeitenden stattfindet. Erst im zweiten Schritt werden die beiden auf das Thema aufmerksam und reflektieren die Wirkung ihres Verhaltens.

Im Prozess wird der Fokus von den Projektmitarbeitenden immer wieder auf die planende Person gelenkt, was durch die gewählten Methoden mit unterstützt wird. Die Relevanz dieses Handelns zeigt sich insbesondere bei der Anwesenheit mehrerer Personen und bei der Umsetzung des Unterstützungskreises, der im Verlauf noch umfassender dargestellt wird.

Fragen »neu« stellen und Impulse bekommen

Da die Projektmitarbeitenden die planende Person zuvor nicht kannten, begegnen sie ihr mit einer gewissen Offenheit. Sie treten dialogisch mit der planenden Person in Kontakt, indem sie Fragen stellen, um sich schrittweise den Vorlieben und Abneigungen der Person nähern zu können. Hierdurch werden wechselseitige Impulse gesetzt, noch einmal »neu« über die Wohnsituation und die Kompetenzen und Möglichkeiten der planenden Personen bzw. die Gestaltung der Situation oder der Interaktion nachzudenken. Dies bezieht sich zum einen auf die planende Person, aber gleichermaßen auch auf die weiteren am Prozess beteiligten Personen, die aufgrund der Fragen noch einmal »neu« über die derzeitige Wohnsituationen oder gemeinsame Erlebnisse nachdenken und diese reflektieren.

Insbesondere die Methode der »Seite über mich« ermöglicht ein Sichtbarmachen der individuellen Fähigkeiten, Interessen und Möglichkeiten der Person, unabhängig von der Behinderung bzw. dem Unterstützungsbedarf. Sowohl auf Seiten der am

Prozess beteiligten Personen als auch bei der planenden Person selbst, kann dies die Wahrnehmung verändern. Entsprechend ist Frau S. »[...] total stolz auf ihre Seite und wundert sich über die vielen Fähigkeiten und guten Dinge, die dort aufgeschrieben sind« (BK Frau S.).

Neben den Projektmitarbeitenden, die den Prozess begleiten, werden die Alltagsbeobachtungen durch die wissenschaftlichen Mitarbeiterinnen der Hochschule im Projekt als bereichernd erlebt. Diese Methode ermöglicht es, zusätzlich einen »fremden« bzw. »verfremdeten« Blick oder »befremdenden Blickwinkel« (Breidenstein et al. 2015, S. 121) einzunehmen, da die wissenschaftlichen Mitarbeiterinnen nur indirekt in den Wohnwunschermittlungsprozess involviert sind. Die Eindrücke der teilnehmenden Beobachtungen stellen eine wichtige Informationsquelle dar, da sie einen zusätzlichen Einblick in den Lebensalltag der planenden Person und in verschiedene Lebensbereiche (Wohnen, Arbeiten, Freizeit) ermöglichen. Hierdurch können Hypothesen formuliert und in weiteren Beobachtungen oder Handlungen überprüft werden. Die durch die Beobachtungen gewonnenen Erkenntnisse fließen in den Wohnwunschermittlungsprozess ein.

Aufgrund ihres Informationsgehaltes ist die teilnehmende Beobachtung an sich eine wichtige Methode der Wohnwunschermittlung. Ein Mitarbeitender aus dem Wohnbereich, der im Rahmen des Projektes selbst eine ihm bis dahin unbekannte Person im Rahmen einer teilnehmenden Beobachtung begleitete, schildert seine Erfahrungen. Er berichtet u. a. von der anfänglichen Herausforderung, sich auf die Rolle des Beobachters einzulassen:

> »Also, es war anfangs schwer, mich in dieser Rolle dann auch-, oder nur diese Rolle anzunehmen. Da ich es ja gewohnt bin, eigentlich nicht nur zu beobachten, sondern auch letztendlich Hilfe anzubieten beziehungsweise Unterstützung oder-. Und da habe ich mich ja komplett rausnehmen müssen [...]« (Int. 7 MA).

Die Herausforderung besteht für den Mitarbeitenden insbesondere darin, die Rolle als Unterstützender zu verlassen und eine eher passivere Rolle einzunehmen. In der nachträglichen Reflexion werden von dem Mitarbeitenden jedoch vor allem die Vorteile betont. Durch das Erleben der anderen Personen in verschiedenen Settings, habe er »ein Gesamtbild [der planenden Person] bekommen« (Int. 7 MA).

Netzwerken

Eine bedeutende Aufgabe der Projektmitarbeitenden bestand im Netzwerken. So wurden im Rahmen des Wohnwunschermittlungsprozesses verschiedene, der planenden Person nahestehende Personen von den Projektmitarbeitenden eingebunden. Zu diesen Personen gehörten Angehörige, Mitarbeitende aus Lebens- und Arbeitsbereichen sowie Freund*innen. Im Wohnwunschermittlungsprozess wurde deutlich, dass ein Austausch zwischen diesen Personen(-gruppen) nicht immer gegeben war. Mithilfe der Einbindung dieser vielfältigen Perspektiven sollte ein möglichst umfassendes Bild von der planenden Person und ihren (Wohn-)Wünschen geschaffen werden. Durch die Förderung des Austausches konnten zuvor getätigte

Annahmen hinsichtlich der planenden Person entweder bestätigt oder widerlegt werden. Die Einbindung der verschiedenen Personen bot jedoch auch Konfliktpotential, z. B. dann, wenn es zu einer Aushandlung von »Macht« und »Einfluss« kam – dies ereignete sich insbesondere zwischen Angehörigen und den Mitarbeitenden aus dem Wohnbereich. Die Bedeutung der Einbindung unterschiedlicher Perspektiven wird im Kontext des Unterstützungskreises noch genauer erläutert.

15.4 Zusammenarbeiten: Unterstützungskreis

Der Unterstützungskreis markierte im Projekt das Ende des Wohnwunschermittlungsprozesses, wenngleich er eigentlich vielmehr als »Auftaktveranstaltung« der Umsetzung und weiterer Ermittlungen von Wohnwünschen zu definieren ist. So trafen viele der am Projekt beteiligten Personen – die planende Person, die Projektmitarbeitenden, Angehörige und Freund*innen, Mitarbeitende aus den Wohn- und Arbeitsbereichen – im Unterstützungskreis zum ersten Mal in dieser Konstellation aufeinander.

Der Unterstützungskreis stellte damit in gewisser Weise zunächst ein Abbild der Gesamtsituation dar, in der sich das gemeinsame miteinander Arbeiten beobachten ließ. Mit dem Unterstützungskreis wurde jedoch zugleich ein neues Setting geschaffen, in dem die planende Person und die weiteren am Prozess beteiligten Personen andere Rollen einnahmen, was sich auf die Interaktion auswirkte. Alle zuvor genannten Einflussfaktoren waren auch im Unterstützungskreis wirksam, jedoch warf der Unterstützungskreis wie eine Art Scheinwerfer das Licht auf diese Einflussfaktoren, so dass diese hier stärker miteinander ausgehandelt bzw. moderiert werden mussten, wie nachfolgend weiter erläutert wird.

Die planende Person als Gastgeber*in

Die planende Person nimmt im Unterstützungskreis die Rolle der Gastgeberin bzw. des Gastgebers ein. Gemeinsam mit den Projektmitarbeitenden und/oder den Bezugsmitarbeitenden werden Einladungskarten nach den persönlichen Vorlieben der planenden Person gestaltet. Die planende Person entscheidet dabei, wen sie einladen möchte.

»[…] In der Pause [im Rahmen des Unterstützungskreises] äußert die Mutter, dass sie es schade fände, dass die rechtliche Betreuerin nicht da sei. Sie habe diese bisher noch nicht persönlich kennengelernt. Die Projektmitarbeiterin erklärt, dass am Unterstützungskreis nur die Personen anwesend seien, die Frau R. dabei haben wollte. Es sei nicht der Wunsch von Frau R. gewesen, die rechtliche Betreuerin einzuladen« (BK Frau R.).

Mit den Einladungskarten wird die Person direkt als Gastgeber*in eingeführt und zugleich in ihrer Individualität sichtbar. So werden bei der Gestaltung Materialien verwendet, welche die planende Person im Alltag gerne und häufig nutzt. Zudem werden die Einladungskarten mit Bildern oder Stickern dekoriert, welche die Vorlieben oder wichtige Bestandteile der Biografie widerspiegeln. Dekoration, wie z. B Blumen, sowie Snacks und Getränke deuten darüber hinaus darauf hin, dass es sich um ein besonderes Ereignis handelt, und tragen zu einer besonderen, wertschätzenden Atmosphäre bei. Die aktive Gastgeber*innenrolle wird auch am Anfang deutlich, wenn die Person die Begrüßungssituation mit gestaltet, wie nachfolgend beispielhaft deutlich wird:

»Dann zeigt Frau Q. auf einen Mitarbeitenden. Dieser grinst und geht zu ihr und begrüßt sie« (BK Frau Q.).

So nimmt Frau Q. Einfluss auf die Vorstellungsrunde, die zu Beginn des Unterstützungskreises stattfindet, indem sie per Fingerzeig die Person benennt, die sich als Nächstes vorstellen soll. Die aktive Rolle zeigt sich aber auch am Ende des Unterstützungskreises, wenn die Verabschiedung erfolgt:

»Frau P. verteilt am Ende an jede anwesende Person eine Rose. Nach und nach verlassen die Anwesenden die Räumlichkeiten« (BK Frau P.).

Die planende Person im Mittelpunkt

Im Unterstützungskreis steht die planende Person (in positiver Weise) im Mittelpunkt. Dies wird bereits durch die Raumgestaltung deutlich, wie die nachfolgende Beobachtungssequenz exemplarisch zeigt:

»Ich werde an der Eingangstür der Einrichtung von einer Mitarbeitenden in Empfang genommen. Als ich sage, wo ich hin möchte, weiß diese direkt Bescheid und führt mich zu einer offenen Tür. Auf der Tür ist bereits ein selbstgemaltes Plakat angebracht mit der Begrüßung ›Willkommen zur Lagebesprechung von …‹« (BK Frau O.).

Bereits mit dem Betreten der Einrichtung wird hier sichtbar, dass der Unterstützungskreis eine Bedeutung hat und die anderen Mitarbeitenden darüber informiert sind. Die aufgehängten Plakate geben zum einen Orientierung und heben zum anderen die planende Person hervor. Die dargestellte wertschätzende Atmosphäre, die mit der Raumsituation geschaffen wird, spiegelt sich auch in der dann folgenden Aufgabenstellung wider, die einen Fokus auf die positiven Eigenschaften der Person legt. So beginnt jeder Unterstützungskreis mit der Frage: »Was mag ich an Person XY?« Wenngleich nicht immer die direkte Ansprache gegenüber der planenden Person gewählt wird, so »[sind] [d]ie Anwesenden […] alle sehr wertschätzend in ihren Aussagen über Frau N. Frau N. scheint sich wohl zu fühlen und dem Gespräch zu folgen. Es gelingt ihnen gut, positive Eigenschaften von Frau N. zu benennen« (BK Frau N.).

Der Unterstützungskreis stellt eine nicht alltägliche Situation dar. Die besondere Aufmerksamkeit, welche die planende Person erhält, kann durchaus eine Herausforderung darstellen. So äußert eine der planenden Personen vor Beginn eines Unterstützungskreises »[...] dass sie nervös sei« (BK Frau M.), worauf die anwesenden Personen mit Verständnis reagieren.

In Interviews, die zum Projektende mit Angehörigen sowie mit Mitarbeitenden und Leitungskräften der Wohnangebote geführt wurden, hoben alle die besondere und positive Erfahrung des Unterstützungskreises hervor und beschrieben, dass die Person, auch wenn sie sich nicht verbalsprachlich beteiligte, im »Zentrum« war, wie ein Mitarbeitender aus dem Wohnbereich exemplarisch beschreibt:

»Und dann war er so im Mittelpunkt. Ich glaube, da hat er Spaß dran gehabt. Aber wo es wirklich darum ging, dass es ja um ihn geht und so auch [um] Ziele oder zu gucken, wie man seine Lebensperspektive vielleicht noch verbessern kann« (Int. 8 MA).

Aufmerksam und beteiligt sein

Obwohl im Unterstützungskreis in vielen Situationen die Verbalsprache das vorherrschende Kommunikationsmittel war, zeugen verschiedene Sequenzen aus den Beobachtungsprotokollen der wissenschaftlichen Mitarbeiterinnen von Aufmerksamkeit bzw. Interesse seitens der planenden Person, die sich in Mimik und Gestik widerspiegeln, wie das folgende Beispiel exemplarisch zeigt:

»Herr L. wirkt konzentriert. Er wendet bspw. seinen Kopf in Richtung des Projektmitarbeitenden, wenn dieser spricht. Außerdem scheint er zwischen den Plakaten hin- und herzuschauen. Er kneift dabei die Augen zusammen, als wolle er besser sehen können, was auf den Plakaten steht. Wenn er angesprochen wird, so bejaht er zwischendurch die Fragen. (Subjektive Wahrnehmung: Ich bin nicht sicher, ob die Antworten gezielt sind und ob Herr L. den Inhalten gänzlich folgen kann. Es erscheint zumindest der Eindruck, dass er bemerkt, dass um ihn herum etwas passiert.)« (BK Herr L.).

Es zeigen sich im Unterstützungskreis allerdings auch immer wieder Momente, wo die Person nicht direkt beteiligt zu sein scheint, gähnt oder abwesend wirkt:

»[...] Mir ist nicht klar, inwieweit Frau K. inhaltlich das Thema Wohnraumgestaltung verfolgt. Sie wirkt abwesend, die Stimmung wirkt irgendwie gedrückt«. Für die Beobachterin stellt sich die Frage: »Ist Frau K. eher abwesend oder traurig?« (BK Frau K.).

Woher die Abwesenheit in diesem Beispiel resultiert, kann abschließend nicht eindeutig beantwortet werden. Auffällig ist jedoch die hohe Sprachlastigkeit in den Unterstützungskreisen. Gleichermaßen können abstrakte Inhalte eine Herausforderung darstellen, wenn diese nicht in einer für die planende Person verständlichen Sprache behandelt werden. Es wird beobachtet, dass z. B. Themen, die das System der Unterstützungsleistungen betreffen, vorrangig zwischen den Unterstützer*innen behandelt werden:

»Das Gespräch hinsichtlich des Unterstützungsbedarfes wurde größtenteils ohne Einbezug von Frau J. und ihrem Freund geführt. Es fand ein Sprechen ÜBER die beiden statt. Es scheint so, als traue man den beiden nicht zu, Themen – in denen es um organisatorische Aspekte und Formalia geht – folgen zu können. Zwischendurch scheint dies den am Gespräch beteiligten Personen aufzufallen und es werden Versuche unternommen, Frau J. und ihren Freund einzubeziehen, dennoch scheinen diese nicht vollwertig am Gespräch beteiligt – hauptsächlich findet das Gespräch zwischen den Eltern und den Professionellen statt [...]« (BK Frau J.).

Die planende Person und ihr Partner sind in dem oben aufgeführten Beispiel nicht involviert. Erfolgt dagegen eine direkte Ansprache und werden Inhalte so aufbereitet, dass sie der planenden Person zugänglich sind, kann eine Beteiligung ermöglicht werden. Auch sind die Ressourcen der planenden Person zu beachten, was die zeitliche Ausgestaltung und den Bedarf an Pausen betrifft.

Zusammenkommen verschiedener Perspektiven

Durch den Austausch im Unterstützungskreis kommen verschiedene Perspektiven zusammen. Viele der anwesenden Personen treffen im Unterstützungskreis zum ersten Mal aufeinander und lernen sich kennen. Dies wird von den Unterstützer*innen als positiver Aspekt hervorgehoben:

»Es folgt nun die endgültige Verabschiedung. Frau I. fragt, wie die Teilnehmenden den Unterstützungskreis gefunden hätten. Diese geben an, dass sie das noch gar nicht kannten, aber es sehr gut finden würden. Besonders, weil man andere Bezugspersonen von Herrn H., zu denen man sonst nicht wirklich Kontakt hat, kennenlernt« (BK Herr H.).

Die Möglichkeit des Zusammenkommens wird zur Vernetzung genutzt. So »[...] findet ein Austausch zwischen den Unterstützer*innen statt. Personen, die sich zuvor nicht kannten, sind während bzw. im Anschluss des Unterstützungskreises in Zwischengesprächen involviert« (BK Herr G.).

Zu Beginn des Unterstützungskreises ist das Miteinander der Unterstützer*innen oftmals ein wenig verhalten, mit der Zeit entwickelt sich mitunter jedoch eine zunehmend offene Gesprächsdynamik: »Der Unterstützer_innenkreis kam immer mehr ›in Fahrt‹. Die Teilnehmenden wurden immer offener und redseliger [...]« (BK Herr F.). Die Unterstützer*innen mit ihren Perspektiven »tragen [alle] etwas bei« (BK Frau E.). Der Austausch erfüllt verschiedene Zwecke. Zum einen »[bestätigen] [d]ie Unterstützer_innen [...] gegenseitig ihre Aussagen« (BK Herr D.). Gleichzeitig findet ein Aushandeln der verschiedenen Perspektiven statt: »Aussagen werden nicht einfach hingenommen, sondern ggf. revidiert oder nochmal genauer hinterfragt« (BK Herr C.). Insgesamt trägt der Austausch der verschiedenen Personen zu einer Perspektiverweiterung bei. Auch die Mitarbeitenden aus dem Wohnbereich beschreiben den Unterstützungskreis als wichtige Erfahrung, wie nachfolgend exemplarisch an einem Interviewauszug verdeutlicht wird:

»Und vor allem auch sich mal zusammenzusetzen in diesen ganzen Verantwortungen. [...] aber als Wohnheimmitarbeiter steht man immer im Zentrum von allem. Man vermittelt immer von A über B nach C. Und das dann mal so direkt zu sehen, dass die Leute mal direkt miteinander sprechen und somit sich Probleme und Ansichten auch viel schneller lösen lassen« (Int. 1 MA).

Durch die direkten Gespräche untereinander können Themen leichter miteinander bearbeitet werden und Mitarbeitende aus dem Wohnbereich scheinen sich – wie hier deutlich wird – dadurch auch entlastet zu fühlen, weil sie nicht so stark als Mittler im Mittelpunkt stehen und zugleich möglicherweise auch die geteilte Verantwortung und auch die Perspektivenvielfalt für sie sichtbarer wird.

Der Austausch verläuft jedoch nicht immer konfliktfrei bzw. ist durch die Entwicklung von Eigendynamiken gekennzeichnet. So überlagern bisweilen persönliche Themen der Unterstützungspersonen die Sitzungen im Unterstützungskreis oder die Rolle des »Gastes im Unterstützungskreis« wird verlassen, wie nachfolgend exemplarisch deutlich wird:

»Die Mutter springt von ihrem Stuhl auf, läuft schnell zu ihrem Sohn und sagt: ›geht gar nicht!‹« (BK Herr C.).

Dieses Beispiel zeigt, wie Eltern im Unterstützungskreis bisweilen eine Erziehungsfunktion gegenüber ihrem erwachsenen Kind übernehmen. Auch können durch den Unterstützungskreis emotionale Reaktionen hervorgerufen werden, durch die die Wohnwünsche der planenden Person aus dem Fokus geraten:

»Die Mutter ist nun an der Reihe. Anstatt auf die Aufgabe einzugehen, berichtet sie von Frau Bs. Geburt und dass es eine schwierige Zeit gewesen sei, z. B. habe der Bruder sehr leiden müssen« (BK Frau B.).

Auch dieses Beispiel zeigt, wie das eigentliche Thema des Zusammentreffens »der Wohnwunsch der planenden Person« aus dem Blick gerät und andere Beziehungsthemen relevant werden. Mitunter können auch Konflikte auftreten, die offen im Unterstützungskreis ausgetragen werden. Die folgende Beobachtungssequenz illustriert einen solchen Konflikt, der sich innerhalb eines Unterstützungskreises ereignet hat:

»Ich empfinde die immer wieder aufkeimenden Diskussionen mittlerweile als recht anstrengend. Ich habe das Gefühl, dass sich zwei Fronten gebildet haben: die Familie und die Einrichtung. Wobei die Anschuldigungen insbesondere seitens der Mutter kommen. Die anderen Personen halten sich eher zurück. Ich habe nicht das Gefühl, dass diese Interesse an einer derartigen Diskussion haben. Die Projektmitarbeitende nimmt die Rolle einer ›Streitschlichterin‹ ein bzw. versucht, die Diskussion nicht zu sehr hochkochen zu lassen und die Anwesenden an ihre Aufgabe zu erinnern- In Anbetracht der anfangs sehr positiven Grundstimmung wundere ich mich ein wenig über diese Entwicklung« (BK Frau A.).

Die Mitschrift der wissenschaftlichen Mitarbeiterin zeugt von der Herausforderung, die derartige Konflikte mit sich bringen. Während des beispielhaft beschriebenen Unterstützungskreises tritt ein und derselbe Konflikt wiederholt zutage. Die Aufgabe der Projektmitarbeiterin besteht darin, zu moderieren und die anwesenden Personen an den Grund für das Zusammenkommen zu erinnern, nämlich die planende Person und ihre Wohnwünsche.

Bedeutung der Moderation

Die Moderation der Unterstützungskreise wurde jeweils im Tandem ausgeführt: eine Person, die den Unterstützungskreis moderiert, sowie eine zweite Person, die die Ergebnisse für alle visualisiert festhält. Die Moderation des Unterstützungskreises wurde dabei entweder von den Projektmitarbeitenden übernommen oder von außenstehenden Personen mit einer Ausbildung in »Persönlicher Zukunftsplanung«.

Die moderierende Person führt die Beteiligten durch den Unterstützungskreis. Sie gibt Auskunft über den Ablauf des Unterstützungskreises und klärt die anwesenden Personen über ihre Rollen und Aufgaben im Unterstützungskreis auf. Zugleich lenkt sie den Fokus immer wieder auf die planende Person:

> »Der Projektmitarbeitende steigt in das Gespräch mit ein und klärt alle Anwesenden auf, dass es in dem Projekt nicht um einen Auszug geht, sondern ausschließlich um die Ermittlung der Wünsche, Vorlieben und Vorstellungen der an dem Projekt teilnehmenden Personen. Dem Projektmitarbeitenden gelingt es sehr gut, das Gespräch wieder zurück auf die Wünsche, Vorstellungen und Vorlieben von Herrn Z. zu lenken. Der Vater merkt an, dass er den Inhalt des Projektes und dieses Gespräches anders verstanden hätte und signalisiert, dass er nun verstanden habe, dass es hier ausschließlich um seinen Sohn gehe und dessen Wünsche« (BK Herr Z.).

Während des Unterstützungskreises werden die Unterstützer*innen direkt adressiert und um Mitarbeit gebeten. Zudem interveniert die Moderatorin bzw. der Moderator im Unterstützungskreis bei Bedarf und reagiert auf auftretende Unruhen, indem sie die Unterstützer*innen immer wieder auf die zu bearbeitenden Aufgaben lenkt, mit dem Ergebnis, dass »[e]s [...] wieder deutlich ruhiger [ist], alle Anwesenden haben ihre Aufmerksamkeit auf Frau Y. gelenkt. [...]« (BK Frau Y.).

Wertschätzung der Beteiligten

Mit dem Unterstützungskreis entsteht eine gemeinsam geteilte Erfahrung, die in den Interviews mit Angehörigen, Mitarbeitenden und Leitungskräften aus dem Wohnbereich angesprochen wird. Es entsteht das Bewusstsein dafür, etwas gemeinsam geschafft zu haben, wie die nachfolgende Beobachtungssequenz exemplarisch verdeutlicht:

> »[...] Die Projektmitarbeitende fragt Frau X., ob diese eine Pause brauche. Die Projektmitarbeitende bestätigt, dass schon viel bearbeitet worden sei. [...] Frau X. sagt: ›Da hab ich jetzt Applaus verdient!‹ (Ungefährer Wortlaut). Hierauf klatschen alle anwesenden Personen.« (BK Frau X.).

Besonders wird die wertschätzende Atmosphäre hervorgehoben. Diese Wertschätzung wird nicht allein der planenden Person entgegenbracht, sondern allen Beteiligten. So wird an verschiedenen Stellen Dank an die beteiligten Personen – die Unterstützer*innen und die planende Person gleichermaßen – ausgesprochen. Hierdurch erfährt die Teilnahme eine Wertschätzung:

»Es fallen Abschlussworte vom Projektmitarbeitenden. Ich sehe großes Kopfnicken in der Runde. Es wird Dank an Herrn W. ausgesprochen. Es wird geklatscht. Die Teilnehmenden stehen nach und nach auf. Der Vater richtet sich nochmal direkt an den Projektmitarbeitenden, bedankt sich und lobt die tolle Idee. Der Projektmitarbeitende spricht nochmal das Gespräch mit den Eltern an, dass er zu Beginn des Prozesses geführt hat und die vielen wichtigen Informationen, die er hier erhalten hat« (BK Herr W.).

Der Unterstützungskreis erzeugt damit insbesondere in Bezug auf die planende Person eine wertschätzende Wirkung, wie das nachfolgende Zitat aus dem Interview mit einem Mitarbeitenden aus dem Wohnbereich beispielhaft zeigt:

»Also, da hat man schon gemerkt, dass V. da irgendwo eine Runde aufgeblüht ist. Wo wir da in dieser Runde saßen und alle gesagt haben, wie toll er denn ist und was er nicht alles kann. Und was seine schönen Dinge sind und so weiter. In der Situation ja, da hat man das, finde ich, in seinem Gesicht gemerkt. Da hat man das auch an seiner Körperhaltung gemerkt […] dieses-, ja dieses Stolze. Dieses Geradegesetzte, die Brust nach vorne auch so« (Int. 1 MA).

Die hier körperlich sichtbare positive und stärkende Wirkung wird auch in anderen Interviews genannt, die Person wurde durch die Runde »empor gehoben«, wie eine Angehörige es beschreibt (Int. Ang.).
　Der Unterstützungskreis endet mit dem Aktionsplan, in dem Ziele und Zuständigkeiten festgelegt werden. Seitens der Unterstützer*innen ist eine Motivation wahrzunehmen. Aufgaben werden freiwillig übernommen (BK Frau U.). Dies zeigt sich auch in Aussagen von Unterstützer*innen, wie z. B. »Ich kümmre mich darum« (BK Herr T.).

15.5 (Wahl-)Möglichkeiten denken und erleben können

Wie die Ausführungen zu den Handlungen und Strategien und auch der Unterstützungskreis verdeutlichen, sind es nicht die einzelnen Methoden als solches, die zu einer Wunschäußerung führen. Vielmehr ist es die mit Anwendung der Methoden zugleich gestaltete Interaktion, die letztendlich einen gemeinsamen Arbeitsprozess mit dem Ergebnis einer Wunschäußerung bewirkt. Voraussetzung für diese gemeinsame Arbeit ist eine Grundhaltung der Anerkennung der beteiligten Person(en) als gleichberechtigtes Gegenüber. Die eingesetzten Methoden und die Grundhaltung beeinflussen sich dabei wechselseitig. Deutlich wird das beispielsweise an der »Seite über mich«. So führte die Arbeit daran dazu, dass in nahezu allen Fällen die Vorlieben, Wünsche oder auch Abneigungen auf der Seite erschienen und die Beeinträchtigung, wenn überhaupt, nur am Rande erwähnt wurde. Die planende Person wurde in ihrer Individualität und ihren Kompetenzen bildlich sichtbar, was wiederum das Selbstbild der planenden Person beeinflusste. Die Grundhaltung der wechselseitigen Anerkennung sowie die mit dem Arbeitsprozess verknüpfte wechselseitige Beeinflussung von Haltung und eingesetzten Methoden führte letztendlich dazu, *Wahlmöglichkeiten (neu) denken und erleben zu können*. Der dadurch entstandene Möglichkeitsraum baute sich in den Spannungsfeldern zwischen *Vielfalt und Begrenzung* sowie *Wissen und Erkunden* auf, in denen sich alle beteiligten Akteur*innen miteinander bewegen.

Anerkennung der Personen (als gleichberechtigtes Gegenüber)

Die Anerkennung der Person in ihrer Individualität (mit ihren persönlichen Eigenschaften und Merkmalen, die biografisch geprägt sind) und ihrer Beziehung zu anderen kristallisierte sich als bedeutsam für die Annäherung an die Wohnwünsche heraus. Die wechselseitige Anerkennung der Personen meint in diesem Zusammenhang, die beteiligten Personen in Bezug auf ihre individuellen Kompetenzen – insbesondere auch der individuellen Kommunikationsmöglichkeiten und -präferenzen – wahrzunehmen und wertzuschätzen sowie die wertfreie Aufnahme der Wünsche der planenden Person.

Durch den Einsatz der verschiedenen Methoden gelingt es insbesondere, die Person, um deren Wunschäußerung es geht, in ihrer Individualität sichtbarer zu machen. In der nachträglichen Reflexion des Prozesses wurden von Seiten der Mitarbeitenden aus dem Wohnbereich und der Angehörigen vor allem die »Seite über mich«, die gemeinsame Auseinandersetzung mit der Biografie und mit biografischen Erfahrungen, die Teilnahme am Unterstützungskreis sowie die Beobachtungen (Int. 6, 7 MA) hervorgehoben. Hierbei geht es insgesamt darum, die Person unter der Frage, was ihr wichtig ist, neu kennenzulernen, was auch in den Abschlussinterviews mit den Mitarbeitenden aus dem Wohnbereich als bedeutsam hervorgehoben wurde, wie nachfolgend beispielhaft aus einer Interviewsequenz mit einem Mitarbeitenden deutlich wird:

> »Ja also, ganz global erstmal, dass sie S. auch nochmal neu und auch noch einmal von einer anderen Seite kennengelernt haben. Also jetzt nicht definiert über seine Eltern […], sondern er ist so eine eigenständige Persönlichkeit« (Int. 2 MA).

In diesem Zitat wird die eigenständige Persönlichkeit hervorgehoben, die durch den Einsatz der Methoden für die Mitarbeitenden neu sichtbar wurde, während zuvor die Aussagen über die Person das »Bild« von der Person prägten und sich verfestigt hatten. Hierdurch kommt es zu veränderten Perspektiven auf die Person, wie auch das nachfolgende Interviewzitat mit einem Angehörigen nach Abschluss des Prozesses exemplarisch verdeutlicht:

Teil IV Projektevaluation (aus wissenschaftlicher Perspektive)

»Wir haben das also doch aufgenommen, ihn in anderer Weise dann auch zu sehen. Nicht mehr unser kleiner Sohn, sondern er ist inzwischen ja auch 50. (Begleitperson: Er wird 50 Jahre alt.) Er ist nicht mehr der Jüngste. Und da müssen wir dann auch anders mit umgehen. Doch. Das ist doch deutlich auch dabei herausgekommen« (Int. Ang.).

Das »verfestigte« innere Bild von der Person wird durch den Austausch hinterfragt und es werden dadurch neue Impulse für das weitere gemeinsame Handeln gesetzt, wie aus dem Zitat hervorgeht. Zugleich werden durch den gemeinsamen Prozess auch andere, für die planende Person bedeutsame, Personen sichtbar und insbesondere mit der Einladung zum Unterstützungskreis in ihrer Bedeutung für die planende Person anerkannt, wie nachfolgend beispielhaft von einem Mitarbeiter aus dem Wohnbereich beschrieben wird:

»[…] dann war halt mal eine Frau aus der Werkstatt auch noch dabei, die ein bisschen was zu ihm sagen konnte. Das fand ich schon eine gute Sache. Gleichzeitig jetzt die Schwester, ist ja die rechtliche Betreuerin, dass die auch nochmal dabei war. Weil in dem Fall ist das auch so, dass sich ihre Sicht von der der Eltern ein bisschen unterscheidet. […]« (Int. 6 MA).

Hier wird die Bedeutung der jeweils anderen am Prozess beteiligten Personen aufgeführt und es werden die unterschiedlichen Perspektiven hervorgehoben, durch die die Aushandlungsprozesse ermöglicht werden.

Spannungsfeld zwischen Vielfalt und Begrenzung

Der Einsatz der Methoden im Projekt zielte auch auf die Erschließung möglichst vielfältiger Wahlmöglichkeiten, um der planenden Person eine Entscheidung gemäß ihren persönlichen Präferenzen ermöglichen zu können. Nicht immer können Möglichkeiten voraus gedacht werden, vielmehr ist das Erleben der Vielfalt von Möglichkeiten und auch die damit verbundene Reaktion ein wichtiger Hinweis für mögliche Wohnwünsche, wie verschiedene Situationen und exemplarisch die nachfolgende Beobachtungssequenz aus einem Möbelhaus zeigt:

»Wir gehen weiter. Kurze Zeit später entdeckt Herr R. das gleiche Sesselmodell an einer anderen Stelle im Möbelhaus. Diesmal in einer anderen Farbe (gelb). Er geht wieder zielstrebig auf den Sessel zu und setzt sich wieder sofort hinein und lächelt. [Der Projektmitarbeitende] fragt, welche Farbe er denn besser finden würde. Herr R. klopft auf die Armlehnen des Sessels, in dem er sitzt. [Der Projektmitarbeitende] fragt, ob er wieder ein Foto machen soll und ob er diesmal dabei in dem Sessel sitzen bleiben möchte. Herr R. nickt und posiert mit dem Victoryzeichen (beidhändig) für das Foto. Er lacht dabei. Auch als er wieder aus dem Sessel aufsteht, lacht Herr R. noch« (BK Herr R.).

In diesem Beispiel sind nicht nur der Wahlprozess von Herrn R. und sein Interesse dokumentiert, sondern es zeigt sich ebenso der Spaß, den er dabei hat. Hinzukommt,

15 Wunschäußerung als gemeinsamer Herstellungsprozess – übergreifende Auswertung

dass Herr R. in diesem ihm wenig vertrauten Setting »[...] immer selbstsicherer [wird] und [...] sich wie selbstverständlich durch das Möbelhaus [bewegt]« (BK Herr R.).

In dem oben beschriebenen Fall liegen Herrn R. eine Vielzahl an Auswahlmöglichkeiten vor. Dies ist zwar begrüßenswert, kann jedoch für andere Personen reizüberflutend sein und in einer Überforderungssituation münden. Aus Sorge vor dieser Überforderung kommt es nicht selten im Handeln und Denken der Unterstützungspersonen – Mitarbeitenden der Wohneinrichtung sowie Angehörigen – zu Begrenzungen, die sich auch in diesem Projekt gezeigt haben, so dass Personen nicht zur Teilnahme am Projekt vorgeschlagen wurden, um sie vor einer (potentiellen) Verunsicherung zu schützen (▶ Kap 11.1). Die hier mit dem Gedanken des Schutzes eingeführte Begrenzung birgt zugleich die Gefahr der Verfestigung der Situation, da dadurch Impulse, wie sie z. B. mit dem »Fragen neu stellen« gesetzt werden, fehlen.

Nicht immer kann eine Verunsicherung vermieden oder von der Person selbst aufgelöst werden, wie nachfolgend exemplarisch anhand eines Auszugs aus dem Beobachtungsprotokoll verdeutlicht wird. So wird eine der planenden Personen als Person beschrieben, »die ihr eigenes Tempo [hat]« und »für alle Entscheidungen Zeit und Zustimmung [benötigt]«. Dies äußert sich in einer Unsicherheit, auch bei »kleineren« Entscheidungen, z. B. »[...] wirkt [sie] sogar unsicher bei der Wahl der Farbe der Stifte« (BK Frau Q.). Die hier beschriebene Unsicherheit hat jedoch in diesem Fall durch eine von der Projektmitarbeitenden geleistete bestärkende Begleitung dazu geführt, dass die Person diese Verunsicherung ausgehalten oder sogar teilweise überwunden hat, was zu einer Stärkung der Person führte, so dass in diesem Fall eine konkrete Wunschäußerung ermöglicht werden konnte.

Auch in den einzelnen Methoden selbst kann das Spannungsfeld zwischen Vielfalt (an Wahlmöglichkeiten) und Begrenzung sichtbar werden, wie bspw. bei der Methode »Wohn-O-Mat«. Die dazugehörenden Karten bilden verschiedene Antwortkategorien ab, die die Auswahl einerseits beschränken: »Herr P. guckt sich die Bilder an und erzählt, dass er einen (männlichen) Partner habe. Diese Konstellation ist nicht auf den Bildkarten (Wohnen mit Partner) abgebildet [...]« (BK Herr P.). Andererseits kann die Vielfalt der Möglichkeiten für andere Personen, wie Herrn O., eine Wahl verhindern, was sich in der Äußerung »zu viele[r] Karten« [Int. Herr O.] zeigt. Hier wird die Notwendigkeit der Auswahl und individuellen Anpassung der Methoden auf die individuelle Person mit ihren Möglichkeiten und Präferenzen sichtbar. Dabei kann das Spannungsfeld zwischen Vielfalt und Begrenzung an sich nicht aufgelöst, aber bewusst damit umgegangen werden.

Eine Begrenzung kann auch durch das Denken in vorgeben Grenzen und Möglichkeiten entstehen, die sich nicht auf die Person selbst, sondern auf die Gruppe der Menschen mit Behinderung allgemein bezieht. So haben Menschen ohne Behinderungen gegenüber Menschen mit Behinderungen andere (oft unhinterfragte oder unbewusste) Wertmaßstäbe hinsichtlich der Frage, was in Bezug auf Wohnen zumutbar ist und sich auch in Gesprächen im Zusammenhang mit dem Thema Wohnen zeigt, wie die nachfolgende Sequenz exemplarisch zeigt:

»Die Projektmitarbeitende stellt die letzte Aufgabe vor: ›Vor- und Nachteile, dass N. hier wohnt!‹ [...] Es wird die Gruppengröße thematisiert. Die Gruppe sei zu groß. MA 3 fragt erstaunt: ›Groß?‹ Sie berichtet von ihrer Erfahrung. Zuvor habe sie in einer Einrichtung gearbeitet, in der 38 Personen gelebt haben [...]« (BK Herr N.).

Aus Sicht der Mitarbeitenden aus dem Wohnbereich erscheint die Größe der Wohneinrichtung im Vergleich zu den Vorerfahrungen nicht problematisch zu sein. Für sich selbst würden jedoch vermutlich die wenigsten Personen eine Wohngemeinschaft in dieser Größenordnung akzeptieren. Die Gefahr, die mit der Setzung von anderen Beurteilungs- und Wertmaßstäben für die Gruppe der Menschen mit Behinderungen besteht, liegt darin, dass Rahmen- und Wohnbedingungen unhinterfragt und damit in den Herstellungsprozessen der Wohnwunschäußerung nicht weiter thematisiert werden. Auch die Person selbst kann sich – aufgrund persönlicher Vorerfahrungen – in ihren Wunschvorstellungen begrenzen:

»Frau M. scheint ihre Wünsche und Entscheidungen abhängig von ihrem Unterstützungsbedarf zu machen. Entsprechend traut [Frau M.] sich wenig zu fantasieren, bleibt im Gespräch immer bei dem: ob das denn geht?« (BK Frau M.).

Diese – von anderen Personen gesetzten oder im Sozialisationsprozess von der planenden Person verinnerlichten – Begrenzungen beeinflussen, inwieweit mögliche (Wohn-)Wünsche überhaupt thematisiert, unterstützt und umgesetzt werden. In der stärksten Ausprägung kann dies bedeuten, dass (Wohn-)Wünsche erst gar nicht erfragt oder geäußert werden. Entsprechend bedarf es bestimmter Voraussetzungen, um den Prozess der Wohnwunschäußerung gemeinsam zu initiieren und durchlaufen zu können. Auf Seiten begleitender Personen ist eine Haltung vonnöten, die eine grundsätzliche Anerkennung der planenden Person mit ihren Rechten und ihren Wohnwünschen umfasst. Die planende Person wiederum braucht die Erfahrung, dass ihre Wohnwünsche von ihrem Gegenüber anerkannt werden sowie die Möglichkeit, diese äußern und erleben zu können.

Spannungsfeld zwischen Wissen und Erkunden

Die verschiedenen Bezugspersonen der planenden Person haben im Projekt unterschiedliche Rollen. Sowohl Angehörige als auch Mitarbeitende aus dem Wohnbereich kennen die planende Person mitunter bereits seit vielen Jahren. Insbesondere wenn die planenden Personen ihre Wünsche nonverbal mitteilen, nehmen Angehörige oder Mitarbeitende oftmals die Funktion von Dolmetscher*innen ein. Zugleich liefern sie mit ihrem Wissen wichtige Informationen, die die Lebenssituation der planenden Person und ihre Wünsche betreffen, und tragen auf diese Weise entscheidend zur Wohnwunschäußerung bei. Gleichzeitig kann dies die Perspektive der planenden Person und ihrer Möglichkeiten einschränken. Insbesondere seitens der Mitarbeitenden und vor allem bei der anfänglichen Vorstellung der planenden

Person liegt ein Fokus auf ihrer Beeinträchtigung, so werden die Personen zunächst oft mit Nennung der vorliegenden Diagnose vorgestellt.

Das z. T. über Jahre gesammelte Wissen über die planende Person kann sowohl Vor- als auch Nachteile haben. Gemeinsame Erlebnisse und daraus abgeleitete Erfahrungen helfen dabei zu erkennen, wann sich eine planende Person wohl oder unwohl fühlt oder was es braucht, damit sie sich gut beteiligen oder teilhaben kann. Dieses Wissen ist wichtig, um den gemeinsamen Bearbeitungsprozess gut gestalten zu können. (Vor-)Annahmen können zugleich, wenn sie unhinterfragt bleiben, zu einer Verfestigung eines Bildes von dem anderen und zu Zuschreibungen führen.

Sowohl Mitarbeitende aus dem Wohnbereich als auch Angehörige scheinen unbewusst die Rolle als »Wissende« für sich einzunehmen, wenn sie bei der Erhebung der Wünsche anwesend sind. Wenn die Aufgabe des gemeinsamen Erkundens dann nicht klar benannt ist, kann es – so hat sich im Projekt auch gezeigt – dazu kommen, dass sich z. B. Mitarbeitende in ihrer Rolle als Fachkraft hinterfragt fühlen und mit der Darstellung ihres Wissens diese Rolle in gewisser Weise »verteidigen«.

Wie bereits in dem Abschnitt zur wechselseitigen Anerkennung der Personen herausgearbeitet wurde, helfen verschiedene Methoden und das Zusammenkommen der verschiedenen Perspektiven, eigene Wissensbestände sowie eingeübte Handlungsmuster und Routinen zu hinterfragen und in Richtung eines gemeinsamen Erkundens aller Beteiligten zu öffnen, was ein wichtiger Aspekt in Bezug auf offene Fragen nach den Wünschen der planenden Person ist. Zugleich haben die auf Erfahrungen beruhenden Zuschreibungen bzw. das Erfahrungswissen eine wichtige Funktion im Alltag, weil sie die soziale Interaktion in gewisser Weise rahmen und begrenzen und dadurch Komplexität im Alltags- und Arbeitsablauf reduzieren. Die erkundende Haltung erfordert es, sich durch differenzierte Beobachtung, (Selbst-)Wahrnehmung und neu gestaltete Interaktion auf neue, unbekannte Aspekte im Austausch mit dem Gegenüber einzulassen, was – so hat sich im Projekt gezeigt – in verschiedener Hinsicht (sozial, kognitiv, emotional, zeitlich) aufwendig ist und entsprechende Ressourcen erfordert.

15.6 Wohnwunschäußerung als gemeinsamer Herstellungsprozess – übergreifende Betrachtung und Einordnung

Zusammenfassend lässt sich als Ergebnis festhalten, dass die im Prozess angestrebte Wunschäußerung eng damit verknüpft ist, Wahlmöglichkeiten denken und erleben zu können. Im Projekt hat sich gezeigt, dass nicht die *Ermittlung* im Sinne der Erhebung eines Wohnwunsches durch eine oder mehrere bestimmte Methoden im Vordergrund steht, vielmehr konnte die Bedeutung des gemeinsamen *Arbeits*prozesses herausgearbeitet werden, an dem viele verschiedene Personen beteiligt sind und der durch den Einsatz der Methoden strukturiert wird. Arbeit wird in diesem

Zusammenhang nicht als berufliche Arbeit verstanden, sondern in der von Strauss geprägten Bedeutung von »Handeln als Arbeit« (Ohlbrecht et al. 2021, S. 15). Sie bezeichnet damit die »tätige Ausgestaltung von Handlungsräumen, Handlungszeiten und Lebenszeiten« (Ohlbrecht et al. 2021, S. 15).

Im Kern zeigt sich damit das Phänomen der »Wohnwunschäußerung als gemeinsamer Herstellungsprozess«. Der Begriff der »Herstellung« wird hierbei bewusst gewählt, weil – so hat die Analyse gezeigt – Wünsche von Menschen mit Komplexer Behinderung, die sich verbalsprachlich nicht oder nur eingeschränkt äußern können, nicht schlicht »erhoben« werden können. Vielmehr führen verschiedene aufgezeigte Faktoren dazu, dass Wohnwünsche von den planenden Personen nicht einfach geäußert werden. Die Äußerung von Wünschen wird vielmehr erst durch das gemeinsame Handeln ermöglicht und dadurch, dass Wahlmöglichkeiten (wechselseitig) gedacht und erlebt werden können.

Die beschriebene Ausgangssituation verdeutlicht gleichzeitig die für den Prozess der Wohnwunschäußerung vorhandenen Ausgangsbedingungen. Ein zunehmender oder hoher Unterstützungsbedarf von Personen in einer Wohneinrichtung führt (so zeigt der Forschungsstand) dazu, dass sich die Begleitung vermehrt auf die Sicherung des Unterstützungsbedarfs fokussiert. Diese Fokussierung der Begleitung auf die Sicherung des Unterstützungsbedarfs hat zur Folge, dass die in den besonderen Wohnformen lebenden Personen insbesondere in ihrer Bedürftigkeit wahrgenommen werden und Wohnen in seiner mehrdimensionalen Bedeutung in den Hintergrund tritt.

Mit der Idee der Wohnwunschermittlung wird ein Prozess angestoßen, der zunächst auf der Bereitschaft der beteiligten Personen gründet, sich auf den Prozess einzulassen, Einblicke zu gewähren und miteinander in den Austausch zu kommen. Diese Grundvoraussetzung, mit der (implizit) zugleich dem Thema »Wohnwünsche« eine Bedeutung verliehen wird, markiert zugleich den Beginn des Prozesses. Im weiteren Verlauf kommt vor allem der Gestaltung des Prozesses eine wichtige Bedeutung zu. Die Gestaltung bezieht sich dabei auf die äußeren, objektiven Rahmenbedingungen, wie die des Zeitrahmens, der Auswahl und Gestaltung von Räumen und eingesetzten Materialien. Sie bezieht sich aber insbesondere auch auf die Gestaltung der Interaktionsprozesse und des Miteinander-Arbeitens. Die Projektmitarbeitenden übernehmen in diesem Prozess eine anleitende, anwaltschaftliche, strukturierende und gestaltende Funktion, die durch den Einsatz bestimmter Methoden unterstützt wird. Spezifische Methoden, wie die »Seite über mich« oder differenzierte Fragen, wie »Was ist *der* Person wichtig?« im Unterschied zu »Was ist *für* die Person wichtig?« unterstützen dabei Prozesse, wie das Sichtbarmachen von Individualität oder Differenzen zwischen der eigenen und der anderen Sichtweise. Damit sind es nicht die Methoden an sich, sondern das Zusammenspiel in der wechselseitigen Beeinflussung von Methoden, Haltungen und gemeinsamen Handeln, das im Ergebnis zu einem Herstellungsprozess führt, der Wohnwunschäußerungen ermöglicht. Grundvoraussetzung hierfür ist zunächst die wechselseitige Anerkennung und Einbeziehung der planenden Person und für sie bedeutsamen anderen Personen, die das gemeinsame miteinander Arbeiten ermöglichen. Zugleich fördert dieses gemeinsame Arbeiten wiederum die wechselseitige wertschätzende Anerkennung der am Prozess Beteiligten. Es handelt sich damit in gewisser Weise um einen kontinuierlichen Weiterentwicklungsprozess, durch den die planende Person sichtbar gestärkt und anders präsent wird, was sich in der (leiblich[32] sichtbaren) Haltungsänderung zeigt, wie die Interviewauszüge und Beobachtungen verdeutlichen. Der Prozess verläuft jedoch nicht immer geradlinig, sondern es gibt Vorwärts- und Rückwärtsbewegungen, zirkulierende Bewegungen und es kann zur Stagnation oder zum Abbruch kommen.

Der Unterstützungskreis bildet diesen Prozess des gemeinsamen Arbeitens – in einem zugleich »neuen Setting« – ab, da die planende Person hier die Rolle des Gastgebers bzw. der Gastgeberin übernimmt und die anderen Beteiligten als Gäste zumeist ebenfalls eine für sie neue Rolle zugewiesen bekommen, so dass ein neuer Aushandlungsprozess beginnt. Die Perspektivenvielfalt, die sowohl über die Vorarbeit an den Plakaten als auch in der gemeinsamen Arbeit im Unterstützungskreis sichtbar und erlebbar zum Vorschein kommt, verstärkt diesen neuen Aushandlungsprozess. Auch die ethnographische Beobachtung mit dem fremden oder befremdeten Blick ermöglicht genau diese Perspektiverweiterung, erfolgt sie doch durch beobachtende Teilnahme und in dem Versuch der Perspektivübernahme im stetigen Wechsel zwischen Selbst- und Fremdwahrnehmung, wodurch neue Hypothesen und Fragen entstehen, die wiederum Impulse für weiteres Erkunden geben.

Im gesamten Verlauf des Prozesses erfolgt das Handeln der Beteiligten im Spannungsfeld von *Vielfalt und Begrenzung* sowie von *Wissen und Erkunden*. Durch die Orientierung in Richtung Wissen und Begrenzung wird Sicherheit und Handlungsfähigkeit hergestellt, bei einer zu starken Orientierung in diese Richtung wird aber auch eine Verfestigung von Routinen und Zuschreibungen gefördert. Die Orientierung in Richtung Vielfalt und Erkunden führt zur Eröffnung von Möglichkeiten, kann bei zu starker Orientierung in diese Richtung aber auch zu Überforderung und Handlungsunfähigkeit führen. Strauss (2017) beschreibt genau diese Spannungsfelder im Handeln, wenn er zwischen Routinen, Innovation und Kreativität unterscheidet und diese zueinander in Beziehung setzt. Diese Spannungsfelder können nicht aufgelöst werden, sie sind vielmehr konstitutiv für die gemeinsame Arbeit, beeinflussen sich wechselseitig und müssen erlebt, wahrgenommen, reflektiert und gestaltet werden. Erst hierdurch entsteht der neue Möglichkeitsraum (mit der Öffnung und Begrenzung zugleich), der auch Wunschäußerungen ermöglicht.

Das Austarieren dieser Spannungsfelder ist daher notwendig und zugleich in vielerlei Hinsicht herausfordernd. Es fordert die Beteiligten in emotionaler, sozialer, kognitiver Hinsicht und braucht spezifische Rahmenbedingungen, Zeit und Raum. Es verhindert aber genau dadurch Erstarrung, ermöglicht Bewegung und führt im Ergebnis auf das hin, wofür die Eingliederungshilfe steht und was mit der UN-Behindertenrechtskonvention Menschen mit Behinderung zugesichert wird – das Recht auf Teilhabe und eine selbstbestimmte Lebensführung. Der Prozess der Wohnwunschäußerung kommt dabei nicht zum Abschluss, die Äußerung muss vielmehr immer im Kontext ihrer Entstehung und der weiteren Entwicklung gesehen werden. Sie bleibt damit vorläufig und stellt einen lebenslangen Prozess dar.

---

32 An dieser Stelle wird bewusst der Begriff »leiblich« gewählt, weil der Leib anders als der »Körper« für das »Sein« steht oder wie Schache (2019, S. 26) beschreibt: »Durch den Leibbegriff wird das objektivistische und materialistische Körperbild überwunden und mit der Kategorie der Erfahrung verbunden«. Der Leib kann damit als »Träger unseres Lebensvollzuges verstanden werden« (Schache 2019, S. 26).

Literatur

Abels H (2020) Soziale Interaktion. Wiesbaden: Springer
Breidenstein G, Hirschauer S, Kalthoff H, Nieswand B (2015) Ethnografie – Die Praxis der Feldforschung. 2. akt. Aufl. Stuttgart: UTB
Hasse J (2009) Unbedachtes Wohnen. Lebensformen an verdeckten Rändern der Gesellschaft. Unter Mitarbeit von Jessica Witan. Bielefeld: Transcript Verlag (Kultur- und Medientheorie)
Kuckartz U (2014) Qualitative Inhaltsanalyse. Methoden, Praxis, Computerunterstützung. 2., durchgesehene Aufl. Weinheim, Basel: Beltz
Meuth M (2017) Theoretische Perspektiven auf Wohnen: Ein mehrdimensionales Wohnverständnis in erziehungswissenschaftlicher Absicht. In: Meuth M (Hrsg.) Wohn-Räume und pädagogische Orte. Wiesbaden: Springer VS, S. 97–122
Odin R (2019) Kommunikationsräume. Einführung in die Semiopragmatik. Berlin: oa books. (https://doi.org/10.33767/osf.io/6z974, Zugriff am: 15.05.2021)
Schache S (2019) Körper, Leib, Behinderung. In: Walther K, Römisch K (Hrsg.) Gesundheit inklusive. Gesundheitsförderung in der Behindertenarbeit. Wiesbaden: Springer, S. 19–33
Schütz A (1951) Gemeinsam musizieren. Die Studie einer sozialen Beziehung. In: Schütz A: Gesammelte Aufsätze. II. Studien zur soziologischen Theorie. Hrsg. von Brodersen A. Den Haag: Nijhoff (1972), S. 129–150
Strauss AL (2017) Continual Permutation of Action. (first published 1939). New York: Routledge

Teil V Perspektiven und Herausforderungen

16 Wahlmöglichkeiten für Menschen mit Komplexer Behinderung: eine realistische Perspektive im Kontext des BTHG?

Mark Weigand

16.1 BTHG: Hintergrund und Zielsetzung

Mit der Verabschiedung eines Grundlagenpapiers der Arbeits- und Sozialministerkonferenz wurde bereits 2012 eine fachöffentliche Diskussion um die neue Ausgestaltung der Eingliederungshilfe für Menschen mit Behinderungen in der BRD befördert. Vor dem Hintergrund des Übereinkommens der Vereinten Nationen über die Rechte von Menschen mit Behinderungen (UN-BRK) fühlte sich der Gesetzgeber zurecht verpflichtet, grundlegende Veränderungen in der Sozialgesetzgebung zu vollziehen. Dabei ging es vor allen Dingen darum, die völkerrechtlichen Verpflichtungen aus der seit dem 26.03.2009 bundesgesetzlich geltenden UN-BRK zu konkretisieren, gesetzlich zu verankern und in »jedem Einzelfall« zu beachten. Somit wurde im Dezember 2016 das Gesetz zur Stärkung der Teilhabe und Selbstbestimmung von Menschen mit Behinderungen (BTHG) verabschiedet. Es löst die Eingliederungshilfe aus der Sozialhilfe (SGB XII) und überführt sie in das Rehabilitations- und Teilhaberecht (SGB IX). Der Fokus der neuen Gesetzgebung richtet sich somit auf die Selbstbestimmung und Teilhabe von Menschen mit Beeinträchtigungen. Im Landesrahmenvertrag NRW[33] heißt es:

> »Im Mittelpunkt aller Bemühungen [...] dieses Rahmenvertrags steht der leistungsberechtigte Mensch, der stets auch und zuvörderst Träger universeller Menschenrechte ist« (Landesrahmenvertrag NRW 2020, S. 5).

Einen guten Überblick über die Entstehungsgeschichte des BTHG und die damit verbundene Entwicklung des Gesetzes findet sich bei Conty (2018, S. 7 ff.). Das übergeordnete Ziel des Gesetzes ist die »Selbstbestimmung [der Leistungsberechtigten] und ihre volle, wirksame und gleichberechtigte Teilhabe am Leben in der Gemeinschaft zu fördern und Benachteiligungen zu vermeiden oder ihnen entgegenzuwirken« (SGB IX § 1).

An dieser Stelle wird der Paradigmenwechsel hin zu einem Begriffsverständnis von Behinderung deutlich, welches Behinderung als ein mehrperspektivisches

---

33 Der Landesrahmenvertrag über die Leistungen der Eingliederungshilfe für Menschen mit Behinderungen regelt die Umsetzung des BTHG auf Landesebene und damit den Rahmen für die Unterstützungsleistungen für ca. 250.000 Menschen mit wesentlichen Behinderungen in Nordrhein-Westfalen.

> Phänomen ansieht. Behinderung entsteht aus dieser Perspektive aus körperbezogenen Faktoren, Umweltfaktoren und personenbezogenen Faktoren, die in Wechselwirkung miteinander agieren. Somit orientiert sich das zugrundeliegende Verständnis an der Internationalen Klassifikation der Funktionsfähigkeit, Behinderung und Gesundheit (ICF) und einem bio-psycho-sozialen Modell, welches Behinderung als Einschränkung von Aktivitäts- und Teilhabeprozessen begreift (vgl. DIMDI 2005).

16.2 Wunsch- und Wahlrecht: Grundlage für die Leistungserbringung

Für die in dieser Veröffentlichung im Fokus stehende Personengruppe der Menschen mit Komplexer Behinderung und die Verwirklichung von Wahlmöglichkeiten sind besonders die im ersten Teil des Gesetzes im 13. Kapitel »Soziale Teilhabe« beschriebenen Leistungen von hoher Relevanz: Die Leistungen zur sozialen Teilhabe »werden erbracht, um eine gleichberechtigte Teilhabe am Leben in der Gemeinschaft zu ermöglichen« (§ 76 Abs. 1 SGB IX). Ziel ist es dabei, die Leistungsberechtigten »zu einer selbstbestimmten und eigenverantwortlichen Lebensführung im eigenen Wohnraum sowie in ihrem Sozialraum zu befähigen« (§ 113 Abs. 1 SGB IX). Die Leistungen zur sozialen Teilhabe werden demnach beschrieben als:

- Leistungen für Wohnraum
- Assistenzleistungen
- heilpädagogische Leistungen
- Leistungen zur Betreuung in einer Pflegefamilie
- Leistungen zum Erwerb und Erhalt praktischer Kenntnisse und Fähigkeiten
- Leistungen zur Förderung der Verständigung
- Leistungen zur Mobilität
- Hilfsmittel

Die in § 78 SGB IX beschriebenen Assistenzleistungen fokussieren auf die im Gesetz verankerte Selbstbestimmung mit dem Fokus auf Entscheidungs- und Wahlmöglichkeiten. Diese umfassen Leistungen für die allgemeinen Erledigungen des Alltags sowie der Haushaltsführung, die Gestaltung sozialer Beziehungen, die persönliche Lebensplanung, die Teilhabe am gemeinschaftlichen und kulturellen Leben, die Freizeitgestaltung einschließlich sportlicher Aktivitäten sowie die Sicherstellung der Wirksamkeit der ärztlichen und ärztlich verordneten Leistungen (§ 78 Abs. 1 SGB IX). Ein wichtiger Aspekt wird an dieser Stelle ebenfalls formuliert: Auch die »Verständigung mit der Umwelt zu diesen Bereichen« (§ 78 Abs. 1 SGB IX) wird als Leistung dargestellt. Es heißt, dass der Leistungsberechtigte auf Basis des Teilhabeplans »über die konkrete Gestaltung der Leistungen hinsichtlich Ablauf, Ort und Zeitpunkt der Inanspruchnahmen« (§ 78 Abs. 2 SGB IX) entscheidet.

Ein weiteres maßgebliches Ziel mit Blick auf die leistungsberechtigten Personen wird im § 90 SGB IX benannt: »Die [Assistenz-]Leistung soll sie befähigen, ihre Lebensplanung und -führung möglichst selbstbestimmt und eigenverantwortlich wahrnehmen zu können« (§ 90 Abs. 1 SGB IX). Damit stärkt das BTHG das Wunsch- und Wahlrecht sowie die Eigenverantwortlichkeit der leistungsbeantragenden oder leistungsberechtigten Personen und nimmt sie im Kontext ihrer Lebenswelt und ihres Sozialraumes wahr. Die zukünftigen Leistungen sollen personenzentriert erbracht werden (§ 95 SGB IX). Was genau an dieser Stelle personenzentriert bedeutet und wie sich eine konkrete Leistungserbringung demnach vollzieht, wird im Gesetz selbst nicht erläutert. Aus der Begründung zum BTHG lassen sich allerdings einige Aspekte herleiten: »Mit diesem Gesetz wird die Eingliederungshilfe von einer überwiegend einrichtungszentrierten zu einer personenzentrierten Leistung neu ausgerichtet« (Deutscher Bundestag 2016, S. 197).

Weiter heißt es, dass die individuelle »Leistungskonfiguration«, das individuelle Hilfspaket ausschließlich am individuellen Bedarf unter ganzheitlicher Perspektive im gewohnten bzw. gewünschten Lebensumfeld entwickelt werden muss. In der Begründung wird folgerichtig weiter ausgeführt, dass »die Leistungsberechtigten in allen Schritten der Leistungsgewährung und -erbringung ganzheitlich in den Blick genommen werden« müssen (Deutscher Bundestag 2016, S. 197). Bei der Umsetzung des Prinzips der Personenzentrierung steht somit der Wille der leistungsberechtigten Person im Mittelpunkt. Voraussetzung für eine Willensbildung sind allerdings das Wissen oder die Vorstellung von Künftigem (Conty & Pöld-Krämer 2018, S. 487). Die Entstehung des eigenen Willens ist also gekoppelt an Erfahrung und die Übung als wiederholte Erfahrung. Das bedeutet, dass »der geäußerte Wille […] nicht voraussetzungsfrei [ist] und insbesondere bei Menschen mit kognitiven Beeinträchtigungen in dem Sinn zu bilden [ist], dass notwendige Informationen in einer für den Betroffenen wahrnehmbaren und verarbeitungsfähigen Art zur Verfügung stehen, und mögliche, zunächst nicht vorstellbare Alternativszenarien erfahrbar und damit beurteilbar werden« (Conty & Pöld-Krämer 2018, S. 487).

In der Konsequenz kann demnach nicht nur die tatsächlich geäußerte Bedarfslage auf dem Hintergrund des jeweiligen Willens der Person den tatsächlichen Assistenzleistungen vorausgehen. Es benötigt eine vollständige Reflexion der Teilhabebedarfe in allen Lebensbereichen, um eine unvollständige Beurteilung und letztendlich auch eine Verkürzung/Verringerung der Assistenzleistungen zu verhindern bzw. zu vermeiden.

Wie aus den vorangegangenen Erläuterungen ersichtlich geworden ist, wirken sich diese rechtlichen Veränderungen erheblich auf das gesamte Leistungsgeschehen der Sozialen Teilhabe aus. Das bedeutet, dass die getroffenen Regelungen die Rechtsstellung der leistungsberechtigten Person stärken und deutlich zugunsten von mehr Gleichberechtigung verändern. Daraus abgeleitet ist ebenfalls ein verändertes Rollenverständnis zwischen der leistungsberechtigten Person, dem Leistungsträger und dem Leistungserbringer.

Mit Blick auf das Wunsch- und Wahlrecht der Leistungsberechtigten finden sich folgende Aspekte im SGB IX:

- Der Leistungsträger hat bei der Prüfung der Leistungsanträge auf die Wünsche der leistungsbeantragenden oder -berechtigten Person und auf die persönliche Lebenssituation Rücksicht zu nehmen (§ 8 Abs. 1 SGB IX).
- Die Angebote des Leistungserbringers haben der leistungsberechtigten Person möglichst viel Raum zur eigenverantwortlichen Gestaltung ihrer Lebensumstände zu lassen, ihre Selbstbestimmung zu fördern und ihre Teilhabechancen zu erhöhen. Ausdrücklich bedürfen alle Leistungen der Zustimmung der Leistungsberechtigten (§ 8 Abs. 1 SGB IX).
- Wünsche, einschließlich der gewünschten Wohnform und dem Wohnen außerhalb von besonderen Wohnformen, müssen berücksichtigt werden, soweit sie angemessen sind (§ 104 Abs. 2 SGB IX).

16.3 Das Gesamtplanverfahren als Grundlage personenorientierter Leistungserbringung

Wie ganz konkret die volle und wirksame Teilhabe am Leben in Gemeinschaft, eine personenzentrierte Ausgestaltung der Assistenzleistungen und somit auch die Realisierung der konkreten Lebensentwürfe der leistungsberechtigten Personen, verbunden mit der Anforderung von Wunsch- und Wahlmöglichkeiten, umgesetzt werden kann, lässt sich aus dem neu entwickelten Gesamtplanverfahren (§ 117 SGB IX) »ablesen« (siehe dazu auch v. Bodelschwinghsche Stiftungen Bethel 2019).

Zunächst haben Menschen mit Beeinträchtigungen, die Leistungen der Eingliederungshilfe erhalten wollen, ein Recht auf eine vorausgehende Beratung. Die können sie bei den Beratungsstellen der Ergänzenden unabhängigen Teilhabeberatung (EuTB), bei einem Leistungsträger oder auch einem Leistungserbringer erhalten (Anspruch nach § 32 SGB IX). Nach erfolgter Beratung und bevor ein konkretes Leistungsangebot mit entsprechenden Leistungen zur sozialen Teilhabe beginnen kann, muss das Gesamtplanverfahren vom Leistungsträger durchgeführt werden. Am Ende dieses Verfahrens steht der sogenannte Gesamtplan, verbunden mit einem entsprechenden Leistungsbescheid.

Der Gesamtplan ist die Grundlage für die personenorientierte Leistungserbringung in der Eingliederungshilfe (§ 117 ff. SGB IX). Dieser dient der Feststellung, Koordination und Steuerung der im Einzelfall notwendigen Leistungen durch den zuständigen Leistungsträger. Im Gesamtplanverfahren verständigen sich die Parteien Leistungsträger und leistungsberechtigte Person über Ziele und Unterstützungsleistungen für eine selbstbestimmte Lebensführung sowie über Wirkungskontrolle und Laufzeit. Für die Durchführung des Gesamtplanverfahrens gelten Maßstäbe und

Kriterien. So ist z. B. die leistungsberechtigte Person in allen Verfahrensschritten zu beteiligen.

Das Gesamtplanverfahren besteht aus mehreren aufeinanderfolgenden Schritten:

- Beratung
- Bekanntgabe des Bedarfs durch Antrag
- Dokumentation der Wünsche der leistungsberechtigten Person zu Ziel und Art der Leistungen
- Ermittlung des individuellen Bedarfs (über ein ICF-basiertes Bedarfsermittlungsinstrument)
- Gesamtplankonferenz (zur Koordination und Abstimmung der notwendigen Leistungen)
- Leistungsfeststellung (als Festlegung von Art und Umfang der Leistungen)
- Gesamtplan (als Dokumentation u. a. der Teilhabeziele und der zu erbringenden Leistungen)
- Leistungsbescheid (zur Festschreibung der bewilligten Leistungen und deren Voraussetzungen)

Wesentlicher Bestandteil des Gesamtplanverfahrens ist die Bedarfsfeststellung. Der Gesetzgeber macht deutlich, dass die jeweiligen Landesregierungen »ermächtigt [werden], durch Rechtsverordnung das Nähere über das Instrument zur Bedarfsermittlung zu bestimmen« (§ 118 SGB IX). Das SGB IX fordert für die Ermittlung des Bedarfes die Orientierung am bio-psycho-sozialen Modell funktionaler Gesundheit der Internationalen Klassifikation der Funktionsfähigkeit, Gesundheit und Behinderung der WHO (DIMDI 2005). So soll sichergestellt werden, dass die leistungsberechtigte Person mit ihren funktionellen Beeinträchtigungen, ihren persönlichen Lebensumständen sowie den sie umgebenden Barrieren und Förderfaktoren unter Berücksichtigung ihres Willens und ihrer Wünsche in den Blick genommen wird. Individuelle Assistenzbedarfe zur selbstständigen Lebensführung und sozialen Teilhabe sind dabei in den neun Lebensbereichen der ICF zu ermitteln und zu beschreiben. Das Ergebnis dieses Verfahrens ist ein individueller Gesamtplan, der in der Regel für zwei Jahre vereinbart wird. Auf dieser Grundlage erfolgt der Leistungsbescheid, der die bewilligten und zu erbringenden Leistungen festlegt.

Auf der Grundlage des Gesamtplanes und des Leistungsbescheides erfolgt eine verbindliche Abstimmung zur Leistungserbringung (handlungsleitende Planung) zwischen der leistungsberechtigten Person und dem Leistungserbringer vor dem Hintergrund der fachkonzeptionellen Ausrichtung des jeweiligen Angebotes. Dabei ist zu berücksichtigen, dass auch hier der Wunsch und Wille der leistungsberechtigten Person die Grundlage für die Gestaltung der Assistenzleistungen darstellt. Den Vorstellungen der leistungsberechtigten Person hinsichtlich der Erbringung der Leistungen und bezogen auf Ablauf, Ort und Zeitpunkt der Inanspruchnahme ist Rechnung zu tragen. Die Vereinbarungen werden dokumentiert. Die regelhaft und/oder anlassbezogene gemeinsame Überprüfung der Leistungserbringung und ggf. neue verbindliche Abstimmung (handlungsleitende Planung) sichert das Selbstbestimmungsrecht der Leistungsberechtigten und findet zwischen allen Beteiligten statt.

Inwieweit das hier beschriebene Verfahren tatsächlich auch für den Personenkreis der Menschen mit Komplexer Behinderung zu wirklichen Wahlmöglichkeiten im Bereich der Leistungen der sozialen Teilhabe führen wird, bleibt derzeit noch fraglich. Ohne weitreichende Methodenkompetenz – auch der Leistungsträger – zum Einsatz von Verfahren zur Wunschermittlung von Menschen, die sich nicht verbalsprachlich artikulieren können, kann eine ICF-konforme Bedarfsermittlung mit der Ableitung von Zielen in allen relevanten Lebensbereichen nicht erfolgen. Dabei ist außerdem der Aspekt der zeitlichen Ressourcen der Begleitung der Prozesse auf Seiten der Leistungsträger und der Leistungserbringer von besonderer Relevanz.

16.4 Zur Umsetzung des BTHG in NRW

So weit zu den bundeseinheitlichen Regelungen des BTHG. Da es sich hierbei um ein Bundesgesetz handelt, waren die jeweiligen Bundesländer aufgefordert, Landesrahmenverträge zur Erbringung von Leistungen zu entwickeln (SGB IX § 131). Festgelegt wurde dabei, dass die durch das Landesrecht festgelegten Interessenvertretungen der Menschen mit Behinderungen bei der Bearbeitung und der Beschlussfassung mitwirken. Im folgenden Abschnitt soll der Blick auf die Situation in Nordrhein-Westfalen gerichtet werden.

Am 23.07.2019 wurde der Landesrahmenvertrag nach § 131 SGB IX Nordrhein-Westfalen nach intensiver Verhandlung von den Trägern der Eingliederungshilfe, den Landschaftsverbänden Westfalen-Lippe und Rheinland, dem Landkreistag NRW, dem Städtetag NRW, dem Städte- und Gemeindebund NRW sowie der Arbeitsgemeinschaft der Spitzenverbände der freien Wohlfahrtsverbände unterzeichnet. In der Präambel heißt es, dass die Vertragsparteien auf die »Erfahrungen aus der Umsetzung der bisherigen Rahmenverträge nach § 79 Abs. 1 Sozialgesetzbuch Zwölftes Buch (SGB XII) zurückgreifen und [...] die Ausgestaltung individueller Leistungen für Menschen mit Behinderungen konsequent personenzentriert weiter [führen].« (Landesrahmenvertrag NRW 2020, S. 2).

Im Landesrahmenvertrag werden u. a. alle Regelungen zu den Leistungen im Rahmen der Bedarfsfeststellung auf Grundlage des Gesamtplanverfahrens geregelt (Kap. 1.2 Landesrahmenvertrag NRW 2020). Auch die Begriffe »Sozialraum« und »Personenzentrierung« werden bereits in der Präambel prominent aufgegriffen (v. Bodelschwinghsche Stiftungen Bethel 2018). In der Präambel heißt es, dass Leistungen der Eingliederungshilfe »sich als personenzentrierte Teilhabeleistungen grundsätzlich auf die leistungsberechtigte Person in ihrer engeren Lebenswelt (Gemeinschaft) und ihre weitere Umgebung (Sozialraum/Gesellschaft)« beziehen (Landesrahmenvertrag NRW 2020, S. 5). Der neue Landesrahmenvertrag NRW sieht bis zum 31.12.2022 die Umgestaltung der bisherigen stationären Leistungsangebote zugunsten einer aus mehreren Modulen konfigurierten Leistung vor. Um den gesamten Bedarf eines Leistungsberechtigten zu erheben, ist im Rahmen des Gesamtplanverfahrens ein Bedarfserhebungsinstrument anzuwenden.

In Nordrhein-Westfalen haben die beiden Träger der Eingliederungshilfe – der Landschaftsverband Rheinland und der Landschaftsverband Westfalen-Lippe – nach einem mehrmonatigen Prozess im Jahr 2018 ein differenziertes Instrument zur Bedarfseinschätzung mit dem Namen BEI_NRW vorgestellt. Die beiden Landschaftsverbände formulieren, dass sich das BEI_NRW »zur Ermittlung individueller Teilhabebedarfe, unabhängig von der Art und dem Grad der Behinderung oder der Leistungserbringung« eignet (Landschaftsverband Westfalen-Lippe & Landschaftsverband Rheinland 2019, S. 5). Besonders wird dabei betont, dass das Verfahren »die Partizipation der Menschen mit Behinderungen oder ihrer Vertrauensperson durch die dialogische Form der Bedarfsermittlung bereits ab dem ersten Beratungskontakt sicherstellt« (Landschaftsverband Westfalen-Lippe & Landschaftsverband Rheinland 2019, S. 5). Der Weg vom Gesamtplanverfahren bis zur Leistungserbringung erfolgt analog zum bereits im vorangegangenen Kapitel beschriebenen Vorgehen. Die konkreten Leistungen, die für den in diesem Kapitel im Mittelpunkt stehenden Personenkreis der Menschen mit Komplexer Behinderung relevant sind, sind im Teil 4 des Landesrahmenvertrages NRW (2020) in den Leistungen zur sozialen Teilhabe beschrieben. Dabei werden die jeweiligen Assistenzleistungen wie folgt modulhaft aufgebaut.

Unterstützende Assistenzleistungen

Hierbei handelt es sich um personelle Leistungen, die die vollständige und teilweise Übernahme von Handlungen zur Alltagsbewältigung sowie die Begleitung der Leistungsberechtigten zum Ziel haben. Hierzu gehören auch die Assistenzleistungen mit pflegerischem Charakter. Für diese Leistungen erfolgen eine zeitbasierte Bewilligung und Finanzierung (vgl. Landesrahmenvertag NRW 2020, S. 33).

Qualifizierte Assistenzleistungen

Dies sind personelle Leistungen, die die Befähigung zu einer möglichst selbstbestimmten und eigenständigen Alltagsbewältigung – insbesondere durch Anleitungen und Übungen – zum Ziel haben. Diese Leistungen werden ebenfalls zeitbasiert bewilligt und finanziert (vgl. Landesrahmenvertrag NRW 2020, S. 34).

Fachmodul Wohnen

Das Fachmodul Wohnen sichert den kontextbezogenen personellen Unterstützungsstandard eines Leistungsangebots, den jeweils alle Leistungsberechtigten nutzen können. In dieser Leistung sind je nach Kontext unterschiedliche Elemente enthalten: Beispielhaft seien an dieser Stelle genannt: Leistungen zur Erreichbarkeit, Präsenzleistungen bei Tag und bei Nacht, gemeinsame Leistungen im gemeinschaftlichen Wohnen, aber auch personenunabhängige Sozialraumarbeit. Es erfolgt eine Vergütung im Rahmen tagesgleicher Pauschalen (vgl. Landesrahmenvertrag NRW 2020, S. 34).

Fachmodul Tagesstruktur und Schulungen

Das Fachmodul umfasst personelle Leistungen zum Erwerb und Erhalt praktischer Fähigkeiten und Kenntnisse. Es handelt sich um Leistungen, die die Leistungsberechtigten befähigen, die individuelle Gestaltung des Tages möglichst selbstständig zu übernehmen und die für sie erreichbare Teilhabe am Leben in der Gemeinschaft zu ermöglichen. Hierbei kann es um Leistungen der Tagesstruktur in einem zweiten Lebensraum oder um zeitlich befristete Schulungen und Projekte gehen – vergütet im Rahmen tagesgleicher Pauschalen (vgl. Landesrahmenvertrag NRW 2020, S. 38).

Organisationsmodul

Folgende kontextbezogene Leistungen bzw. Aufwendungen werden u. a. im Organisationsmodul zusammengefasst: Personalaufwand für Leitung und Verwaltung, Sachaufwand für Leitung und Verwaltung, Betreuungspersonal und Betreuungsaufwand sowie Investitionsbeträge für Fachleistungsflächen (Anlagen zum Landesrahmenvertrag NRW 2020, S. 121 ff.). Die zukünftigen Leistungen der sozialen Teilhabe in NRW werden sich, wie dargestellt, aus den jeweiligen Modulen konfigurieren. Dabei wird – ausgehend aus dem BEI_NRW – der persönliche Bedarf jeder leistungsberechtigten Person im Vorhinein ermittelt (vgl. Landesrahmenvertrag NRW 2020, S. 35).

16.5 Herausforderungen für die Leistungserbringer

Wie durch die vorausgegangenen Erläuterungen deutlich geworden ist, bringen die veränderten gesetzlichen Rahmenbedingungen vielfältige Herausforderungen auf unterschiedlichen Ebenen für die Leistungserbringung in der Sozialen Teilhabe mit sich. Der Paradigmenwechsel von einer institutionszentrierten Sichtweise auf die Assistenz von Menschen mit Beeinträchtigungen hin zur Entwicklung von passgenauen personenzentrierten Unterstützungsarrangements, unabhängig von der Wohnform, wird auf vielfältige Weise zu Veränderungen in den Organisationen der Leistungserbringer führen. Die großen Entwicklungslinien in diesem Prozess sind die Themen Personenzentrierung, Sozialraumorientierung und Partizipation. Viele Leistungserbringer in der Eingliederungshilfe beschäftigen sich seit Jahren mit der Umsetzung dieser Themen, die aktuell durch die neuen gesetzlichen Rahmenbedingungen eine »neue Dynamik« erhalten haben.

Die damit einhergehenden Herausforderungen beziehen sich auf eine veränderte Haltung in Bezug auf die *Erbringung personenzentrierter Assistenzleistungen* und die konsequente Orientierung am Willen der Leistungsberechtigten. Dies erfordert weitergehende Veränderungen im Bereich der Fachlichkeit der Mitarbeitenden. Aktuelle wissenschaftliche Erkenntnisse müssen noch stärker als bisher Berücksichtigung finden und in das Handeln einbezogen werden. Zugleich ist dem Wunsch- und Wahlrecht der leistungsberechtigen Personen konsequent Rechnung zu tragen. Diese fachliche Profilierung muss sich zudem in Konzepten widerspiegeln und sicherstellen, dass Fragen der Wirksamkeit mitberücksichtigt werden.

Ein erheblicher Bedarf an Veränderungen zeigt sich auch in den Bereichen Unternehmens- und Organisationsentwicklung der Leistungserbringer und bezieht sich auf die *Ausgestaltung zukünftiger Wohnunterstützungsangebote*.

> Assistenzleistungen sind zukünftig dort zu erbringen, wo der betreffende Mensch leben möchte, völlig unabhängig von der jeweiligen Wohnform und eventuellen Mehrkostenvorbehalten (§ 104 Abs. 3 SGB IX).

So formulieren es sowohl die UN-Behindertenrechtskonvention (s. Landesbeauftragter für Menschen mit Behinderungen 2018, Artikel 19) als auch die Regelungen im BTHG. Das bedeutet, dass im Bereich des Wohnens Wahlmöglichkeiten entwickelt werden müssen, die auch für Menschen mit Komplexen Behinderungen ein Leben außerhalb besonderer Wohnformen mit entsprechender Unterstützungssicherheit und passgenauen Assistenzleistungen ermöglichen.

Wie der Stiftungsbereich Bethel.regional der v. Bodelschwinghschen Stiftungen Bethel diesen Anforderungen begegnet, wird im Folgenden exemplarisch an zwei Themen dargestellt: *Zur Sicherung der Personenzentrierung* werden für alle Arbeitsfelder der Sozialen Teilhabe und damit auch in Bezug auf die Begleitung von Menschen mit Komplexer Behinderung sog. »Fachspezifische Grundlagen« entwickelt. Sie bilden die gemeinsame verbindliche fachliche Basis der Arbeit mit dem jeweiligen Personenkreis und formulieren einen fachlichen Standard, der in der täglichen Arbeit umzusetzen ist und in der Kalkulation des Fachmoduls Wohnen Eingang findet. Sie stellen somit die inhaltlich-fachlichen Schwerpunkte der Assistenzangebote dar. Zugleich wird darin ein in der Praxis verbindlich umzusetzender Kanon von Fort- und Weiterbildungen beschrieben, der sich am aktuellen Stand der Wissenschaft orientiert und das Thema der Wirksamkeit berücksichtigt. Darüber sollen Fachkräfte aus allen Arbeitsfeldern in sogenannten Basismodulen zur Personenzentrierung und Sozialraumorientierung geschult werden. Im Modul Personenzentrierung wird derzeit ein ko-produktives Curriculum (vgl. Sappok et al. 2021, S. 2), entwickelt, in welchem Expertinnen und Experten in eigener Sache als Co-Moderator*innen ihre Sichtweisen auf »Personenzentrierung« einbringen. Damit wird die konsequente Einbeziehung der Perspektive der Leistungsberechtigten auch im Bereich der Personalentwicklung Rechnung getragen. Die Ergebnisse des Projekts »Wahlmöglichkeiten sichern!« werden in dieses Curriculum einbezogen, indem die dort erprobten Methoden und Ansätze (▶ Kap. 10, ▶ Kap. 11) in den Schulungen vermittelt werden.

Ergänzt werden die Basismodule durch zielgruppenspezifische Fort- und Weiterbildungen, die je nach Schwerpunkt des jeweiligen Wohnunterstützungsangebotes durchgeführt werden. Das sind beispielsweise Fortbildungen zum Thema Gewaltdeeskalation (z. B. Low-Arousal-Ansatz nach Studio3 und/oder ProDeMa®), Persönliche Zukunftsplanung (PZP) und SEED »Skala der Emotionalen Entwicklung – Diagnostik«. Bezogen auf den Personenkreis der Menschen mit Komplexer Behinderung sind hier ebenfalls die Erkenntnisse aus dem Projekt »Wahlmöglichkeiten sichern!« eingeflossen; so soll beispielsweise die Planung der Assistenzleistungen zukünftig durch spezifische Assessments anhand der im Projekt beschriebenen bedarfsgerechten Methoden erfolgen. Die sich durch die Basismodule der fachspezifischen Grundlagen und die zielgruppenspezifischen Fort- und Weiterbildungsbedarfe ergebenden angebotsbezogenen Bildungsbedarfe werden in einem strategischen Bildungscontrolling erfasst, geplant, durchgeführt und evaluiert.

Zur Sicherung der Wahlmöglichkeiten auch im Bereich des Wohnens wurde zum einen mit dem in diesem Buch beschriebenen Projekt »Wahlmöglichkeiten sichern!« der Blick auf die Erfassung von Wohnwünschen von Menschen mit Komplexer Behinderung gelegt, die sich nicht verbalsprachlich äußern können. Zum anderen wurde, um dem fehlenden barrierefreien Wohnraum mit angemessenen Unterstützungsarrangements zu begegnen (►Kap. 9), gemeinsam mit der Lebenshilfe NRW das durch die Stiftung Wohlfahrtspflege geförderte »Wohnen selbstbestimmt!« durchgeführt. Dieses Projekt hatte zum Ziel »innovative Wohnformen für Menschen mit komplexen Behinderungen und hohem Unterstützungsbedarf im nordrhein-westfälischen Kontext zu entwickeln« (Redaèlli et al. 2019, S. 10). Mit dem Projekt wurde ebenfalls im Rahmen partizipativer Forschung die Perspektive der Menschen mit Beeinträchtigungen einbezogen und es wurden neben »ihren persönlichen Wünschen und Erwartungen an Wohnformen […] auch die politischen, wirtschaftlichen und sozialen Rahmenbedingungen« erhoben (Redaèlli et al. 2019, S. 10). Als zentrales Ergebnis des Projektes wurden unter Beteiligung aller relevanten Akteur*innen Lösungsvorschläge für inklusive und finanzierbare Wohnformen entwickelt, die den Wohnwünschen von Menschen mit Beeinträchtigung entsprechen.

Die Projektergebnisse weisen zudem auf fördernde und hinderliche Aspekte der Entwicklung innovativer Wohnsettings hin und geben Empfehlungen für die zukünftige Umsetzung des Anspruchs aus der UN-BRK. Eine konsequente Orientierung an den Ergebnissen des Projekts »Wohnen selbstbestimmt!« bedeutet für die Leistungserbringer in der Eingliederungshilfe vielfältige Aufgaben auf unterschiedlichen Ebenen der Organisation. Diese werden in den Empfehlungen des Projektes eindrücklich verdeutlicht und beziehen sich auf unterschiedliche Aspekte auf Seiten der Leistungserbringer: Strategie sowie Organisations- und Personalentwicklung und politisches Engagement (Redaèlli et al. 2019, S. 141 ff.).

Zusammenfassend zeigt sich, dass sich Leistungserbringer in den nächsten Jahren großen Herausforderungen und Veränderungen stellen müssen und somit eine umfassende Entwicklung ihrer Organisation auf mehreren Ebenen vorbereiten und umsetzen müssen. Dies beinhaltet die dargestellten Themenfelder, geht aber noch weit darüber hinaus. Hier sind z. B. die Weiterentwicklung einer personenzentrierten Personaleinsatzplanung in besonderen Wohnformen, die Implementierung eines Teilhabemanagements und die Weiterentwicklung von partizipativen Strukturen zu nennen.

16.6 Sicherung von Wahlmöglichkeiten von Menschen mit Komplexer Behinderung – kritische Reflexion

Grundsätzlich konnte im Rahmen des Beitrags verdeutlicht werden, dass das Bundesteilhabegesetz mit der Konkretisierung im Landesrahmenvertrag am Beispiel von Nordrhein-Westfalen dem Wunsch- und Wahlrecht von Menschen mit Behinderung ein besonders Gewicht verleiht. Beispielhaft wurde am neuen Bedarfsermittlungsinstrument BEI_NRW verdeutlicht, wie zukünftig der Zugang der Leistungsberechtigten zu Leistungen der sozialen Teilhabe gestaltet sein wird und welche Bedeutung der Perspektive der Menschen mit Behinderung zukommt. So heißt es im BEI_NRW-Handbuch:

> »Antworten auf die Fragen, wie jemand sein Leben, seine Freizeit, seine Arbeit und seine Beziehungen gestalten möchte, können nur von der antragstellenden Person selbst gegeben werden« (Landschaftsverband Westfalen-Lippe & Landschaftsverband Rheinland 2019, S. 29).

Weiter wird beschrieben, dass, wenn die antragstellende Person ihre persönlichen Ziele nicht selbst beschreiben kann, diese stellvertretend von nahestehenden Personen beschrieben werden können. Unterschiedliche Arten der Beteiligung sind dazu im Verfahren vorgesehen; somit kann durch eine entsprechende Beteiligung die rechtliche Position der antragstellenden Person gestärkt werden (Beuter 2019, S. 32 ff.). Fachlich herausfordernd ist jedoch, die Gespräche zur Bedarfsermittlung so zu gestalten, dass die persönlichen Ziele der Personen entsprechend verstanden werden (Landschaftsverband Westfalen-Lippe & Landschaftsverband Rheinland 2019, S. 29). Auch wenn im Bedarfsermittlungsverfahren die persönliche Sichtweise, biographische Aspekte und Charaktereigenschaften der Person aufgenommen werden, bleibt die Frage, wie in dem geplanten Prozess eine dem Leistungsberechtigten unbekannte Person eine umfassende ICF-orientierte Bedarfsermittlung vor dem Hintergrund der häufig bestehenden komplexen Teilhabebeeinträchtigungen durchführen kann. Conty & Pöld-Kremer (2018) stellen, wie bereits beschrieben, die Bedeutung der Willensbildung im Hinblick auf Wissen von Künftigem dar. Demnach können vorstellbare Alternativszenarien erst entwickelt werden, wenn zunächst das Wissen über diese vorhanden ist. Die Entstehung des eigenen Willens ist dann gekoppelt an Erfahrung und damit an die Einübung, d. h. an die Wiederholung der jeweiligen Erfahrungen.

Wie aus der Beschreibung der in NRW modulhaft aufgebauten Leistungssystematik deutlich wird, werden die zukünftigen Leistungen in qualifizierte Assistenz (im Sinne von befähigender Assistenz) und unterstützende Assistenz (im Sinne von teilweise oder vollständiger Übernahme) unterschieden. An dieser Stelle muss die Differenzierung im Hinblick auf den Personenkreis der Menschen mit Komplexer Behinderung kritisch hinterfragt werden: Wie lassen sich die Leistungen der »Unterstützung der Willensbildung« zukünftig zuordnen?

Mit Blick auf die tatsächlich ausgeführten Leistungen wird es zu einer ständigen Überschneidung und Mischung von qualifizierten und unterstützenden Assistenzleistungen kommen, die in der praktischen Ausgestaltung kaum zu unterscheiden sein werden. Somit besteht die Gefahr, dass die wichtigen Leistungen zur Ermöglichung von Willensbildung und zur Entwicklung von Alternativszenarien nicht in ausreichendem Maße bewilligt werden und im Sinne von »übernehmenden Alltagshandlungen« interpretiert werden.

Von besonderer Relevanz für den hier im Mittelpunkt stehenden Personenkreis sind auch die pflegerischen Assistenzleistungen. Diese werden zukünftig in NRW im Bereich der unterstützenden Assistenz abgebildet. Auch an dieser Stelle ist die Frage nicht abschließend geklärt, wie sich »befähigende« qualifizierte Assistenzleistungen von denen der unterstützenden Assistenz mit pflegerischem Charakter abgrenzen lassen.

Aus Sicht des Autors gibt das Projekt »Wahlmöglichkeiten sichern!« Antworten auf die Fragen der Abgrenzung. Durch den Einsatz unterschiedlicher für die Person hilfreicher Instrumente und Methoden im Sinne von qualifizierten Assistenzleistungen kann für den Personenkreis der Menschen mit Komplexer Behinderung eine fundierte Erkundung des Willens mit der Entwicklung von Perspektiven in allen relevanten Teilhabebereichen erfolgen. Dabei bedarf es einer komplexen Assistenz (vgl. auch DHG 2021, S. 28 ff.), einer Gestaltung von Netzwerken und bestimmten methodischen Zugängen, die auch u. a. in diesem Buch beschrieben werden. Aus Sicht des Autors lassen sich diese Leistungen eindeutig aus dem § 78 SGB IX ableiten und dienen ebenfalls der Vorbereitung auf entsprechende Verfahren der Gesamtplanung (Tappe 2019, S. 9 ff.).

Das bedeutet aber auch, dass die bisher beschriebenen Prozesse, hier beispielhaft am BEI_NRW dargestellt, umfassend auf die Situation von Menschen mit Komplexer Behinderung angepasst werden müssen. Die Forderung müsste demnach sein, sowohl die zeitlichen als auch die inhaltlich-fachlichen Aspekte bzw. Ressourcen der Leistungsträger als auch der Leistungserbringer dahingehend anzupassen. Die kontinuierliche Beteiligung im gesamten Verfahren für diesen Personenkreis ist an dieser Stelle unumstritten; demnach bedarf es der Stärkung der Leistungsberechtigten sowie der Begleitpersonen im Hinblick auf das Verfahren und alle damit verbundenen Prozesse.

16.7 Fazit

Der Grundgedanke des Bundesteilhabegesetzes, des Gesamtplanverfahrens und des Landesrahmenvertrags NRW mit dem Fokus auf die Personenzentrierung ist auf jeden Fall ein wichtiger Schritt, um die Rechte von Menschen mit Behinderung und ihr Wunsch- und Wahlrecht zu stärken. Doch inwieweit sich die beschriebenen Prozesse für den Personenkreis der Menschen mit Komplexer Behinderung umsetzen lassen und zu einer echten Erweiterung der Wahlmöglichkeiten in allen relevanten Teilhabebereichen führen, bleibt aktuell fraglich. Wichtig wird es sein, dass sich die Assistenzleistungen an den tatsächlichen Bedarfen orientieren und die Besonderheiten des Einzelfalls (§ 104 Abs. 3 SGB IX) berücksichtigen. Die Assistenzleistungen sind damit im Kontext eines offenen Leistungskatalogs zu sehen und können nicht im Rahmen einer »Angemessenheitsprüfung« wirtschaftlich bewertet und bewilligt bzw. nicht bewilligt werden. Dieser Sachverhalt würde das Risiko der Ausgrenzung erhöhen und die Selektivität des »Eingliederungshilfesystems« – besonders im Hinblick auf den Personenkreis der Menschen mit Komplexen Behinderungen – verstärken (vgl. hierzu auch die in ▶ Kap. 1 beschriebenen Ursachen von Segregationstendenzen).

Durch das BTHG wird dem Wunsch- und Wahlrecht folgend auch dem Leben außerhalb besonderer Wohnformen Vorrang eingeräumt. Allerdings wird dies im § 104 Abs. 3 SGB IX durch einen Mehrkostenvorbehalt wieder eingeschränkt. Wenn diese Entwicklung im Gegensatz zu dem in der UN-BRK Artikel 19 formulierten Rechtsanspruch auf Wahlmöglichkeiten im Wohnen durch Mehrkostenvorbehalte aufgehalten würde, könnten die so wichtigen nächsten Entwicklungsschritte im Bereich der innovativen quartiersbezogenen Wohnkonzepte und somit die Sicherung von Wahlmöglichkeiten für Menschen mit Komplexen Behinderungen verzögert werden.

Das Projekt »Wahlmöglichkeiten sichern!« hat gezeigt, dass das gemeinsame Erarbeiten von Wünschen und Lebensvorstellungen auch mit Menschen mit Komplexer Behinderung unter Einsatz personenorientierter Methoden und mit ausreichend Ressourcen gelingen kann. Das Projekt »Wohnen selbstbestimmt!« hat durch seine interdisziplinär erarbeiteten Empfehlungen Wege aufgezeigt, wie sich tatsächliche Wahlmöglichkeiten und innovative Wohnkonzepte in NRW entwickeln können. Letztlich wird sich also daran, wie bedarfsgerecht die Assistenzleistungen und Wohnangebote für Menschen mit Komplexer Behinderung tatsächlich gestaltet werden können, prüfen lassen müssen, wie umfassend die Umsetzung des BTHG gelungen ist.

Literatur

Beauftragter der Landesregierung für Menschen mit Behinderungen (Hrsg.) (2018) Die UN-Behindertenrechtskonvention: Übereinkommen über die Rechte von Menschen mit Behinderungen vom 13. Dezember (https://www.institut-fuer-menschenrechte.de/fileadmin/Redaktion/PDF/DB_Menschenrechtsschutz/CRPD/CRPD_Konvention_und_Fakultativprotokoll.pdf, Zugriff am: 28.04.2021)

Beuter F (2019) Begleitung - fünf Möglichkeiten, Orientierung, Was willst du, dass ich dir tun soll? Bedarfsermittlung, 2, S. 32–34

Conty M (2018) Schrittweise in die Umsetzung, SOZIALwirtschaft aktuell, 5, S. 7–9

Conty M, Pöld-Krämer S (2018) »Behinderung« und ihre Feststellung – neue Anforderungen des Bundesteilhabegesetzes (BTHG). In: Sappok T (Hrsg.) Psychische Gesundheit bei intellektueller Entwicklungsstörung, Stuttgart: Kohlhammer, S. 473–489

Deutsche Heilpädagogische Gesellschaft (DHG) (2021) Standards zur Teilhabe von Menschen mit kognitiver Beeinträchtigung und komplexem Unterstützungsbedarf. Stuttgart: Kohlhammer

Deutscher Bundestag (Hrsg.) (2016) Entwurf eines Gesetzes zur Stärkung der Teilhabe und Selbstbestimmung von Menschen mit Behinderungen (Bundesteilhabegesetz – BTHG). Drucksache 18/9522 (https://dip21.bundestag.de/dip21/btd/18/095/1809522.pdf, Zugriff am: 28.04.2021)

Deutsches Institut für medizinische Dokumentation und Information (DIMDI) (Hrsg.) (2005) ICF – Internationale Klassifikation der Funktionsfähigkeit, Behinderung und Gesundheit (https://www.dimdi.de/static/de/klassifikationen/icf/icfhtml2005/, Zugriff am: 28.04.2021)

Landesrahmenvertrag nach § 131 SGB IX Nordrhein-Westfalen (2020) Leistungen der Eingliederungshilfe nach dem SGB IX für Menschen mit Behinderungen. Vertrag: (https://www.lwl.org/spur-download/rahmenvertrag/0-2_LRV_SGB_IX_Gesamttext.pdf, **Anlagen:** https://www.lvr.de/media/pressemodul/fb03_bilder_und_dateien_1/2019_7/2019_07_23_LRV_Anlagen_Unterschriftsfassung.pdf, Zugriff am: 28.04.2021)

Landschaftsverband Westfalen-Lippe, Landschaftsverband Rheinland (Hrsg.) (2019) Handbuch Bedarfe ermitteln – Teilhabe gestalten BEI_NRW (https://www.lwl-inklusionsamt-sozialeteilhabe.de/media/filer_public/e8/05/e805d76d-f543-481a-a356-334001154fc8/2019_04_30 handbuch_bei-nrw_internet.pdf, Zugriff am: 28.04.2021)

Redaèlli M, Tebest R, von Lonski M, Bergmann T, Bouamoud H, Koch F, Schäfer C, Paulus M, Hülsmann D, Wacker R (2019) Abschlussbericht Wohnen selbstbestimmt (http://wohnen-selbstbestimmt.de/wp-content/uploads/2020/07/2020-07-Abschlussbericht_Wohnenselbstbestimmt.pdf, Zugriff am: 05.05.2021)

Sappok T, Burtscher R, Grimmer A (Hrsg.) (2021) Einfach sprechen über Gesundheit und Krankheit. Bern: Hogrefe

Tappe C (2019) Bedarfsermittlung konkret, Orientierung, Was willst du, dass ich dir tun soll? Bedarfsermittlung, 2, S. 9–13

v. Bodelschwinghsche Stiftungen Bethel (Hrsg.) (2018) Bethel zum BTHG: Sozialraum und Sozialraumorientierung in der Eingliederungshilfe (https://www.bethel.de/fileadmin/Bethel/downloads/Aktuelle_Flyer_Broschueren_etc/bthg/2018-10-25_Sozialraum_und_Sozialraumorientierung_in_der_Eingliederungshi....pdf, Zugriff am: 28.04.2021)

v. Bodelschwinghsche Stiftungen Bethel (Hrsg.) (2019) Bethel zum BTHG: Gesamtteilhabeverfahren im Bundesteilhabegesetz (https://www.bethel.de/fileadmin/Bethel/downloads/Aktuelle_Flyer_Broschueren_etc/bthg/2019-03-27_final_Gesamtplanverfahren_im_BTHG_final.pdf, Zugriff am: 28.04.2021)

17 Statements von Projektbeteiligten/ Rückmeldungen und Herausforderungen

Nach Abschluss des Projektes »Wahlmöglichkeiten sichern!« wurden einige am Projekt beteiligte Akteur*innen aus dem Kreis der Angehörigen, der Führungskräfte, der Selbstvertretung, der Wissenschaft sowie der in NRW zuständigen Leistungsträger Landschaftsverband Westfalen-Lippe und Landschaftsverband Rheinland um ein abschließendes Statement gebeten, das sich sowohl im Sinne von Rückmeldungen zum Projektverlauf als auch auf die sich daraus ergebenden Herausforderungen beziehen konnte. Wir lassen die Statements für sich sprechen.

17.1 Andrea Smajlovic, Mutter einer Projektbeteiligten

Meine Tochter hat über das Projekt »Wahlmöglichkeiten sichern!« ihren Traum von ihrer Zukunft entwickelt. Ich war an einigen Terminen beteiligt, so auch am Unterstützungskreis. Meine Tochter ist dann im Sommer 2020 aus der Wohneinrichtung, in der sie mehrere Jahre mit vielen weiteren Personen gelebt hat, in ein eigenes Appartement umgezogen. Sie brauchte eine 24-Stunden-Sicherheit, wollte andererseits aber auch selbständig in ihrer eigenen Wohnung leben. Beides ist auch jetzt gegeben, weil sie dort intensiv ambulant betreut wird. Ich kann nicht genau sagen, was das Projekt im Einzelnen zu dieser Entwicklung beigetragen hat. Ich kann aber sagen, dass es wie ein Katalysator für die folgenden Entscheidungen gewirkt hat. Aus meiner Sicht und aus der Sicht meiner Tochter war es ein gelungenes Projekt. Meine Tochter und ich hatten danach den Mut, etwas Neues auszuprobieren. Meine Tochter hat tägliche Kontakte zu ihren Mitarbeitenden und bekommt die Assistenz, die sie benötigt. Sie fühlt sich sehr wohl, sicher und ist stolz auf die gewonnene Selbständigkeit.

17.2 Andree Weiß, Bereichsleitung in Bethel.regional

Ich habe ihm Rahmen der Wohnwunscherhebung eines Klienten aus der Wohneinrichtung, die ich leite, an einem Unterstützungskreis teilgenommen. Die Mitarbeit im Unterstützungskreis war für mich eine beeindruckende Erfahrung. Ich habe ein angenehmes und gleichzeitig sehr fokussiertes Miteinander erlebt. Im Mittelpunkt des Prozesses stand ein Mensch mit hohem Assistenzbedarf, der keine Möglichkeit hatte, sich verbalsprachlich zu beteiligen. Dennoch ist durch das Zusammentragen der verschiedenen Perspektiven aller Beteiligten ein differenziertes Bild davon entstanden, wie sich die Person ein Zuhause vorstellen könnte. Letztlich bleibt dieses Bild eine Hypothese. Aber die angewandte Methode hilft dabei, den Bedürfnissen der betreffenden Person möglichst nahe zu kommen.

Bezogen auf die Umsetzung der Projekterkenntnisse in den Alltag sehe ich auch in unserem Angebot Entwicklungsbedarf, wenn es um die Anpassung an individuelle Bedürfnisse von Klientinnen und Klienten geht. Bedingt durch die Größe und die Struktur des Hauses stoßen wir dabei häufig an Grenzen. Individuelle Belange kommen in Gruppensettings manchmal zu kurz. Kritisch sehe ich Situationen, in denen Menschen in Wohngruppen leben, die vom Zusammenleben mit anderen nicht profitieren, sondern für die das Wohnen in einer Gruppe alleine bereits eine Anforderung darstellen kann, die Stress auslöst. Leistungsträger und Leistungserbringer scheinen, wenn es um Angebote für Menschen mit hohem Assistenzbedarf geht, immer noch zuerst an besondere Wohnformen zu denken. Ich wünsche mir, dass unsere Angebote flexibler und durchlässiger werden. Die Höhe des Assistenzbedarfes kann nur einer von vielen Faktoren sein, die zur Wahl einer passenden Wohnform führen.

17.3 Annika Kühl, Mitarbeiterin in Bethel.regional und Projektmitarbeiterin an der Ev. Hochschule Rheinland-Westfalen-Lippe

Für mich war die bedeutendste Erfahrung im Projekt, dass ich die Arbeit mit Menschen mit Komplexen Behinderungen aus einer anderen Perspektive wahrnehmen und erleben durfte. Viele Alltagsroutinen, Handlungen, Haltungen etc., die ich in der Rolle als Projektmitarbeiterin in den Einrichtungen beobachtet habe, kenne ich selbst aus meinen Arbeitsalltag. Vieles war für mich »normal«. Durch den Blick von außen konnte ich eine andere Sicht bekommen. Ich habe das Handeln der Mitarbeitenden und auch mein eigenes Handeln kritisch hinterfragt.

Vor den (Alltags-)Beobachtungen in den Einrichtungen hatte ich kaum bis gar keine Informationen über die zu beobachtenden Klient*innen und über die Alltagsroutinen in den Wohngruppen. Dadurch war es mir möglich, das Geschehen aus einer Außenperspektive wertfrei zu beobachten und wahrzunehmen.

Viele Menschen mit Komplexer Behinderung leben jahrelang, wenn nicht schon jahrzehntelang, in ein und derselben Einrichtung. Viele Mitarbeitende arbeiten ähnlich lang in den Einrichtungen. Neue Mitarbeitende werden eingearbeitet und über Alltagsroutinen, administrative und organisatorische Aufgaben und über die einzelnen Klienten und Klientinnen informiert. Dabei fallen oft Sätze, wie »Das haben wir schon immer so gemacht« oder »Das hat Herr X. noch nie gemocht«. Durch die Beobachtungen (durch den »fremden Blick«) und den anschließenden Austausch darüber können solche Routinen und Haltungen hinterfragt und neue Perspektiven entwickelt werden.

Des Weiteren waren die Unterstützerkreise für mich eine besonders wertvolle Erfahrung. Die Menschen mit Behinderung waren der Mittelpunkt des Geschehens. Das Mitbestimmen über ihr Leben, aber auch die vielen positiven und liebevollen Worte der Unterstützer*innen führten dazu, dass sie regelrecht aufblühten.

Durch fehlende Ressourcen (Zeit, Personal) wird es schwierig sein, die Erkenntnisse aus dem Projekt 1:1 im Alltag der Einrichtungen umzusetzen. Ich persönlich finde es wichtig, dass der zu betreuende Mensch in den Mittelpunkt gerückt wird – dass nicht über ihn geredet und über sein Leben entschieden wird, sondern mit ihm. Aufgrund der Erfahrungen aus dem Projekt erscheint es mir wichtig, dass Mitarbeitende sich (gelegentlich) von Alltagsroutinen und Annahmen gegenüber den Klient*innen lösen und den Raum oder die Möglichkeit bekommen, diese möglichst unvoreingenommen zu beobachten und zu sehen.

17.4 Jeanette Merkel für die Selbstvertretungsgruppe »Krebse«

Ich habe zusammen mit meiner Selbstvertretungsgruppe während der gesamten Laufzeit des Projekts einzelne Schritte mitgeplant und erste Ergebnisse diskutiert. Besonders gut fand ich die regelmäßige Arbeit mit den Wissenschaftlerinnen, die Pünktlichkeit und Freundlichkeit. Wir wurden angenommen, wie wir sind, und konnten als Gruppe aktiv mitgestalten. Dadurch, dass ich die Ausbildung als Ingangsetzerin von Selbsthilfegruppen habe, durfte ich persönlich einen Teil dieses Projektes mitgestalten und vorbereiten. Selbst für das leibliche Wohl wurde immer liebevoll gesorgt. Der Abschluss des Projektes war ebenfalls sehr schön gestaltet und gab uns das Gefühl, dass unsere Mitwirkung wertgeschätzt wurde. Am Abschlusstag hat es Spaß gemacht, bei der Planung der Abschlussfeier dabei zu sein und sogar die Feier zu eröffnen. Ich habe mich wertgeschätzt gefühlt und es hat Spaß gemacht. Die gegenseitige Wertschätzung ist so gut angekommen, dass wir uns freuen, weitere Projekte zusammen gestalten zu dürfen.

Die Wissenschaftlerinnen haben durch uns viele Hilfsmittel kennengelernt, mit denen man Menschen mit Beeinträchtigungen unterstützen kann. Sie konnten auch erleben, wie wir mit unseren Beeinträchtigungen umgehen und Hilfsmittel anwenden. Sie konnten auch lernen, dass es mehr Umstrukturierung erfordert, aber trotzdem möglich ist, dass wir unsere Wünsche äußern können, trotz unserer Einschränkungen. Insgesamt ist alles gut gelaufen. Aus meiner Sicht gab es keine negativen Punkte.

17.5 Jürgen Kockmann, Landschaftsverband Westfalen-Lippe, Abteilungsleiter Inklusionsamt Soziale Teilhabe

Die Bedeutung der selbstbestimmten Lebensführung wird durch das Bundesteilhabegesetz gestärkt. Der LWL setzt als Leistungsträger seit Jahren auf eine individuelle Teilhabeplanung mit Beteiligung der Menschen mit Behinderung. Daher ist es für den LWL als Leistungsträger wichtig, auch die Wünsche und Bedürfnisse von Menschen mit Behinderungen zu verstehen, die sich nicht verbal äußern können. Bislang erfolgte die Darstellung der Interessen dieser Menschen vorrangig durch ihre Angehörigen und durch Leistungserbringer. Das Projekt hat uns Methoden aufgezeigt, wie auch Menschen mit deutlichen Kommunikationseinschränkungen am Prozess beteiligt werden können. Im Rahmen der anstehenden Herausforderung zur Ausrollung unseres neuen Hilfeplanverfahrens auf ganz Westfalen-Lippe und der Umstellung des Leistungssystems werden diese Erkenntnisse, insbesondere bei der Schulung der Hilfeplanung, Berücksichtigung finden.

17.6 Dr. Dieter Schartmann, Landschaftsverband Rheinland, Leiter des Fachbereichs Eingliederungshilfe

Das Projekt »Wahlmöglichkeiten sichern!« greift zentrale Fragestellungen des Bundesteilhabegesetzes auf: Wie kann es gelingen, dass auch Menschen mit einer Komplexen Behinderung selbstbestimmt so leben können, wie sie sich das wünschen? Eine »Zuweisung« von Menschen zu einer bestimmten Lebensform – in einer besonderen Wohnform, in einer WG oder in einer eigenen Wohnung – darf es nicht geben. Ausschlaggebend soll immer der Wunsch des Menschen mit Behinderung sein. Voraussetzung dafür ist es, dass in einem dialogischen Verfahren erhoben werden kann, welche Lebensform gewünscht wird und welche Unterstützungsleistungen erforderlich sind, um diese zu erreichen. Denn noch viel zu häufig leben Menschen mit einer Komplexen Behinderung in einer besonderen Wohnform, ohne dass wirklich klar ist, ob dies ihrem Willen entspricht oder nicht. Was ist aber mit Menschen, die sich sprachlich nicht äußern können? Wie kann man ihren Bedarf objektiv ermitteln? Mit dem Projekt »Wahlmöglichkeiten sichern!« wird eine wahre Schatzkiste an Möglichkeiten vorgestellt, mit denen die Bedarfsermittlung gefestigt werden kann.

Dem Landschaftsverband Rheinland ist es ein wichtiges Anliegen, dass alle Menschen – unabhängig von Art und Schwere der Teilhabeeinschränkung – so leben können, wie sie es möchten. Dazu werden die erforderlichen Unterstützungsleistungen zur Verfügung gestellt. Die Beschreibung des Bedarfs wird im Zuständigkeitsgebiet des LVR derzeit überwiegend von den Leistungserbringern vorgenommen. Daher ist es wichtig, dass die Projektergebnisse einer breiteren Öffentlichkeit vorgestellt werden und so dann zugänglich gemacht werden. Die Projektergebnisse sind für den LVR daher sehr interessant und wurden im Herbst 2021 einer größeren Fachöffentlichkeit auf einer Fachtagung vorgestellt und diskutiert. So finden sie Eingang in den Prozess der Bedarfsermittlung im Rheinland.

17.7 Dr. Monika Seifert, Sozialwissenschaftlerin, Fachreferentin und Autorin

Die zentrale Herausforderung für Leistungsträger und Leistungserbringer liegt darin, bei der Umsetzung des Bundesteilhabegesetzes immer auch die Bedürfnisse und Bedarfe von Menschen mit komplexem Unterstützungsbedarf im Blick zu haben. Was heißt *Personenzentrierung* für diese Personengruppe konkret? Wie können bei erschwerter Kommunikation persönliche Vorstellungen von einem »*guten* Leben« gemeinsam mit dem*der Leistungsberechtigten ermittelt werden? Wie müssen die *Assistenzleistungen* gestaltet sein, damit sie – unabhängig von der jeweiligen Wohnform – den individuellen Bedürfnissen und Bedarfen entsprechen? Wie können *Zuordnungsprobleme* an der Schnittstelle von Eingliederungshilfe und Pflege gelöst werden? Wie kann ihre *Teilhabe* in allen Lebensbereichen gestärkt werden? Und wie müssen *Kommunen* aufgestellt sein, um im Zeichen von Inklusion eine neue Kultur des Zusammenlebens zu ermöglichen, die niemanden ausschließt?

Noch immer sind die Lebensbedingungen von Menschen mit kognitiven Beeinträchtigungen und komplexem Unterstützungsbedarf in hohem Maße durch institutionell geprägte Einstellungen, Entscheidungen und Handlungen derer bestimmt, die Verantwortung dafür tragen – im Bereich von Politik und Verwaltung, in Organisationen und Institutionen, in der Gemeinde, in der sie leben, und im Wohnalltag.

Die Umsetzung eigener Lebensentwürfe jenseits tradierter Heimstrukturen wird bei komplexen Beeinträchtigungen nach wie vor durch den Mehrkostenvorbehalt erschwert (§ 104 Abs. 2 SGB IX). Das Sortieren von Menschen nach dem Grad ihrer Selbstständigkeit ist somit weiterhin Realität – ein Widerspruch zu den menschenrechtlichen Vorgaben der UN-BRK (Art. 19) für eine personenbezogene Unterstützung in selbstgewählten Wohnorten und Wohnformen.

Die DHG (Deutsche Heilpädagogische Gesellschaft) hat Standards zur Teilhabe von Menschen mit komplexem Unterstützungsbedarf erarbeitet. Sie sind im Frühjahr 2021 als Buchpublikation erschienen. Die Standards verstehen sich als Beitrag zum notwendigen Prozess der Ausgestaltung, Konkretisierung und Umsetzung von Teilhabe in fachlicher, rechtlicher und sozialpolitischer Hinsicht (DHG 2021). Zentrale sozialpolitische Forderungen zielen darauf, bestehende Barrieren für eine gleichberechtigte Teilhabe aufzuheben, unabhängig vom Unterstützungsbedarf. Das heißt konkret:

- *Gewährleistung der erforderlichen finanziellen Ressourcen* für eine volle, personenzentrierte soziale Teilhabe mit entsprechenden Assistenzleistungen (einschließlich 24-Stunden-Assistenz und – wenn erforderlich – intensiver pädagogisch-therapeutischer Unterstützung), vor allem durch Aufhebung der Mehrkostenvorbehalte;
- *Politische Unterstützung von Assistenz in selbstbestimmten Wohnformen* mit entsprechenden Förderprogrammen und Projekten statt Fortschreibung institutioneller Strukturen durch Regelungen zu »besonderen Wohnformen« oder »Räumlichkeiten«.

Leistungserbringer sind aufgerufen, auch für Menschen mit komplexen Beeinträchtigungen *individuell passende Wohn- und Unterstützungsarrangements* zu schaffen, die passende Kommunikations- und Interaktionsstrukturen mit vertrauten Bezugspersonen in einem verlässlichen Lebensraum und Unterstützungssystem integrieren, an dem alle Leistungsträger beteiligt sind. Beispielhaft seien kleine Wohneinheiten in regionalen Verbundsystemen und/oder in Wohnquartieren genannt – mit professionellen Assistent*innen und informellen Unterstützer*innen, eingebettet in inklusive sozialräumliche Strukturen.

Weitere Empfehlungen der DHG-Standards (DHG 2021) beziehen sich auf die

- *Assistenz*: Obwohl im BTHG die rechtlichen Voraussetzungen für eine volle, wirksame und gleichberechtigte Teilhabe unabhängig vom Unterstützungsbedarf geschaffen sind, einschließlich *Assistenzleistungen zur selbstbestimmten Lebensführung im eigenen Wohnraum und im Sozialraum*, werden in den landesspezifischen Regelungen eine Reihe von Einschränkungen und Vorbehalten formuliert, die die Umsetzung bei Menschen mit kognitiven Beeinträchtigungen und komplexem Unterstützungsbedarf erschweren. Beispielhaft seien die Ausgrenzungsfunktion des Befähigungsprinzips in der sozialen Teilhabe, die Unschärfe und mangelnde Praktikabilität der Differenzierung von qualifizierter und unterstützender Assistenz sowie die vor allem bei komplexem Unterstützungsbedarf nicht hinnehmbaren Beschränkungen von qualifizierter Assistenz genannt.
- *Pflege*: Hier gilt es, unter dem *Primat der Teilhabe* Konzepte und personenzentrierte Unterstützungsstrukturen zu entwickeln, die die Leistungen von Eingliederungshilfe und Pflegeversicherung zusammenführen und – unter einer teilhabebezogenen gemeinsamen Zielsetzung – die fachlichen Aufgaben im Zeichen der UN-Behindertenrechtskonvention jeweils spezifizieren. Menschen mit lebenslangen kognitiven Beeinträchtigungen und komplexem Unterstützungsbedarf benötigen mehr als Maßnahmen zur Wiedergewinnung oder zum Erhalt ihrer Selbstständigkeit. Sie brauchen Unterstützung bei der (Weiter-)Entwicklung ihrer Kompetenzen, bei der Ausbildung ihrer Fähigkeit zur Selbstbestimmung und ihrer Persönlichkeit, bei der Erarbeitung von Zukunftsplänen und bei der Einbindung in das Leben im Wohnumfeld und in die Gesellschaft. Die jeweils er-

langte Selbstständigkeit kann die Teilhabe an Lebensbereichen erleichtern. Sie ist aber keine Bedingung für die Inanspruchnahme des Rechts auf Teilhabe.
- *Teilhabe im Sozialraum*: Gute Voraussetzungen für die soziale Einbindung bieten *gemeindeintegrierte kleine Wohnsettings mit flexiblen Unterstützungsleistungen zur Teilhabe am allgemeinen Leben*, die sich an den individuellen Wünschen, Vorlieben und Interessen orientieren. Unter Einbeziehung des Freiwilligenengagements können Gelegenheiten im Sozialraum erschlossen werden, die neue Kontakte ermöglichen und ggf. zu verlässlichen Beziehungen führen.

  Über die Arbeit mit dem Individuum hinausgehend sind Träger von Einrichtungen und Diensten aufgerufen, sich mit *sozialräumlichen Handlungsansätzen* auseinanderzusetzen. Es sind Konzepte gefragt, die *Inklusion als Kultur des Zusammenlebens* im Stadtteil, im Dorf oder in der Gemeinde begreifen und über Kooperation und Vernetzung mit lokalen Akteur*innen auch für Menschen mit komplexen Beeinträchtigungen Chancen zur Teilhabe eröffnen. Instrumente zur Bedarfsfeststellung sollten sozialraumorientierte Elemente enthalten sowie deren Umsetzung einfordern. Fallübergreifende und fallunspezifische Aktivitäten zur Erschließung des Sozialraums erfordern eine leistungsrechtliche Grundlage, die bislang nicht gegeben ist.

  Damit die Bedarfe und Interessen von Menschen mit kognitiven Beeinträchtigungen und komplexem Unterstützungsbedarf Berücksichtigung finden, sind Akteur*innen der Behindertenhilfe aufgerufen, sich in kommunale Planungs- und Entscheidungsprozesse einzubringen. Im Rahmen der kommunalen Daseinsvorsorge sollte *Inklusion als Gestaltungsprinzip* handlungsleitend sein und die von allen lokalen Akteur*innen getragene Entwicklung inklusiver Quartiere, die niemanden ausgrenzen, vorangetrieben werden.
- *Individuelle Teilhabeplanung*: Dazu hat das Gemeinschaftsprojekt von Bethel.regional und der Evangelischen Hochschule Rheinland-Westfalen-Lippe »Wahlmöglichkeiten sichern!« viele wertvolle Impulse zur aktiven Einbindung des Personenkreises gegeben.

Literatur

Deutsche Heilpädagogische Gesellschaft (DHG) (2021) Standards zur Teilhabe von Menschen mit kognitiver Beeinträchtigung und komplexem Unterstützungsbedarf. Stuttgart: Kohlhammer

18 Entwicklungsperspektiven für Praxis und Wissenschaft

Friederike Koch und Karin Tiesmeyer

Insgesamt hat das Projekt wichtige und wertvolle Erkenntnisse zu Wohnwünschen und deren Äußerung von Menschen mit Komplexer Behinderung ermöglicht. Diese sind jedoch zugleich mit Herausforderungen verbunden, die in diesem Kapitel abschließend hinsichtlich praktischer und wissenschaftlicher Handlungsanforderungen zusammenfassend reflektiert werden.

18.1 Herausforderungen für Leistungserbringer und Leistungsträger

In den Teilen I und II dieses Buches wurde u. a. die Ausgangslage in Bezug auf die Lebenssituation von Menschen mit Komplexer Behinderung dargelegt. Danach leben sie überwiegend in besonderen Wohnformen, zu denen kaum alternative Assistenzangebote bestehen, so dass das im BTHG verankerte Recht auf die autonome Wahl des Wohnortes für diesen Personenkreis nicht gegeben ist (▸ Kap. 2). Zugleich konnte aufgezeigt werden, dass das Thema »Wohnen im institutionellen Rahmen« nicht in einem mehrdimensionalen Verständnis betrachtet, sondern oftmals mit Unterstützungssicherheit gleichgesetzt wird. In der Konsequenz wird den (Wohn-)Wünschen von Menschen mit Komplexer Behinderung sowohl von Fachkräften als auch von Angehörigen nicht die gleiche Bedeutung beigemessen wie denen anderer Personen (▸ Kap. 9).

In den in Teil III beschriebenen Prozessen zur Wohnwunschermittlung wurde aufgezeigt, dass Menschen mit Komplexer Behinderung sehr wohl Wünsche in Bezug auf das Wohnen haben, deren Erhebung jedoch erschwert ist, weil sie sie kaum oder gar nicht verbalsprachlich äußern können und ihre besondere Art der Kontaktaufnahme oft nicht als solche verstanden wird. Selbst für erfahrene Mitarbeitende der Wohnbereiche stellt dies oftmals eine Herausforderung dar.

Eine wesentliche Erkenntnis aus den Prozessen war, dass es für die Wohnwunschermittlung sowohl Methodenkompetenz (▸ Kap. 10, ▸ Kap. 11) als auch einen Gestaltungs- bzw. Möglichkeitsraum braucht, der vielen Bedingungsfaktoren unterliegt (▸ Kap. 15). Wenn dieser Möglichkeitsraum zur Verfügung steht, kann es gelingen, die Person mit Komplexer Behinderung in ihrer Persönlichkeit und Individualität (und nicht in erster Linie in ihrer Bedürftigkeit) als selbstbestimmte*n

Akteuren*in wahrzunehmen. Dabei dienen die eingesetzten Methoden dazu, Impulse zu geben sowie die Interaktion im Prozess der Wohnwunschermittlung zu strukturieren und über eine wechselseitige Vergewisserung über die Kommunikationsinhalte die Anerkennung der Person als gleichberechtigtes Gegenüber sicherzustellen.

Die Projekterkenntnisse führen damit zu weitreichenden Schlussfolgerungen in Bezug auf Praxis und Sozialpolitik:

- In den Angeboten der Sozialen Teilhabe, in denen Menschen mit Komplexer Behinderung Assistenzleistungen erhalten, ist eine spezifische professionelle Expertise erforderlich, um ihnen eine Wunschäußerung zu ermöglichen und die Wünsche zu verstehen. Dabei geht es sowohl um Methodenkompetenz wie um Aspekte von Haltung und Rahmenbedingungen (▸ Kap. 10, ▸ Kap. 11, ▸ Kap. 15).
- Eine der Kernkompetenzen der Angebote der Sozialen Teilhabe ist die Erkundung der Wünsche und des Willens der Personen. Dies muss – wieder – in den Mittelpunkt professionellen Handelns rücken. Das erfordert zeitliche und personelle Ressourcen: Der Unterstützungsbedarf und die (Wohn-)Wunschermittlung von Menschen mit Komplexer Behinderung ist kostenintensiv und wird es bleiben.
- Handeln im Alltag und in Organisationen ist immer stark durch Routinen mitbestimmt, die helfen, Komplexität zur reduzieren und Handlungsfähigkeit herzustellen bzw. zu erhalten (▸ Kap. 15). Selbstbestimmung und Entwicklung fordern – so hat sich gezeigt – eine Haltung des Erkundens sowie die Reflexion ungleicher Machtverhältnisse und asymmetrischer Beziehungen (▸ Kap. 14, ▸ Kap. 15). Dies gelingt nicht automatisch, sondern bedarf Impulse von außen oder eines »befremdeten« Blicks von innen, der den hierzu notwendigen beständigen Wechsel zwischen Selbst- und Fremdwahrnehmung befördert.
- Demgegenüber steht, dass die Schere zwischen den fachlichen Ansprüchen der Anbieter von Assistenzleistungen und den realen Bedingungen im Alltag immer weiter auseinandergeht. In vielen Wohnangeboten herrscht Arbeitsverdichtung und ökonomischer Druck: Der Blick auf bedarfs- und wunschgerechte Wohnangebote steht daher nicht immer im Vordergrund.
- Das von Politik und Verwaltung geforderte ökonomische Handeln forciert den Blick auf die Kostenminimierung von Assistenzleistungen und birgt die Gefahr, dass Menschen mit Komplexer Behinderung und entsprechend hohem Unterstützungsbedarf auch weiterhin den in Kap. 2 dargestellten Segregationsrisiken unterliegen.
- Um dem entgegenzuwirken, müssen Wohn- und Unterstützungssettings ermöglicht werden, die die Wünsche und die Lebensqualität in den Mittelpunkt stellen und damit allen Menschen unabhängig von ihrem Unterstützungsbedarf ein selbstbestimmtes Leben sichern.
- Dass das BTHG hierfür große Chancen bietet, wurde in Kap. 16 veranschaulicht. So sieht das Gesetz vor, dass bei der Bedarfsermittlung im Gesamtplanverfahren die leistungsberechtigte Person in allen Verfahrensschritten zu beteiligen ist und ihre Wünsche zu dokumentieren sind (§ 117). Das erfordert, wie im Projekt gezeigt wurde, entsprechende Rahmenbedingungen und Settings.

- Letztlich sind allerdings an den Wünschen der Menschen mit Komplexer Behinderung orientierte Wohnangebote und Unterstützungssettings auch abhängig von rechtlichen Vorgaben der Länder. Insofern wird sich der Erfolg der Umsetzung des BTHG messen lassen müssen an den realen Auswirkungen auf die Lebenssituation der Menschen mit Komplexer Behinderung.

18.2 Herausforderung für Wissenschaft

Anhand des Forschungsstands wurde deutlich, dass Menschen mit Komplexer Behinderung bislang nicht systematisch in Forschungsvorhaben allgemeiner und partizipativer Forschung im Besonderen einbezogen sind, u. a. auch, weil Forschungsmethoden, die diese Einbindung ermöglichen, komplex und zeitintensiv sind (▶ Kap. 9).

Diese fehlende Einbeziehung in die Forschung führt dazu, dass ihre Sichtweise sowie ihre Wünsche und Bedürfnisse vielfach noch zu wenig erforscht sind, so dass eher Zuschreibungen, wie die von Dins, Keeley und Smeets beschriebene »besondere Bedürftigkeit« (▶ Kap. 5), die Wahrnehmung prägen. Erst die konsequente Einbeziehung in Forschung ermöglicht es, differenziertere Erkenntnisse zu gewinnen, die weniger auf die »Besonderheit der Zielgruppe« als vielmehr auf die Bedarfsperspektive und damit auf die Notwendigkeit eines angemessenen professionellen Handels fokussiert (▶ Kap. 5).

Zugleich konnte mit dem Projekt gezeigt werden, dass die partizipative Ausgestaltung möglich ist, aber nicht einfach gelingt (▶ Kap. 14). Sie erfordert vielmehr eine Reflexion in Bezug auf die vier von Dobslaw (▶ Kap. 7) herausgearbeiteten Diskurse, die die semantische Bedeutung von Partizipation bestimmen. Dies gilt insbesondere hinsichtlich der Ausgestaltung der konkreten Interaktion. Ähnlich wie in Bezug auf die Handlungspraxis beschrieben, stellt dies hohe Anforderungen an die Forschenden in Bezug auf Selbst- und Fremdwahrnehmung und damit verbundener Eigenreflexion (▶ Kap. 14). Das gleiche gilt für die partizipative Ausgestaltung in Bezug auf Wissenschaft und Praxis, die sich im Projekt als sehr fruchtbar erwiesen hat. Diese ist ebenfalls ressourcenintensiv und ist im Projekt auch dadurch gelungen, dass Wissenschaft und Praxis gleichermaßen von der Projektförderung profitierten.

Aus den beschriebenen Herausforderungen lassen sich zugleich Anforderungen in Bezug auf die Forschung, Forschungsförderung und Wissenschaft ableiten:

- Die Ausführungen von Dobslaw (▶ Kap. 7) verdeutlichen, wie komplex sich die Frage nach der Partizipation darstellt und dass es aufgrund von Diffusion und Inkompatibilität verschiedener Diskurse schwierig ist, konsistente Vorstellungen für das konkrete Handeln zu entwickeln. Partizipation muss aus diesem Grund »immer wieder neu und situativ angemessen ausgehandelt werden« (▶ Kap. 7).

Partizipative Zusammenarbeit stellt sich als fortlaufender reflexiver Prozess dar (▶ Kap. 14), der sich auch als gemeinsamer Lernprozess beschreiben lässt und auf ein kritisches Hinterfragen von außen oder auf einen »befremdeten Blick« (z. B. im Rahmen der Analyse von Videoaufzeichnungen von Interaktionen) angewiesen ist.

- Partizipative Forschung mit Menschen mit Komplexer Behinderung braucht damit – genauso wie in Bezug auf die Handlungspraxis – entsprechende räumliche, zeitliche und personelle Ressourcen, die sowohl in der Projektplanung wie auch in der Forschungsförderung entsprechend Berücksichtigung finden müssen.
- Die herausgearbeiteten Erkenntnisse zeigen, wie komplex sich das Geschehen in Bezug auf die Wohnwunschäußerung als Herstellungsprozess darstellt. Die Projektmitarbeitenden haben sowohl die Methoden eingesetzt als auch im Prozess eine wichtige anwaltschaftliche, anleitende, strukturierende und gestaltende Funktion übernommen. Die beiden Projektmitarbeitenden, die die Wohnwunschermittlung durchgeführt haben, waren bereits durch ihre Qualifikation mit den eingesetzten Methoden vertraut, so dass sie keine spezielle Fortbildung hierzu benötigten. Es bleibt daher mit Blick auf weitere Forschung offen, welche Qualifikationen erforderlich sind, um die Methoden im Sinne des beschriebenen Prozesses angemessen einzusetzen, und wie diese erworben werden können.
- Die ethnografische Beobachtung hat sich als sehr fruchtbar für das Projekt erwiesen. Dieses Vorgehen ist für die Praxis ungewohnt und im Verlauf des Projektes wurde oft nach einem Beobachtungsleitfaden gefragt. Ein Mitarbeiter aus dem Wohnbereich hat die offene Beobachtung nach Anleitung und mit Begleitung durch die wissenschaftlichen Mitarbeiterinnen umgesetzt und diese als sehr wertvolle und beeindruckende Erfahrung beschrieben, die es ihm ermöglichte, die Person aus seiner Sicht »umfassender« kennenzulernen und selbst eine andere Perspektive zu entwickeln (▶ Kap. 15). Dies führt zu der weiter zu beforschenden Frage, inwiefern eine offene, durch die Ethnografie inspirierte Beobachtung in der Praxis für Mitarbeitende hilfreich sein kann, Routinen zu hinterfragen und neue Perspektiven zu entwickeln. Ein studentisches Projekt, das an der EvH Bochum zu dieser Frage durchgeführt wurde, hat hierzu spannende Einblicke ermöglicht, die die These stützen, dass diese Form der Beobachtung gewinnbringend ist. Weitere Forschung hierzu steht noch aus.
- Offen ist auch die Frage, inwieweit es gelingt, das beschriebene Vorgehen nachhaltig in die Praxis über institutionelle Grenzen hinweg umzusetzen, wie das hinsichtlich der mit dem BTHG geforderten Umsetzung des Gesamtplanverfahrens notwendig wäre. Hierzu braucht es eine grundlegende konzeptionelle Verankerung, wie sie z. B. von Weigand in Kap. 16, ausgeführt im Fachmodul Wohnen, angedacht ist (▶ Kap. 16). Hierbei wäre es wünschenswert, wissenschaftlich zu evaluieren, inwiefern dadurch Teilhabe und Selbstbestimmung weiterentwickelt und anders gesichert werden kann.
- Darüber hinaus bleiben noch viele Fragen in Bezug auf das Wohnen in der mehrdimensionalen Betrachtung offen, die sich z. B. auf das Zusammenwirken von Raum und Handeln, auf Aneignungs- und Unterstützungspraxis oder weitere Zielgruppen beziehen.

Zusammenfassend lässt sich an dieser Stelle festhalten, dass das Projekt wichtige Erkenntnisse zu Wohnwünschen von Menschen mit Komplexer Behinderung ermöglicht hat. Zugleich zeigt sich, dass noch weiterer Forschungsbedarf besteht und es wichtig ist, den Personenkreis und das Themenfeld stärker einzubeziehen. Damit bleibt – wie bereits einleitend beschrieben – mit diesem Buch der Wunsch verbunden, Einblicke und Impulse zu ermöglichen, die zu einer weiteren Auseinandersetzung sowohl in wissenschaftlicher wie auch in praktischer Hinsicht anregen sollen.

Die Autorinnen und Autoren

Prof. Dr. Tobias Bernasconi, Professor für Pädagogik und Didaktik im Förderschwerpunkt Geistige Entwicklung, Institut für Sonderpädagogik an der Pädagogischen Hochschule Heidelberg.

Prof. Dr. Ursula Böing, Professorin für Heilpädagogik und Teilhabe, Fachbereich Sozialwesen an der Katholischen Hochschule NRW, Abteilung Münster.

Carina Bössing, M. A., ehemalige wissenschaftliche Mitarbeiterin im Projekt »Wahlmöglichkeiten sichern!« an der Evangelischen Hochschule Rheinland-Westfalen-Lippe. Wissenschaftl. Mitarbeiterin am Lehrstuhl von Prof. Dr. Sven Jennessen, Humboldt-Universität Berlin.

Prof. Dr. Theresia Degener, Professorin für Recht und Disability Studies und Leiterin des Bochumer Zentrums für Disability Studies (BODYS) an der Evangelischen Hochschule Rheinland-Westfalen-Lippe.

Timo Dins, wissenschaftlicher Mitarbeiter am Lehrstuhl für Pädagogik und Rehabilitation bei Menschen mit geistiger und schwerer Behinderung an der Universität zu Köln.

Prof. Dr. phil. Gudrun Dobslaw, Professorin für psychosoziale Intervention und Beratung, Fachbereich Sozialwesen an der Fachhochschule Bielefeld.

Peter Franke, Regionalleitung im Stiftungsbereich Bethel.regional, v. Bodelschwinghsche Stiftungen Bethel.

Prof. Dr. Dr. Sigrid Graumann, Professorin für Ethik und Rektorin der Evangelischen Hochschule Rheinland-Westfalen-Lippe, Mitglied im Deutschen Ethikrat.

Prof. Dr. Dieter Heitmann, Professor für Pflegewissenschaft mit dem Schwerpunkt theoretische Grundlagen der Pflege und Forschung im Kontext der berufsbezogenen Anwendungsgebiete an der Evangelischen Hochschule Rheinland-Westfalen-Lippe.

Vertr.-Prof. Dr. Caren Keeley, Vertretungsprofessorin bzw. Akademische Rätin am Lehrstuhl für Pädagogik und Rehabilitation bei Menschen mit geistiger und schwerer Behinderung an der Universität zu Köln.

Dr. Friederike Koch, Referentin für Unternehmensentwicklung im Stiftungsbereich Bethel.regional, v. Bodelschwinghsche Stiftungen Bethel.

Annika Kühl, B. A., ehemalige Mitarbeiterin im Projekt »Wahlmöglichkeiten sichern!« an der Evangelischen Hochschule Rheinland-Wesfalen-Lippe, Mitarbeiterin im Stiftungsbereich Bethel.regional, v. Bodelschwinghsche Stiftungen Bethel.

Prof. Dr. Imke Niediek, Professorin für Pädagogik bei Beeinträchtigungen der geistigen Entwicklung, Institut für Sonderpädagogik an der Leibniz Universität Hannover.

Prof. Dr. Kathrin Römisch, Professorin für Heilpädagogik und Inklusion und stellv. Leiterin des Bochumer Zentrums für Diability Studies (BODYS) an der Evangelischen Hochschule Rheinland-Westfalen-Lippe.

Katrin Schrooten, M. A., ehemalige wissenschaftliche Mitarbeiterin im Projekt »Wahlmöglichkeiten sichern!« Evangelische Hochschule Rheinland-Westfalen-Lippe, Promovendin und Stidendiatin an der Universität Siegen.

Stefanie Smeets, ehemalige wissenschaftliche Mitarbeiterin am Lehrstuhl für Pädagogik und Rehabilitation bei Menschen mit geistiger und schwerer Behinderung an der Universität zu Köln, im Vorbereitungsdienst für das Lehramt für sonderpädagogische Förderung im Förderschwerpunkt geistige Entwicklung.

Detlef Thiel-Rohwetter, M. A., Klinischer Linguist (BKL), Kommunikationspädagoge für Unterstützte Kommunikation (LUK) im Stiftungsbereich Bethel.regional, v. Bodelschwinghsche Stiftungen Bethel.

Prof. Dr. Karin Tiesmeyer, Professorin für Angewandte Pflegewissenschaft, Fachbereich Heilpädagogik und Pflege an der Evangelischen Hochschule Rheinland-Westfalen-Lippe.

Mark Weigand, Geschäftsführung im Stiftungsbereich Bethel.regional, v. Bodelschwinghsche Stiftungen Bethel.

Eva Weishaupt, M. A., ehemalige wissenschaftliche Mitarbeiterin im Projekt »Wahlmöglichkeiten sichern!« an der Evangelischen Hochschule Rheinland-Westfalen-Lippe.

Christiane Wilking, Teilhabeplanerin im Stiftungsbereich Bethel.regional, v. Bodelschwinghsche Stiftungen Bethel.

Anhang

Anlage 1: Transkriptionsregeln (Kuckartz 2014, S. 136 f.) (▶ Kap. 3, ▶ Kap. 13, ▶ Kap. 15)

Bei der Transkription der Interviews wurden folgende Regeln nach Kuckartz (2014, S. 136 f.) angewendet, die in den Interviewauszügen sichtbar werden:

- Die Interviews sind wörtlich transkribiert.
- Die Sprache und Interpunktion sind leicht geglättet und an das Schriftdeutsch angenähert.
- Deutliche und längere Pausen sind durch in Klammern gesetzte Auslassungspunkte (…) markiert. Dabei ist die Länge der Pause entsprechend der Sekunden mit ein, zwei oder drei Punkten verdeutlicht.
- Einwürfe von anderen Personen sind in Klammern gesetzt.
- Lautäußerungen der befragten Person sind in Klammern gesetzt.
- Abruptes Anhalten oder Unterbrechen des Redebeitrags ist mit einem Bindestrich (wie z. B. Die-) kenntlich gemacht.

Anlage 2: GAT 2 – Basistranskript (Selting et al. 2009) (▶ Kap. 14)

Sequenzielle Struktur/Verlaufsstruktur

[ ]   Überlappungen und Simultansprechen

Ein- und Ausatmen

°h/h°   Ein- bzw. Ausatmen von ca. 0,2–0,5 Sek. Dauer
°hh/hh°   Ein- bzw. Ausatmen von ca. 0,5–0,8 Sek. Dauer
°hhh/hhh°   Ein- bzw. Ausatmen von ca. 0,8–1,0 Sek. Dauer

Pausen

(.)   Mikropause, geschätzt bis ca. 0,2 Sek. Dauer
(-)   kurze geschätzte Pause von ca. 0,2–0,5 Sek. Dauer
(--)   mittlere geschätzte Pause von ca. 0,5–0,8 Sek. Dauer
(---)   längere geschätzte Pause von ca. 0,8–1,0 Sek. Dauer
(0.5)   gemessene Pausen von ca. 0,5 Sek. Dauer

Sonstige segmentale Konventionen

und_äh   Verschleifungen innerhalb von Einheiten
äh öh äm   Verzögerungssignale, sog. »gefüllte Pausen«

Lachen und Weinen

haha hehe   silbisches Lachen
((lacht))   Beschreibung des Lachens
<<lachend>>   Lachpartikeln in der Rede, mit Reichweite

Rezeptionssignale

hm ja nee   einsilbige Rezeptionssignale
hm_hm ja_a   zweisilbige Rezeptionssignale

Sonstige Konventionen

((hustet))	para- und außersprachliche Handlungen und Ereignisse
<<hustend>>	sprachbegleitende para- und außersprachliche Handlungen und Ereignisse mit Reichweite
( )	unverständliche Passage ohne weitere Angaben
(xxx)	ein bis zwei unverständliche Silben
(solche)	vermuteter Wortlaut
(also/alo)	mögliche Alternativen
((unverständlich ca. 3 Sek))	unverständliche Passage mit Angabe der Dauer
((…))	Auslassung im Transkript

Sequenzielle Struktur/Verlaufsstruktur

= schneller, unmittelbarer Anschluss neuer Sprechbeiträge

Sonstige segmentale Konventionen

:	Dehnung, Längung, um ca. 0,2–0,5 Sek.
::	Dehnung, Längung, um ca. 0,5–0,8 Sek.
:::	Dehnung, Längung, um ca. 0,8–1,0 Sek.

Akzentuierung

akZENT	Fokusakzent
ak!ZENT!	extra starker Akzent